RATGEBER GESUNDHEIT

RHEUMA

Arthrose
Gicht

STIFTUNG WARENTEST

in Zusammenarbeit mit
Ingeborg Lackinger und Hans Weiss

Herausgeber und Verlag:	STIFTUNG WARENTEST *Lützowplatz 11–13* *1000 Berlin 30* *Telefon: 0 30/26 31-01* *Telefax: 0 30/26 31-4 22*
Vorstand:	*Dr.-Ing. Roland Hüttenrauch (Vorsitzender)* *Dr. jur. Werner Brinkmann*
Autoren:	*Dr. med. Ingeborg Lackinger* *Dr. phil. Hans Weiss*
Fachliche Beratung:	*Dr. Gerd Glaeske, Düsseldorf* *Prof. Dr. Ernst-Martin Lemmel, Baden-Baden* *Prof. Dr. Lothar Rabenseifner, Offenburg* *Christine Remien, München* *Prof. Dr. Edward Senn, München*
Zusammenstellung der Kliniken:	*Romana Riedesser*
Koordination:	*Ingrid Burghardt-Falke*
Lektorat:	*Ingrid Burghardt-Falke* *Petra Gottschalk*
Layout:	*Karin Siemoneit*
Herstellung:	*Karin Siemoneit* *Kerstin Uhlig*
Titel:	*Grafik: Pierre Thomé* *Gestaltung: Karin Siemoneit*
Künstlerische Grafiken:	*Pierre Thomé*
Medizinische Zeichnungen:	*Karl-Heinz Schroeck*
Bewegungszeichnungen und Landkarten:	*Eitel Schwarzer*
Satz:	*Type-Design GmbH, Berlin*
Druck:	*westermann druck GmbH, Braunschweig*
Vertrieb:	*ZENIT-PRESSEVERTRIEB, Stuttgart*
Einzelbestellung:	STIFTUNG WARENTEST *– Vertrieb –* *Postfach 81 06 60* *7000 Stuttgart 80* *Telefon: 07 11/7 20 05-90* *(neue Rufnummer ab Dezember 1992:* *07 11/72 52-1 90)*
ISBN-Nr.:	*3-924286-67-1*
Copyright:	*© 1992 by* STIFTUNG WARENTEST, *Berlin*

Zu diesem Buch

Rheuma ist eine „Volkskrankheit". In Deutschland stellen niedergelassene Ärzte jedes Vierteljahr etwa 2 800 000mal die Diagnose „Weichteilrheuma", 5 200 000mal „Arthrose" und 6 900 000mal „Rückenschmerzen". Vom schweren, entzündlichen Rheuma sind etwa 400 000 Menschen betroffen, also jeder 200ste. Diese Zahlen stammen aus dem Jahr 1990, umfassen die alten und die neuen Bundesländer und beruhen auf Erhebungen einer pharmanahen Marktforschungsfirma.

Ärztliche Leistungen, Medikamente, stationäre Versorgung und Rehabilitation für Erkrankungen des rheumatischen Formenkreises kosten allein in den alten Bundesländern etwa 6,5 Milliarden DM. Dazu kommen noch geschätzte 10 Milliarden DM für Krankschreibungen aufgrund von Rheuma und 10 Milliarden DM für Frühinvaliditäten. Außerdem muß bei dieser Rechnung auch berücksichtigt werden, daß die Betroffenen häufig noch einmal erhebliche Summen aus ihrem Haushaltsbudget für die Behandlung mit „Hausmitteln" aufbringen. In den meisten Fällen sinnlos ausgegebenes Geld, weil das selbst bezahlte Mittel, die aus eigener Tasche finanzierte Behandlung oder die teuer eingekauften „Spezial-Rheumabäder" keinen Erfolg zeigen (und auch gar nicht zeigen können) oder allenfalls nur soviel bewirken wie andere – preiswertere – Möglichkeiten auch.

Obwohl Rheuma zu den häufigsten Krankheiten zählt, wird sie von den Ärzten oft falsch oder ungenau diagnostiziert. Nicht zufällig lautet ein altes Scherzwort unter Ärzten: „Was man nicht erklären kann, sieht man gern als Rheuma an".

Eine Folge von ungenauen oder unzureichenden Diagnosen kann darin bestehen, daß Patienten – im schlimmsten Fall – falsch oder zu spät behandelt werden. Das kann zu schweren, oft nicht wiedergutzumachenden Gelenkschäden führen.

Die meisten Rheuma-Krankheiten können zwar nicht ursächlich behandelt werden, eine sachgerechte Therapie kann jedoch Beschwerden erträglich machen und verhindern, daß die Krankheit weiter fortschreitet. Die wichtigsten Maßnahmen zur Schmerzlinderung und zur Erhaltung der Beweglichkeit sind die Einnahme von Medikamenten und physikalische Therapien wie die Anwendung von Wärme, Kälte, gymnastischen Übungen und anderes.

Welche Rolle Medikamente bei der Behandlung spielen, zeigt sich schon daran, daß jedes Jahr allein von niedergelassenen Ärzten der alten Bundesländer rund 53 Millionen Rezepte für Rheuma-Medikamente ausgestellt werden.

Für die sachgerechte Behandlung, aber auch zur Vorbeugung von rheumatischen Erkrankungen sind auch ergotherapeutische Maßnahmen – ergonomisch richtige Arbeitsplätze, richtige Körperhaltung, bequeme Schuhe – notwendig.

Dieser Ratgeber soll Anregungen und konkrete Hilfestellungen geben, wie man mit Rheuma ein zufriedenes Leben führen kann. Zudem ist er eine Warnung: vor unnötigen Geldausgaben für angebliche Wundermittel und -Kuren, aber auch vor allzu blindem Vertrauen auf dubiose Heilsversprechen. Rheuma ist ein sehr komplexes Krankheitsgeschehen, das nur dann in den Griff zu bekommen ist, wenn Patient, Therapeut und Umfeld zusammenarbeiten. Der eigenmächtige Abbruch eines Behandlungskonzepts kann schlimme Folgen haben, nicht nur finanziell, sondern auch für das Fortschreiten der Krankheit. Mit Hilfe dieses Buches kann sich jeder informieren,

- welche Untersuchungen notwendig und sinnvoll sind, um zu einer richtigen Diagnose zu kommen
- wo man eine sachgerechte Diagnose und Behandlung bekommt – im Buch ist eine Liste aller Rheuma-Zentren in den alten und neuen Bundesländern abgedruckt, mit Hinweisen über die Art der Therapien, die durchgeführt werden
- über Nutzen und Risiken der gebräuchlichen Medikamente
- über Art und Bewertung von physikalischen Maßnahmen (zum Beispiel Wärme, Kälte, Elektrotherapie, Massagen, Gymnastik)
- über Nutzen und Risiken von unkonventionellen Medikamenten und Behandlungsmethoden (zum Beispiel Homöopathie, Akupunktur, Neuraltherapie)
- welchen Stellenwert Ernährung, Vitamine, Diäten und Naturheilmittel haben
- über ergotherapeutische Maßnahmen zur Behandlung und Vorbeugung von Rheuma
- welche Operationen sinnvoll sind, wo man sich operieren lassen kann und mit welchen Risiken zu rechnen ist
- über Hilfe im Alltag: Wo bekommt man finanzielle Unterstützungen, welche Hilfsmittel sind bei Behinderungen sinnvoll, wo kann man sich bei Rechtsproblemen beraten lassen
- über Kur- und Rehabilitationskliniken, die auf Rheuma und Arthrosen spezialisiert sind.

Danksagung

Wir danken Herrn Dr. Gerd Glaeske, Herrn Professor Dr. Ernst-Martin Lemmel, Herrn Professor Dr. Lothar Rabenseifner, Frau Christine Remien und Herrn Professor Dr. Edward Senn für ihre fachliche Beratung und Frau Romana Riedesser für die Unterstützung bei der Zusammenstellung der Kliniken und Zentren.

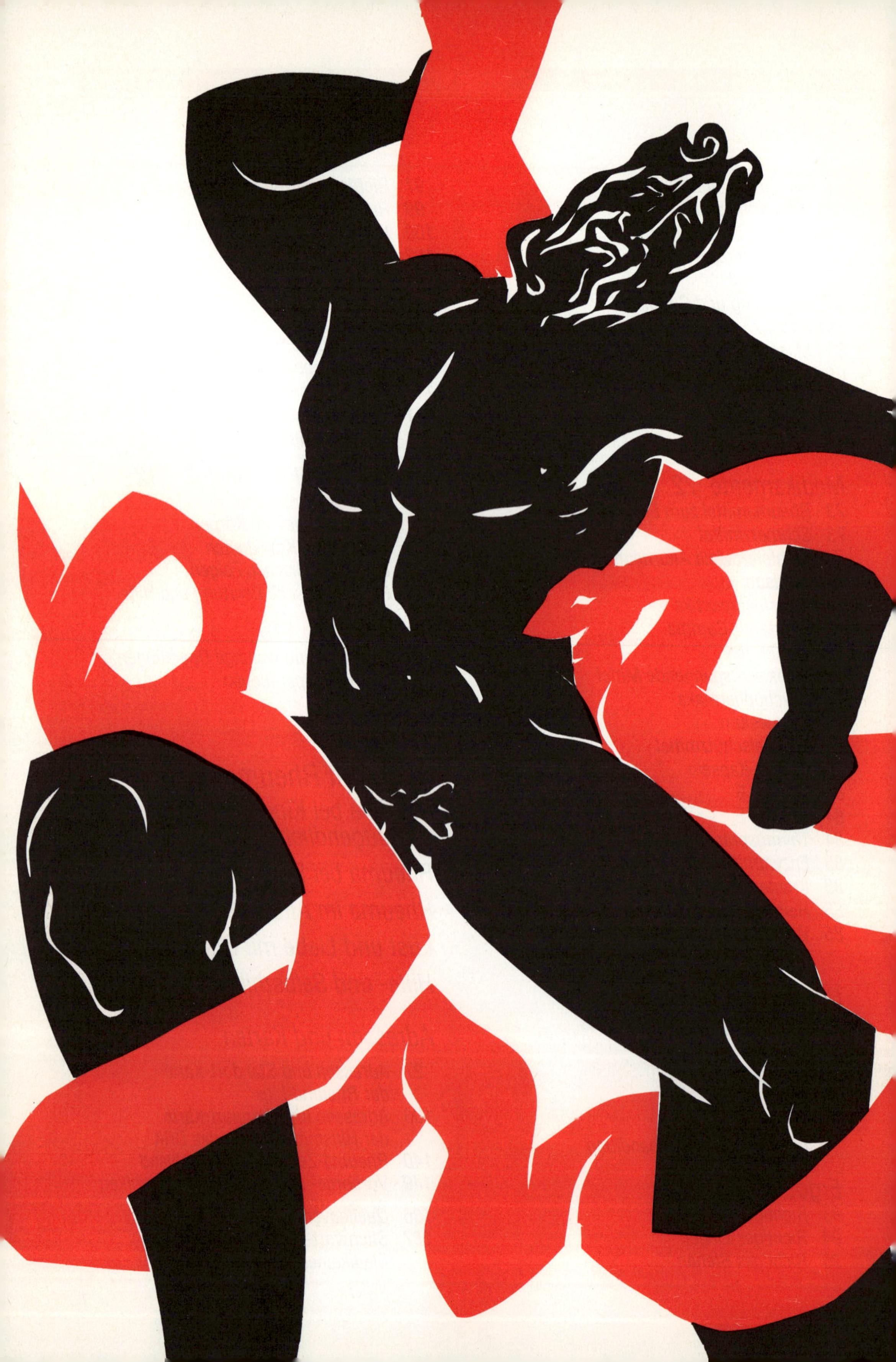

Was ist Rheuma?

Seit Menschengedenken kennt man das Gefühl, daß es „überall weh tut“, ziehende Schmerzen sich über den ganzen Körper breitmachen, nicht recht zu fassen sind; daß Gelenke, mal dieses, mal jenes, schmerzhaft anschwellen und steif werden. Der Name Rheuma kommt aus dem Griechischen und bedeutet „Fließen“ von Schmerzen. Dieses Symptom findet sich bei allen Formen von Rheumakrankheiten – das macht die genaue Diagnose häufig so schwierig.

Wie kann Rheuma aussehen?

Es gibt verschiedene Formen rheumatischer Erkrankungen, die sich in zwei Hauptgruppen einteilen lassen. Allen gemeinsam ist, daß sie Krankheiten des Bewegungsapparates sind, also Muskeln, Sehnen, Knochen, Gelenke und Bänder betreffen. Sie verursachen Schmerzen und Bewegungseinschränkungen und können auch innere Organe in Mitleidenschaft ziehen. Die Untergliederung in entzündliches und degeneratives (Verschleiß-) Rheuma beschreibt, was sich im betroffenen Körperbereich abspielt. Eine genauere Unterteilung unterscheidet – je nach dem befallenen Körperbereich – in entzündliches und degeneratives Rheuma der Gelenke und in Rheuma der Weichteile. Eine besondere Untergruppe stellt die Stoffwechselkrankheit Gicht dar, die ebenfalls Entzündungen der Gelenke bewirkt.

Rheuma hat viele Namen:

Hexenschuß,	rheumatisches Fieber,
Arthrosen,	Kollagenose,
Muskelverspannungen,	Lupus erythematodes,
entzündliches Muskelrheuma,	Sklerodermie,
Polyarthritis,	degeneratives Rheuma,
Muskelschmerzen,	Kniegelenksarthrose,
Morbus Bechterew,	Tendomyose,
rheumatoide Arthritis,	reaktive Arthritis,
Tennisellenbogen,	Psoriasis-Arthritis
Gicht,	und so weiter.

Was ist die Ursache für Rheuma?

Über die Ursachen von Rheuma hat man erst seit kurzem genauere Hinweise, aber noch immer sind diese nicht eindeutig klar.

> „Was man nicht erklären kann, das sieht man gern als Rheuma an!", scherzen auch Ärzte gern. So einfach ist es aber nicht.

Den meisten Rheumakrankheiten liegt eine Fehlreaktion des Immunsystems zugrunde. Das Immunsystem besteht aus den Organen, in denen die Immunabwehrzellen gebildet und geprägt werden: den Lymphknoten, den Mandeln, dem Knochenmark, der Milz und aus den sich frei im Blut und den Körpergeweben bewegenden, zur Gruppe der weißen Blutkörperchen gehörenden Abwehrzellen – Lymphocyten, Granulocyten und Monocyten. Diese umherwandernden Zellen entstehen in der Thymusdrüse hinter dem Brustbein und im Knochenmark. Sie werden in ihrer Arbeit von den ortfesten Zellen in Lymphknoten, Mandeln und Milz unterstützt.

Bei manchen Rheuma-Krankheiten fängt das Immunsystem des Körpers plötzlich an, „verrückt" zu spielen und die eigenen Zellen zu bekämpfen. Es ist eine Art Bürgerkrieg, der nur von außen gestoppt werden kann: durch Medikamente zum Beispiel, durch Kälte oder vielleicht sogar nur durch eine Operation (siehe Synovektomie, Seite 122).

Ein solcher, gegen sich selbst gerichteter Prozeß wird Autoimmunprozeß (vom Griechischen „autos" für „selbst") genannt. Die Rheumakrankheiten sind ein Beispiel dafür, daß dieser Autoimmunvorgang auch ohne ersichtlichen Grund beginnen kann. Warum sich der Prozeß aber auch nicht wieder abstellt, liegt wohl an einer noch nicht näher bekannten Fehlregulation, ähnlich wie sie bei einem gestörten Heizungs-Thermostaten vorliegt. Solche, das eigene Körpergewebe zerstörenden Abläufe sind meistens nicht zu heilen, sondern können nur aufgehalten oder verlangsamt werden.

Die Immunreaktion

Der menschliche Körper verfügt über ein raffiniertes Verteidigungssystem, um fremde Zellen – Bakterien, Gifte, Viren, Pilze – zu bekämpfen. Das Immunsystem identifiziert fremde Zellen, sammelt und speichert Informationen darüber, entwickelt neue Abwehrsysteme und organisiert die Abwehr. Wenn eine fremder Stoff (Antigen genannt) in den Körper eindringt, passiert folgendes:

- Verschiedene Freßzellen (Granulozyten, Mikrophagen, Makrophagen und Monozyten) eilen herbei und versuchen, den Eindringling unschädlich zu machen, indem sie ihn auffressen und verdauen. Als Abfallprodukt dieses Vorgangs entsteht Eiter.

- Die Freßzellen werden unterstützt von Abwehrzellen, die sofort alle gespeicherten Informationen über den Eindringling auswerten und über speziell entwickelte Fähigkeiten zur Verteidigung verfügen. Solche Abwehrzellen sind zum Beispiel die B-Lymphocyten, die T-Lymphocyten und die Plasmazellen. Im Kampf mit dem Eindringling werden weitere Informationen gesammelt und von den B-Lymphocyten spezifische „Antikörper“ entwickelt, so daß beim nächsten Mal noch bessere und schnellere Möglichkeiten zur Abwehr bereitstehen.

- Am Abwehrvorgang sind außerdem noch Immunglobuline (siehe Seite 31), bestimmte Proteine (Komplemente genannt) und Properdin, ein wäßriger Bestandteil des Blutes beteiligt.

Rheuma hier, Rheuma da

Rheuma ist hauptsächlich eine Erkrankung des Bewegungsapparates, also der Gelenke, Knochen, Sehnen und Muskeln. Es können aber auch innere Organe davon betroffen sein und so stark beeinträchtigt werden, daß die Lebenserwartung sinkt.

Warum sich bestimmte Rheuma-Beschwerden (Symptome) so und nicht anders zeigen, wird erst dann klar, wenn man weiß, wie die am Krankheitsprozeß beteiligten Organe aufgebaut sind und wie Knochen, Gelenke, Bänder, Muskeln, Sehnen, Nerven und auch die Haut zusammenspielen müssen, damit wir unseren Körper bewegen können.

Knochen

Die Knochen sind die stabilsten und härtesten Teile des Körpers. Sie bestehen zu einem Drittel aus Eiweißbestandteilen, den Rest bilden Kalksalze, Mineralien und aktive knochenauf- und -abbauende Zellen. Auch der Knochen ist lebendiges Gewebe und in einem ständigen Stoffwechselprozeß, selbst wenn er nicht mehr sichtbar wächst. Die meisten Knochen sind sehr ähnlich gebaut, mit einer harten Rindenschicht und einem lockeren, manchmal knochenmarkgefüllten Innenraum.

Gelenke

Ohne Gelenke wäre keine Bewegung möglich. In ihnen fügen sich zwei feste Knochenanteile so geschickt zueinander, daß eine stabile, aber nicht starre Verbindung entsteht. Es gibt verschiedene Arten von Gelenken, die nach den Möglichkeiten ihrer Bewegung unterschieden werden: Kugel-, Nuß-, Walzen-, Ellipsoid-, Sattel- und ebenes Gelenk. Stabilisiert werden sie durch straffe Bindegewebsbänder, die an allen Seiten um das Gelenk herumgreifen und die Knochen stramm, aber beweglich zueinanderhalten. Die Bänder verlaufen oft auch schräg, um Drehbewegungen zu ermöglichen, führen das Gelenk in seiner vorgesehenen Richtung und hindern es an übermäßigen Bewegungen.

Alle Gelenke haben im Wesentlichen dieselben Bestandteile. Die aneinander grenzenden Knochen bilden die Gelenkflächen, die jeweils von einer Knorpelschicht überzogen sind. Je nach Belastungsdruck ist diese Knorpelschicht, auch innerhalb desselben Gelenkes, unterschiedlich dick. An den Stellen stärkster Belastung ist der Knorpel am kräftigsten. Wenn das Gelenk künstlich ruhiggestellt wird (zum Beispiel in einem Gips), schrumpft der Knorpel. Weil er aus weicherem Gewebe besteht als der Knochen, kann er sich wechselnden Bewegungsbelastungen gut anpassen und so eine möglichst gleichmäßige Druckverteilung gewährleisten.

Um die Knochenenden und die Knorpelschicht liegt straff wie ein fester Strumpf die Gelenkkapsel. Sie sorgt für den Zusammenhalt der Gelenkanteile und besteht aus Bindegewebe. Innen ist sie mit einer teils glatten, teils faltigen, gut durchbluteten und nervenreichen Haut (Synovialmembran) ausgekleidet. Diese Gelenkinnenhaut bildet einen dünnflüssigen Schleim, die Gelenkschmiere (Synovia), die den spaltförmigen Gelenkinnenraum ausfüllt. Sie sorgt sowohl für das bessere Gleiten der Gelenkanteile aufeinander wie auch für die Ernährung der Knorpel. Manche Gelenke haben noch zusätzliche Schleimbeutel, die ebenfalls Gelenkschmiere enthalten und wie kleine Pufferkissen an besonders belasteten Stellen die Bewegungsstöße (zum Beispiel im Kniegelenk) auffangen. Die Gelenkbänder sind entweder in die Gelenkkapsel eingewoben oder umgeben sie als zusätzliche eigenständige Verstärkung. Pufferscheiben wie die Bandscheiben der Wirbelsäule oder der Meniskus des Kniegelenks bestehen aus kollagenhaltigen Bindegewebsfasern und haben ebenfalls Stoßdämpferfunktion.

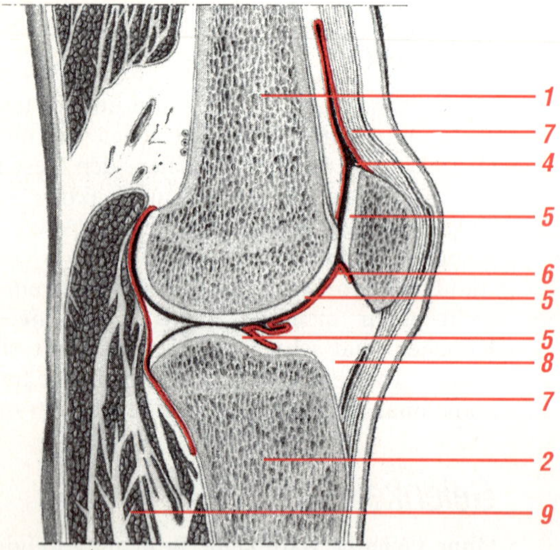

Kniegelenk im Längsschnitt: *Im Längsschnitt werden die verschiedenen Anteile des Kniegelenks deutlich. Es bildet sich aus dem Oberschenkelknochen (1) mit Gelenkfläche (5) und dem Schienbein (2) mit Gelenkfläche (5).*
Die Kniescheibe (3) hat ebenfalls eine Gelenkfläche (5). Zwischen diesen Anteilen liegt der Gelenkspalt (4), der von der Gelenkinnenhaut (6) (rot) ausgekleidet ist.
Die Gelenkkapsel (7) umschließt das Gelenk. Im Gelenk polstert der Fettkörper (8) die Bewegungen ab, die die Beinmuskeln (9) ermöglichen.

Um das Gelenk zusammenzuhalten, wirken die Bänder und Kapseln mit dem äußeren Luftdruck zusammen. So entspricht der auf das Hüftgelenk wirkende Luftdruck zehn bis zwölf Kilogramm und könnte damit allein, auch ohne Bänder und Muskeln, das Gelenk in der Pfanne halten.

Die unterschiedlichen Typen von Gelenken ermöglichen jeweils nur bestimmte Bewegungsabläufe. Diese können in verschiedenen Ebenen erfolgen: in einer Ebene beim einfachen Scharniergelenk (wie zwischen Ellenknochen und Oberarm) bis zum in drei Ebenen beweglichen Kugelgelenk der Schulter und Hüfte.

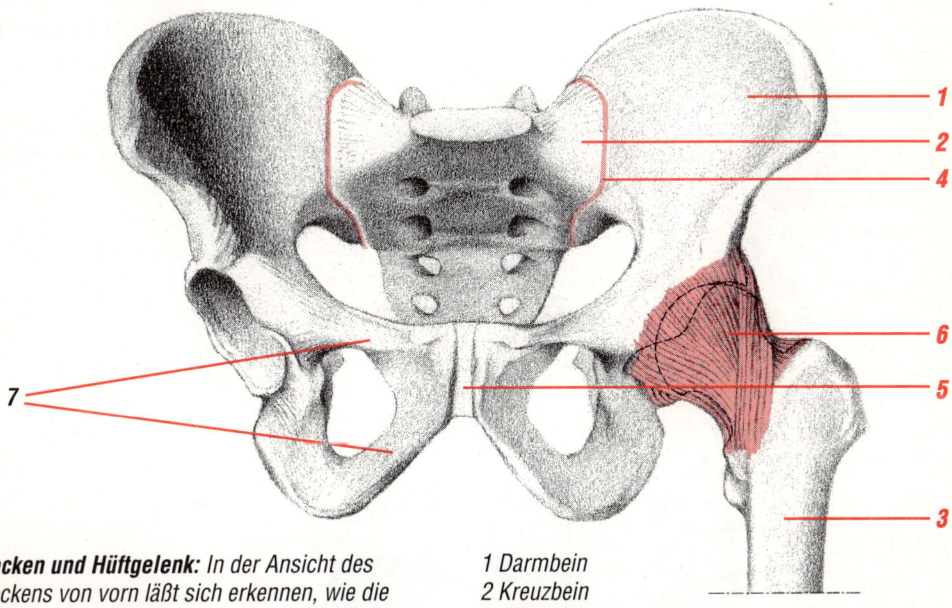

Becken und Hüftgelenk: *In der Ansicht des Beckens von vorn läßt sich erkennen, wie die knöchernen Anteile des Beckens verbunden sind und das Hüftgelenk gebildet wird. Das Hüftgelenk besteht aus dem Oberschenkelkopf, der in der Gelenkpfanne des Beckens liegt (gestrichelte Linien).*

1 Darmbein
2 Kreuzbein
3 Oberschenkelknochen
4 Darmbein-Kreuzbein-Gelenk (rot)
5 Schambeinfuge (Symphyse)
6 Hüftgelenk mit den umschließenden Bändern (rot)
7 Schambein

Schultergelenk mit Gelenkkapsel: *Im Schultergelenk liegt der Oberarmknochen (1) in der Gelenkfläche (gestrichelte Linie), die vom Schulterblatt (2) gebildet wird. Sein oberer Fortsatz (3) und das Schlüsselbein (4) sind durch Sehnen mit der Gelenkkapsel (5) (rot) verbunden. Alle diese Anteile ermöglichen die große Beweglichkeit des Oberarms. In der Abbildung in der Ansicht von hinten ist der Oberarm etwas nach unten gezogen, um die einzelnen Anteile des Gelenks deutlicher zu machen.*

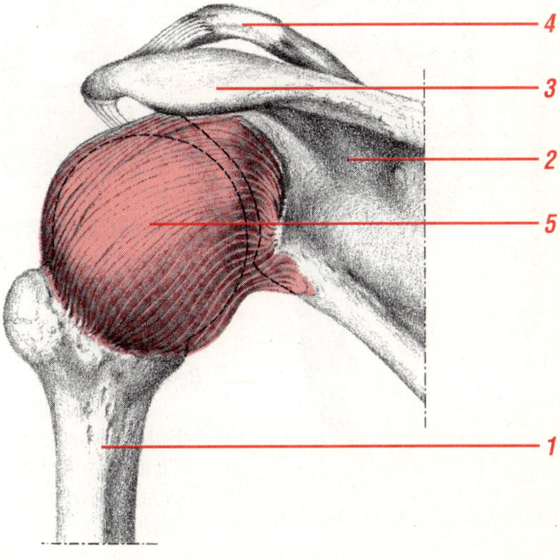

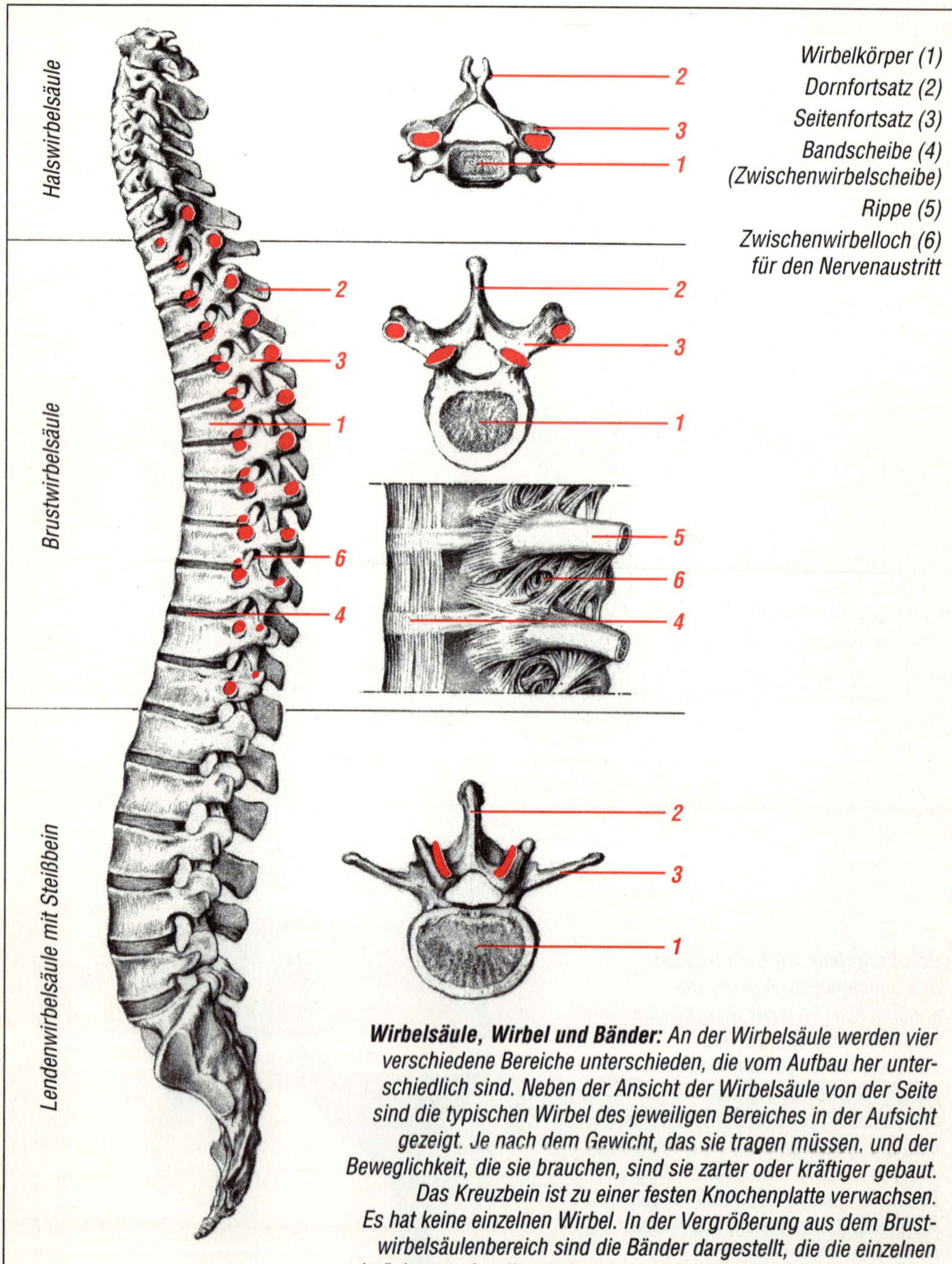

Wirbelsäule, Wirbel und Bänder: An der Wirbelsäule werden vier verschiedene Bereiche unterschieden, die vom Aufbau her unterschiedlich sind. Neben der Ansicht der Wirbelsäule von der Seite sind die typischen Wirbel des jeweiligen Bereiches in der Aufsicht gezeigt. Je nach dem Gewicht, das sie tragen müssen, und der Beweglichkeit, die sie brauchen, sind sie zarter oder kräftiger gebaut. Das Kreuzbein ist zu einer festen Knochenplatte verwachsen. Es hat keine einzelnen Wirbel. In der Vergrößerung aus dem Brustwirbelsäulenbereich sind die Bänder dargestellt, die die einzelnen knöchernen Anteile miteinander verspannen. Die Gelenkflächen der Wirbel miteinander und zu den Rippen hin sind rot hervorgehoben.

Wirbelsäule

Die Wirbelsäule ist, im Gegensatz zu ihrem Namen, durchaus keine starre „Säule", sondern eine vielfach gegliederte und biegsame Stütze des Körpers. Sie besteht aus 33 bis 34 knöchernen Einzelteilen, den Wirbeln, und den jeweils zwischen den meisten Wirbeln liegenden knorpeligen Zwischenwirbelscheiben. Von der Seite betrachtet, hat sie eine Doppel-S-Schwingung, die die aufrechte Haltung erst möglich macht.

Nach ihrer Form und Funktion werden die Wirbelkörper in bestimmte Gruppen eingeteilt. Sie sind aber alle ähnlich geformt. Es gibt mehrere gelenkige Verbindungen der Wirbel untereinander: mit der Zwischenwirbelscheibe, den oberen, seitlichen und unteren Fortsätzen.

Der besondere Aufbau der Zwischenwirbelscheibe ist die Voraussetzung für ihre besondere Funktion. Sie besteht nicht aus solidem Knorpel, sondern hat in ihrem Inneren einen gallertartigen Kern, der wie ein pralles Wasserkissen den mittleren Drehbereich der Bandscheibe bildet und alle Druckkräfte gleichmäßig auf die Knochenfläche des Wirbelkörpers verteilt. Dadurch, daß die gesunde Bandscheibe mit den Wirbelkörpern fest verwachsen ist, können keine störenden zusätzlichen Verschiebungskräfte auf die Wirbelsäule wirken. Unter der täglichen Belastung geben die Bandscheiben Wasser in das umgebende Gewebe ab, das sie sich über Nacht im Liegen wieder zurückholen. Deshalb ist man auch abends etwa drei Zentimeter kleiner als morgens nach dem Aufstehen.

Richtig erfassen läßt sich die Funktion der Wirbelsäule nur, wenn man sie in Bewegung begreift. Sie stellt eben keine Ansammlung einzelner Anteile dar, sondern besteht aus vielen Funktionseinheiten, die wiederum untereinander zusammenwirken. Jedes der einzelnen Bewegungssegmente ergibt sich aus dem Zusammenspiel von jeweils zwei Wirbeln mit der gemeinsamen Zwischenwirbelscheibe und den stabilisierenden Bändern.

Die Abschnitte der Wirbelsäule

- **Die Halswirbelsäule (Cervicalbereich)**
Sie hat sieben Wirbel, von denen der oberste (der Atlas) den Kopf trägt. Sie ist sehr beweglich und drehbar, deshalb nicht so stabil wie andere Bereiche der Wirbelsäule. Sie ist leicht nach vorn gekrümmt und braucht für ihre Stabilisierung vor allem die Muskeln von Hals und Schultern.

- **Die Brustwirbelsäule (Thoracalbereich)**
Sie besteht aus zwölf Wirbeln und ist starrer als die übrigen Bereiche der Wirbelsäule, denn sie trägt die Rippen, die den relativ unbeweglichen Brustkorb bilden. Sie ist nach hinten geschwungen.

- **Die Lendenwirbelsäule (Lumbalbereich)**
Sie hat fünf Wirbel und ist wieder leicht nach vorn geschwungen. Auch sie ist sehr beweglich nach vorn, hinten, den Seiten und ermöglicht Drehbewegungen.

- **Das Kreuzbein und das Steißbein (Sacralbereich)**
Das Kreuzbein ist aus fünf Wirbeln zusammengewachsen und damit starr. Das Steißbein hat vier bis fünf Wirbel, die ebenfalls zusammengewachsen sind. Beim Tier bildet das Steißbein den Schwanz.

Muskeln und Sehnen

Damit überhaupt Bewegungen möglich sind, brauchen wir die Muskeln. Sie stützen und halten den Körper und bewegen ihn in seinen Gelenken. Mit ihren Enden, den bindegewebigen, elastischen Sehnen, sind die Muskeln an gelenknahen Knochenvorsprüngen angewachsen. Sie überspannen dabei ein oder sogar zwei Gelenke und können, wenn sie sich zusammenziehen, eine Bewegung im Gelenk auslösen. Dieser Prozeß ist von Nervenerregungen abhängig, die dem Willen unterliegen.

Um gegen die Schwerkraft aufrecht stehen und sich bewegen zu können, braucht es ein ausgewogenes Zusammenspiel der Bauch- und Rückenmuskeln, die durch ständiges, feines Zusammenziehen eine aufrechte Balance bewirken. Das Becken erreicht seine ausgewogene Haltung durch das Zusammenwirken der Bauch- und Hüftmuskulatur. Nur wenn das Becken aufgerichtet steht, ist der Körperschwerpunkt in der Mittelachse und alle Kräfte sind gleichmäßig und harmonisch verteilt. In der aufrechten Haltung können kräftige Bauch- und Rückenmuskeln eine Entlastung der Wirbelsäule erreichen, da sie Fehlbelastungen, die immer einen größeren Kraftaufwand bedeuten, vermeiden helfen.

Muskeln, die durch mangelndes Training oder einseitige Belastungen überanstrengt sind, können vor allem in den Sehnenansätzen schmerzen (siehe Seite 52).

Nerven

Das zentrale Nervensystem, die Einheit aus Gehirn und Rückenmark, reguliert über die Nerven im übrigen Körper (periphere Nerven) willkürliche und unwillkürliche Funktionen des Körpers. Wenn dieses System gestört oder unterbrochen ist, können die Muskeln keine Bewegungsimpulse erfahren und Bewegungseinschränkungen oder sogar völlige Lähmungen sind die Folge. Wie bei der Schmerzleitung (siehe Seite 20) werden die Nervenimpulse an die Muskulatur weitergeleitet. Dieses lebenswichtige Nervensystem ist durch die Schädelknochen und den Rückenmarkskanal in der Wirbelsäule gut geschützt. An allen Wirbelkörpern treten Ausläufer des Rückenmarkes, die Spinalnerven, als dicke Nervenbündel aus der knöchernen Hülle durch die relativ engen Zwischenwirbellöcher heraus, fächern sich auf und durchziehen den Körper bis in die äußersten Hautbereiche.

Wenn ein peripherer Nerv verletzt wird, kann er sich regenerieren und seine Funktion wieder erfüllen – das kann allerdings Jahre dauern. Ein durchtrennter Anteil des zentralen Nervensystems dagegen wächst nicht mehr zusammen.

Wirbelkörper mit Rückenmark und Spinalnerven:
Im Wirbelkanal verläuft das Rückenmark, das hier im Querschnitt zu sehen ist. Wirbelkörper (1) und Wirbelbogen mit Dornfortsatz (2) umschließen das weiche Rückenmark (3), das von der Rückenmarkhaut (4) umgeben ist. Die Spinalnerven (5) treten zu beiden Seiten aus dem Wirbelkanal durch das Zwischenwirbelloch (6) aus. Auch sie sind von einer Nervenhaut (7) umgeben.

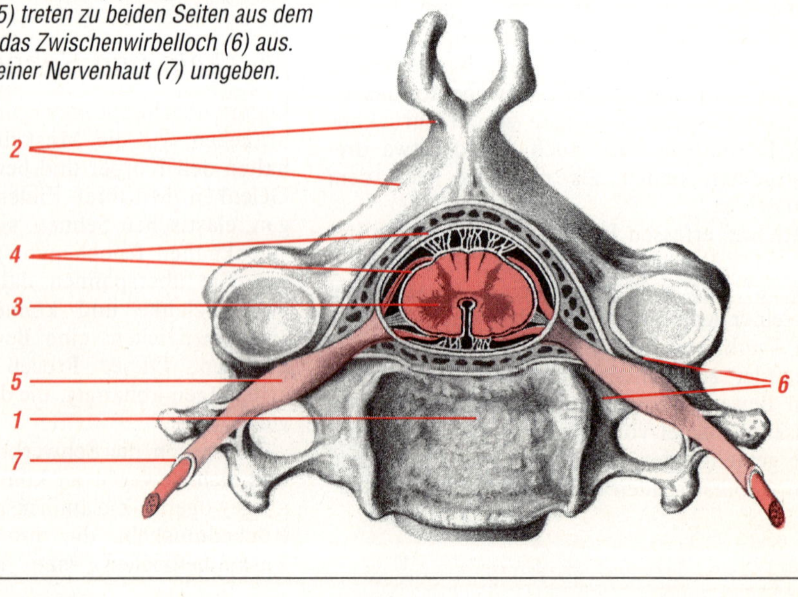

Haut

Die Haut umgibt den ganzen Körper. Sie ist mit dem Unterhautfettgewebe zusammen der wichtigste Schutz gegen zu warme und zu kalte Temperaturen und vor Verletzungen und Infektionen. Zugleich ist sie durch die vielen feinen Nervenenden, die sie enthält, das größte Sinnesorgan des Körpers. Störungen innerer Organe können Schmerzen in bestimmten, ihnen zugeordneten Hautbereichen bewirken. Diese Hautareale sind nach dem Namen des Arztes, der sie beschrieben hat, „Head'sche Zonen" benannt (siehe Seite 90). Ungewöhnliche Empfindungen in diesen Hautarealen lassen auf Störungen in den zugehörigen Rückenmarkabschnitten schließen.

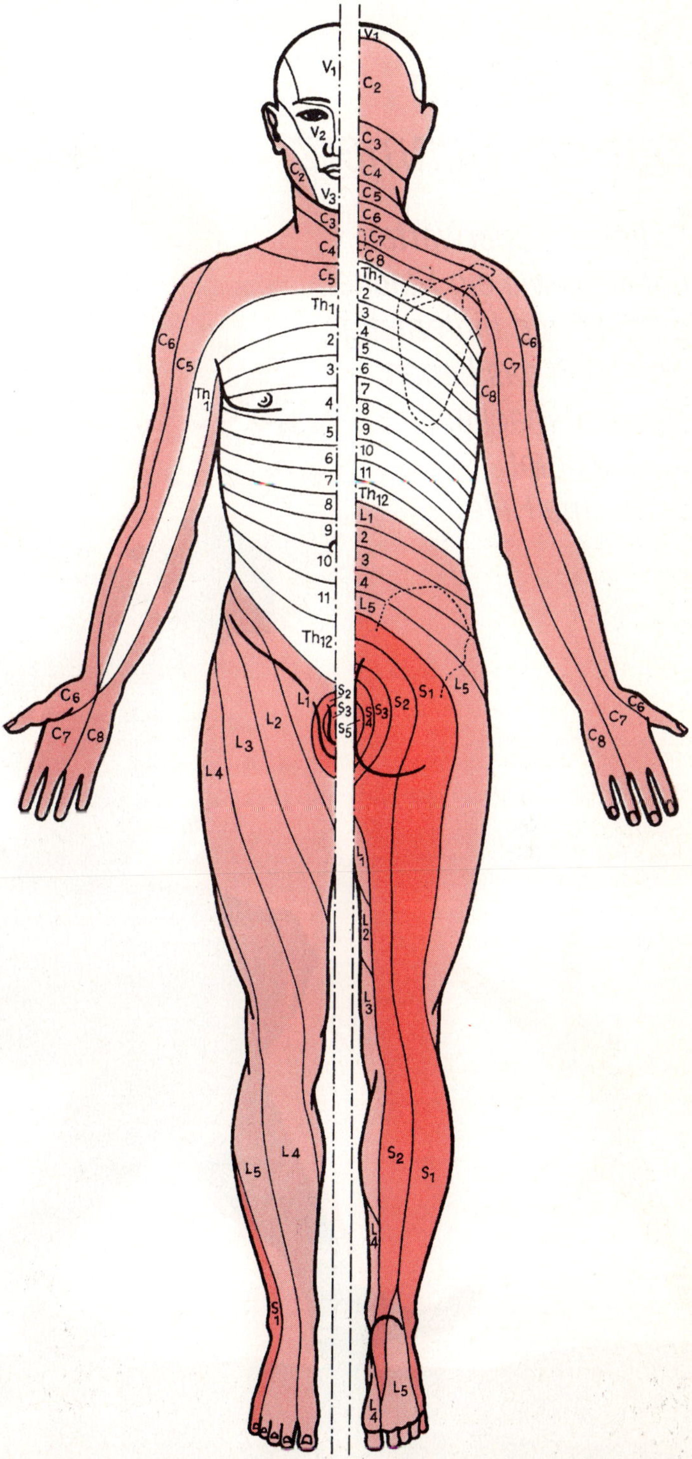

***Head'sche Zonen:** Die Head'schen Zonen breiten sich wie Zebrastreifen über dem Körper aus. Sie verlaufen auf Vorder- und Rückseite des Körpers unterschiedlich und werden nach der Nervenzugehörigkeit bezeichnet.*

V1-3: Versorgungsgebiet des Trigeminusnervs aus dem Hirnstamm

C1-4: Halswirbelsäule (Cervikalbereich)

Th1-12: Brustwirbelsäule (Thorakalbereich)

L1-5: Lendenwirbelsäule (Lumbalbereich)

S1-6: Kreuzbein (Sacralbereich)

Am Anfang war der Schmerz

*Er kommt unerwartet,
bohrend wie ein Stachel,
gemein und hinterlistig
und kann das Leben
zur Qual machen.
Aber es gibt
wirksame Hilfe.*

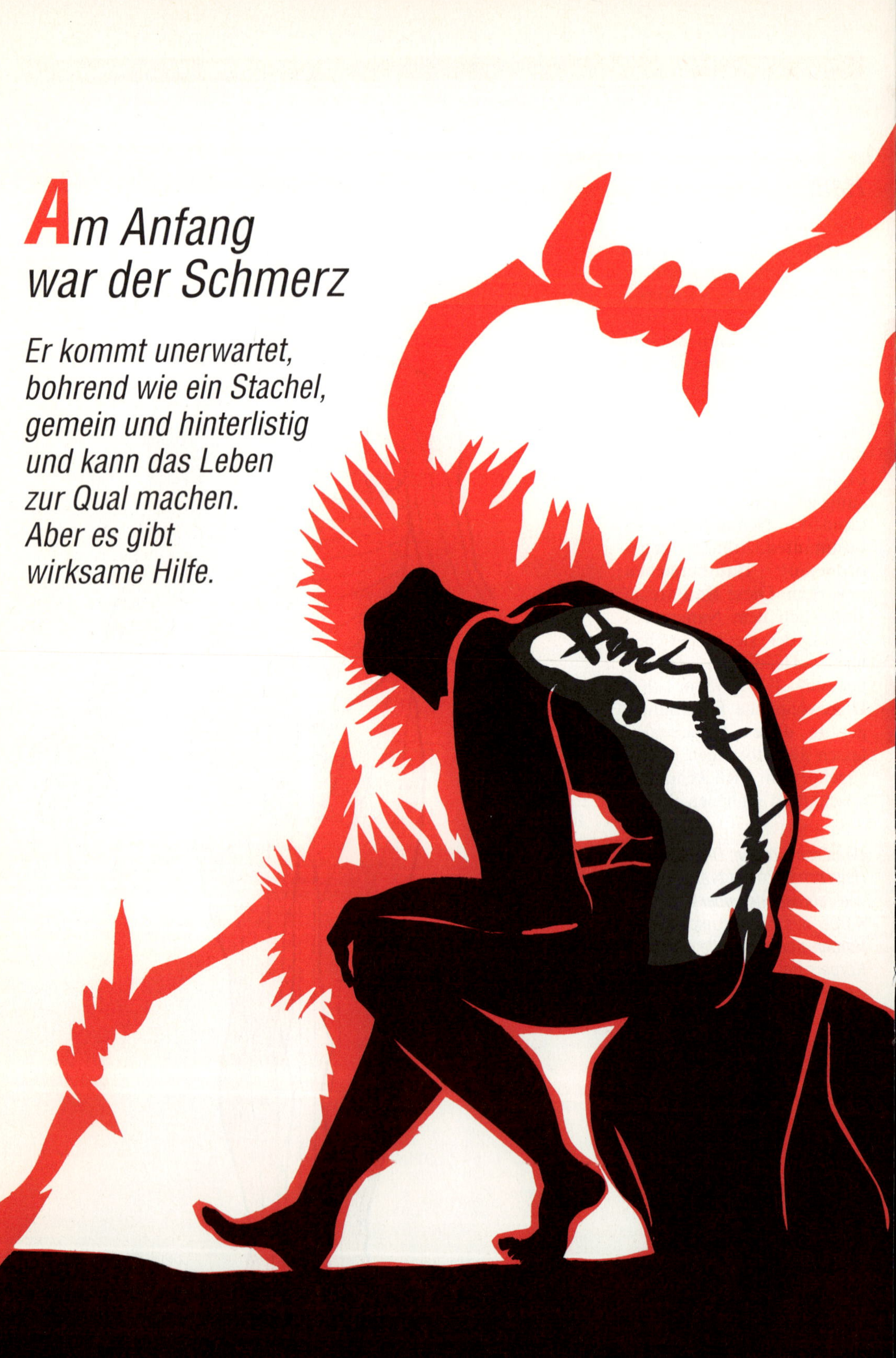

Woran Rheumakranke am meisten leiden, sind die Schmerzen, die durch betroffene Weichteile und Gelenke ziehen. Deshalb stehen sie für viele Rheumatiker im Zentrum ihres Lebens und Empfindens. Es ist nicht allein wichtig, die richtige medizinische Behandlung zu bekommen, sondern ebenso wichtig, mit Schmerzen und der Angst davor umgehen zu lernen. Nicht immer lassen sich – auch bei bester Behandlung – Rheumabeschwerden unterdrücken.

Jeder erlebt Schmerzen anders. Dabei ist bei allen Menschen die Schmerzleitung im Nervensystem gleich angelegt und läuft auch auf dieselbe Weise ab. Durch den entscheidenden Einfluß des Großhirns aber, das uns Bewußtsein, Gefühle und Lebenserfahrungen vermittelt, ist das Erlebnis „Schmerz" für jeden einzigartig. Es ist unmöglich, Schmerzen in einen körperlichen Anteil und einen seelischen aufzuteilen, denn sie bedeuten immer beides. Sie sind immer ein seelisches Geschehen, in das der Körper einmal mehr, einmal weniger mit einbezogen ist.

Nach heutigen Erkenntnissen gibt es verschiedene Faktoren, die beim Erleben von Schmerzen eine wichtige Rolle spielen:

- die Aufmerksamkeit, die man dem Schmerz widmet,
- die Angst, die mit dem Schmerz verbunden erlebt wird,
- traurige Verstimmungen und Depression,
- Einflüsse aus der Lebensgeschichte und der eigenen Kultur,
- Charakter und Persönlichkeitsstruktur,
- die Anpassungsmöglichkeiten des einzelnen an besondere Situationen,
- chronischer Streß.

Weil das Erleben von Schmerzen immer persönlich und eigen ist, sind auch die Möglichkeiten, dieses Erleben zu beeinflussen, unendlich. Jeder wird es selbst kennen, wie unbedeutend Gelenkschmerzen werden können, wenn man in einer Runde von Freunden sich wohlfühlt, ausgelassen und fröhlich ist. Wie schlimm kann aber derselbe Schmerz werden, wenn man unter Druck in Eile etwas Unangenehmes erledigen muß.

Was bewirken Schmerzen?

Für jeden Schmerzgeplagten ist es wichtig, den persönlichen Hintergrund der Schmerzen zu erkennen. Für manch einen ist es schon ausreichend, darauf hingewiesen zu werden, daß keine Schmerzempfindung „einfach so" ohne den Bezug zu anderen Ereignissen im Leben auftritt. Für einen anderen hingegen, der damit leben muß, lebenslang immer wieder Schmerzen zu haben, liegt die Kunst darin, damit umgehen zu lernen. Nach der Bedeutung der Schmerzen zu suchen, sie zu verstehen und entsprechend zu handeln, sind Prozesse, die man vor allem in einer Psychotherapie (siehe Seite 113) erlernen kann.

Schmerzen werfen immer viele Fragen auf. Bei der Suche nach ihrer Bedeutung können vor allem drei Fragen wichtig werden:

- Haben die Schmerzen, so paradox es klingen mag, sogar positive Auswirkungen auf Ihr Leben?
- Haben die Schmerzen negative Auswirkungen auf Ihr Leben?
- In welchem Lebenszusammenhang steht der Schmerz?

Aus jeder Frage entwickeln sich zahlreiche andere, einige finden Sie hier.

Gibt es für Sie positive Auswirkungen der Schmerzen?

Helfen Ihnen die Schmerzen, in Ihrer Familie und dem Freundeskreis Zuwendung und Beachtung zu finden? Ist es Ihnen erst über die Schmerzen möglich, angehört zu werden? Leben Sie mit der unausgesprochenen Regel, daß nur Kranke Zuwendung bekommen dürfen? Dürfen Sie sich wegen Ihrer Schmerzen endlich etwas aus der Arbeit, die Ihnen zuviel ist, zurückziehen? Ist der Zugewinn an Aufmerksamkeit und Tröstung durch Ihre Schmerzen vielleicht so groß, daß Sie dafür unbewußt das Leid in Kauf nehmen? Können Ihnen die Schmerzen zu einer früheren Pensionierung verhelfen? Ermöglichen Ihnen die Schmerzen, durch die Beschäftigung mit dem Körper vielleicht viel größerem seelischen Leid auszuweichen?

Gibt es für Sie negative Auswirkungen der Schmerzen?

Lassen sich Kontakte zu Freunden und der Familie nicht mehr halten? Machen Sie Ihre Schmerzen unbeweglich, halten Sie auf der Stelle, im körperlichen wie seelischen Sinn? Können Sie nicht mehr arbeiten, obwohl Sie es gern tun? Macht Ihnen der Schmerz das Leben schwer; steht er hinter Ihnen und ist unberechenbar? Machen die Schmerzen Sie schlecht gelaunt, können Sie keinen Spaß mehr haben? Kommen Sie durch die Schmerzen nicht mehr zur Ruhe, können nicht schlafen? Zwingen die Schmerzen Sie zum ständigen angestrengten Sich-Bewegen und Auf-der-Suche-Sein nach einem neuen, passenden Platz?

In welchem Lebenszusammenhang steht der Schmerz für Sie?

Gibt es bestimmte Situationen für Sie, die besonders schmerzlich sind? Tritt der Schmerz immer erst unter bestimmten Umständen auf? Wissen Sie noch, wie es war, als Sie zum ersten Mal Schmerzen hatten?

Vielleicht irritieren Sie einige dieser Fragen, oder sie passen auch nicht zu Ihnen. Möglicherweise werfen diese Fragen andere auf. Auch können Sie widersprüchliche Antworten verunsichern. Vielleicht ist es Ihnen aber auch möglich, durch solche „unruhigen" Fragen sich selbst wieder näher zu kommen (siehe Seite 113).

Wie entstehen Schmerzen?

Obwohl jeder doch weiß, was Schmerzen sind, ist es schwierig, sie genau zu fassen. Sie lassen sich nicht nur kaum beschreiben, sondern auch wissenschaftlich schwer nachweisen. Es ist unmöglich, genau zu beweisen oder zu messen, ob Schmerzen bestehen, denn sie können nicht in objektiver Weise erfaßt werden. Sie sind ein ganz persönliches und individuell unterschiedliches Erlebnis.

Nicht immer muß es einen sichtbaren Grund wie eine Verletzung oder Organkrankheit geben, damit es zu Schmerzen kommt. Es muß auch keine bewußte seelische Ursache dahinter stehen.

Die Schmerzentstehungs-Theorien gingen bis zur Mitte der 60er Jahre davon aus, daß über eine einfache Reiz-Leitungs-Achse der Schmerz vom Ort seiner Entstehung aus als elektrischer Reiz über die Nerven zum Rückenmark geleitet, dort auf eine Leitungsbahn im Rückenmark umgeschaltet und dann in einem Schmerzzentrum im Gehirn empfunden wird.

Diese Theorie ist nicht ganz falsch. Sie ist aber zu einfach, um all das zu erklären, was um das Erlebnis Schmerz herum empfunden wird und geschieht. Sie kann nicht erklären, warum in bestimmten Situationen Schmerzen leichter zu ertragen sind als in anderen, auch wenn es sich um denselben Auslöser handelt. Sie erklärt auch nicht, warum es Schmerzen geben kann, die bei unversehrtem Körper auftreten und ebensowenig, warum Menschen den gleichen Schmerzreiz unterschiedlich stark erleben.

Im Jahr 1965 entwickelten die amerikanischen Wissenschaftler Melzak und Wall die Gate-Control-Theorie (Schleusen-Kontroll-Theorie), in der sie beschreiben, wie über fünf verschiedene Funktionseinheiten des Nervensystems die Schmerzleitung funktioniert und wie die einzelnen Einheiten sich gegenseitig beeinflussen. Diese Theorie hat in den letzten Jahren von vielen Seiten Bestätigung gefunden.

Schleusen-Kontroll-Theorie

- Die Schmerzreize gelangen vom Ort der Entstehung außerhalb des Nervensystems (in der Peripherie) über die Nervenbahnen und das Rückenmark zum Gehirn. Dabei durchlaufen sie die verschiedenen Einheiten der Schmerzempfindung wie durch Schleusen, die aber durch hemmende Impulse schmaler oder weiter geöffnet sein können. Durch enge Schleusen kann nur eine geringere Reizstärke bis zum Gehirn vordringen. Die schmerzstillende Wirkung des Stichs der Akupunkturnadel oder des Reibens über einem schmerzenden Gelenk erklärt sich durch die Konkurrenz der Reize an der Schleuse, die nur einen geringen Reiz durchläßt.
- Im zentralen Kontrollsystem der Großhirnrinde kommt es zur entscheidenden Verknüpfung mit dem Bewußtsein. Nur dieser Prozeß wird vom Betroffenen bewußt erlebt, alle anderen Stufen unterliegen nicht der Kontrolle durch den Willen. Nur über das Bewußtsein wird es also möglich, aktiv den Umgang mit dem Schmerz zu beeinflussen. Im Großhirn wird der aktuelle Schmerz mit früheren Erlebnissen verglichen und verknüpft.
- Weil der Schmerz bewußt wird, ist auch eine Reaktion möglich. Man kann weglaufen oder bleiben, versuchen, etwas zu tun und den symbolischen Inhalt des Schmerzes zu verstehen. Auf dieser Ebene liegt die ganze Spannbreite der Möglichkeiten, individuell Einfluß auf das Schmerzerleben zu nehmen.

Steckbrief des Schmerzes

Jeder Schmerz hat seinen eigenen Charakter, seine bestimmten Eigenschaften, sein Auftreten zu bestimmter Zeit. Die Beschreibung von Schmerzen läßt sich gut in Gegensatzpaaren ausdrücken – beispielsweise „spitz – dumpf" oder „örtlich begrenzt – ausstrahlend". Zwischen den Polen der Eigenschaften liegen viele Variationsmöglichkeiten.

Versuchen Sie, um einen besseren Überblick über Ihre Schmerzen zu bekommen, ein Schmerztagebuch anzulegen. Sie tragen in diesen Aufzeichnungen unter jedem Tag die Uhrzeit ein, zu dem der Schmerz anfing, wann er wieder aufhörte und wie er war. Notieren Sie, was Sie zu der Zeit machten, als der Schmerz kam und welche Maßnahmen Sie ergriffen haben. Schreiben Sie auch auf, ob und wann was geholfen hat. So können Sie selbst gut erkennen, was um den Schmerz herum passiert und Ihrem Arzt davon berichten. Das macht die Diagnose und die Beobachtung der Behandlung viel leichter.

Schmerztagebuch

Wie ist der Schmerz?

- hell – dunkel
- spitz – dumpf
- brennend – drückend
- stechend – ziehend
- elektrisierend

Wie verhält sich der Schmerz?

- andauernd – zu- und abnehmend
- fest an einem Ort – fließend überallhin
- örtlich begrenzt – ausstrahlend
- gleichförmig – wechselhaft

Wann tritt der Schmerz auf?

- bei leichter Belastung – nur bei schwerer Belastung
- völlig unvermittelt – nur in Zusammenhang mit anderen Ereignissen
- zu bestimmten Tageszeiten – unabhängig davon
- nach bestimmten Bewegungen – in Ruhe
- nach einem bestimmten Muster – völlig unberechenbar

Fragebogen für Rheumapatienten

- Alter ________
- Geschlecht ________
- Größe ________
- Gewicht ________

Nehmen Sie den ausgefüllten Fragebogen (oder eine Kopie davon) zur Untersuchung mit, wenn Sie glauben, Rheuma zu haben.

- Welche allgemeinen Krankheiten haben Sie derzeit (zum Beispiel Diabetes, Hochdruck, Herzkrankheiten, Allergien)?
- Welche schwerwiegenden oder chronischen Krankheiten gibt es in Ihrer Familie?
- Seit wann haben Sie Rheuma-Beschwerden?
- Beschreiben Sie kurz, wie Sie damals gelebt haben (zum Beispiel besonders belastende oder angenehme Lebens- und Arbeitssituation).
- Was für Beschwerden haben Sie?
- Haben Sie Schmerzen? Was für welche (siehe Schmerztagebuch)?
- In welchen Situationen haben Sie Schmerzen (zum Beispiel morgens, in Ruhe, bei Belastungen oder besonderen Ereignissen, bei schlechtem Wetter)?
- Haben Sie Muskelschmerzen? Wo?
- An welchen Gelenken haben Sie Schmerzen (bitte in die Figur auf der Rückseite des Blattes einzeichnen)?
- Haben sich Ihre Gelenke verändert (Rötung, Schwellung, Überwärmung, Verformung)?
- Können Sie sich nur noch eingeschränkt bewegen (zum Beispiel das Knie nicht mehr strecken, den Rücken nicht beugen)?
- Sind Ihnen andere Veränderungen oder Beschwerden aufgefallen (zum Beispiel Fieber, Müdigkeit, Schwächegefühl, Augenbeschwerden, Taubheit oder Kribbeln der Haut, Hautausschläge, Insektenstiche, Schuppenflechte, Grippe, Harnwegsinfekte, Durchfall)?

■ Wie fühlen Sie sich mit Ihren Beschwerden? Sind Sie eher niedergeschlagen-verzweifelt oder aktiv-kampfeslustig eingestellt?

■ Sind Sie derzeit wegen Rheuma in Behandlung oder behandeln Sie sich selbst (zum Beispiel mit Naturheilverfahren)?

■ Waren Sie früher einmal wegen Rheuma in Behandlung?

■ Schreiben Sie bitte **alle** Medikamente (zum Beispiel die „Pille“, Schmerz-, Abführ-, Naturheilmittel) auf, die Sie derzeit einnehmen und seit wann:

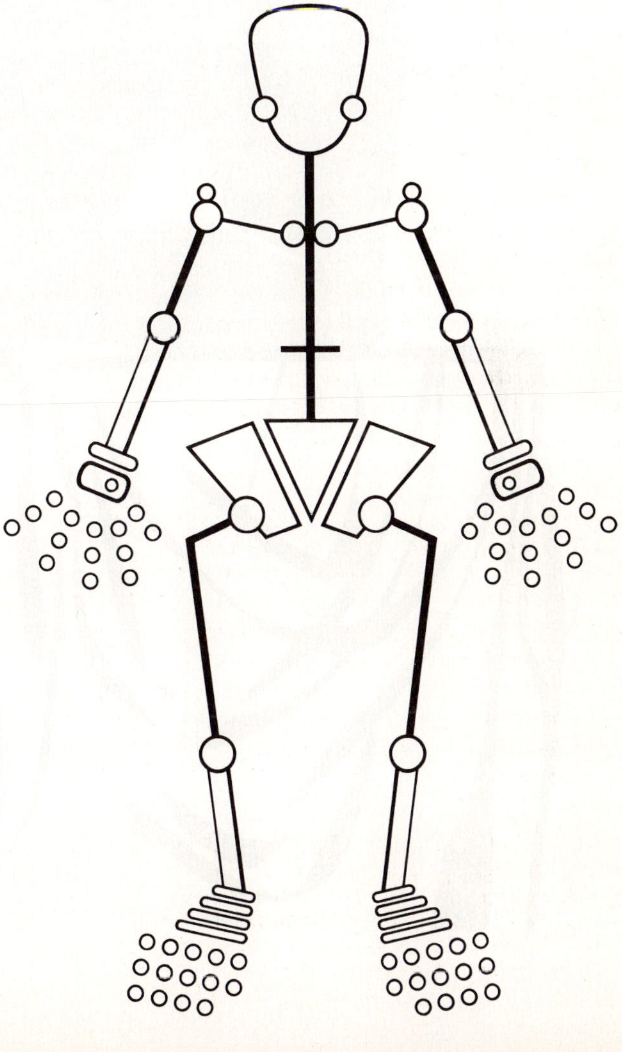

Schemazeichnung der Gelenke: *In das einfache „Strichmännchen“-Schema der Gelenke können Ihr Arzt und Sie die Stellen eintragen, an denen es sichtbare oder spürbare Veränderungen gibt. Aus dem Verteilungsbild läßt sich schon ein erster Hinweis auf die dahinterstehende Krankheit finden.*

Von der Untersuchung zur Diagnose

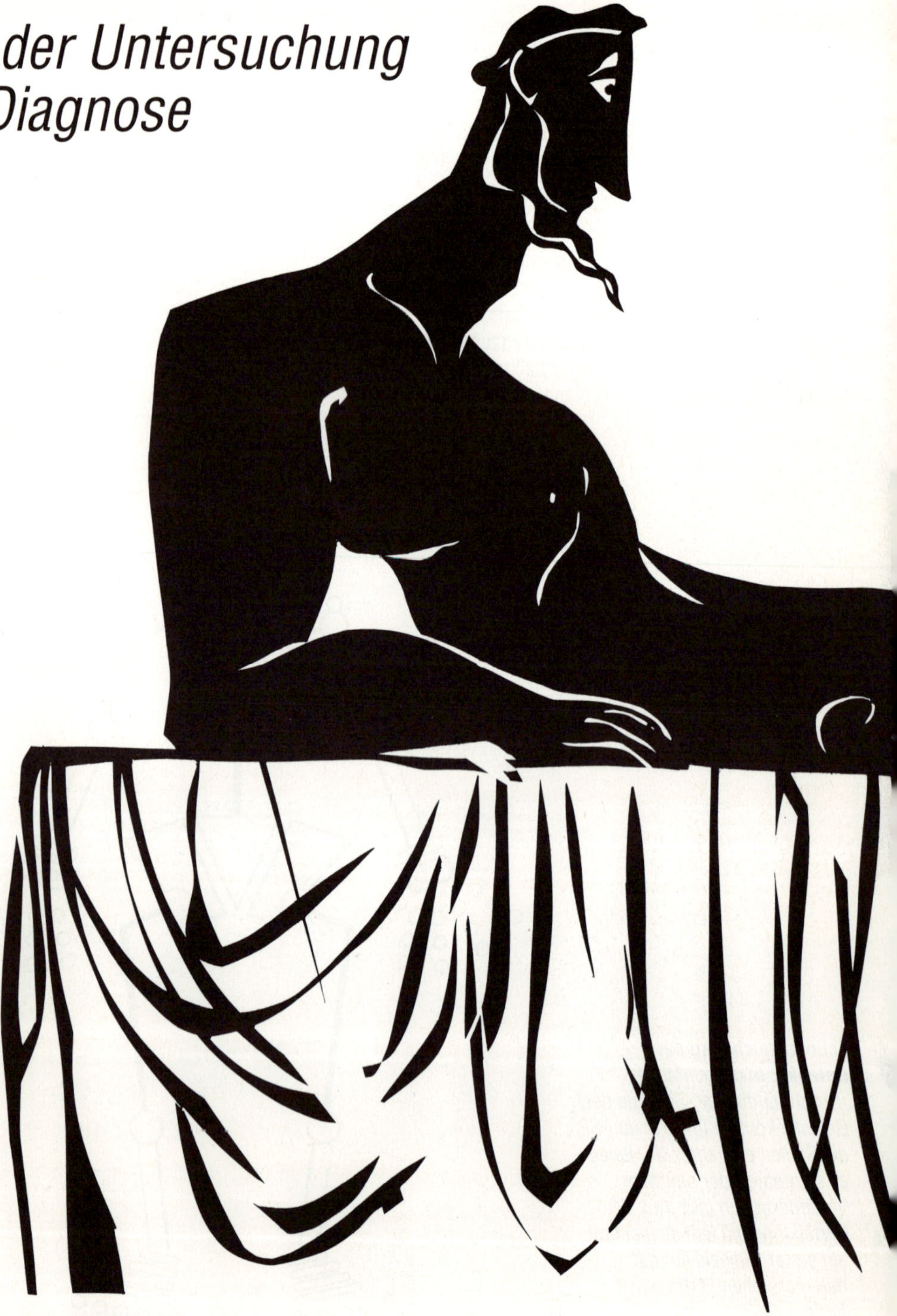

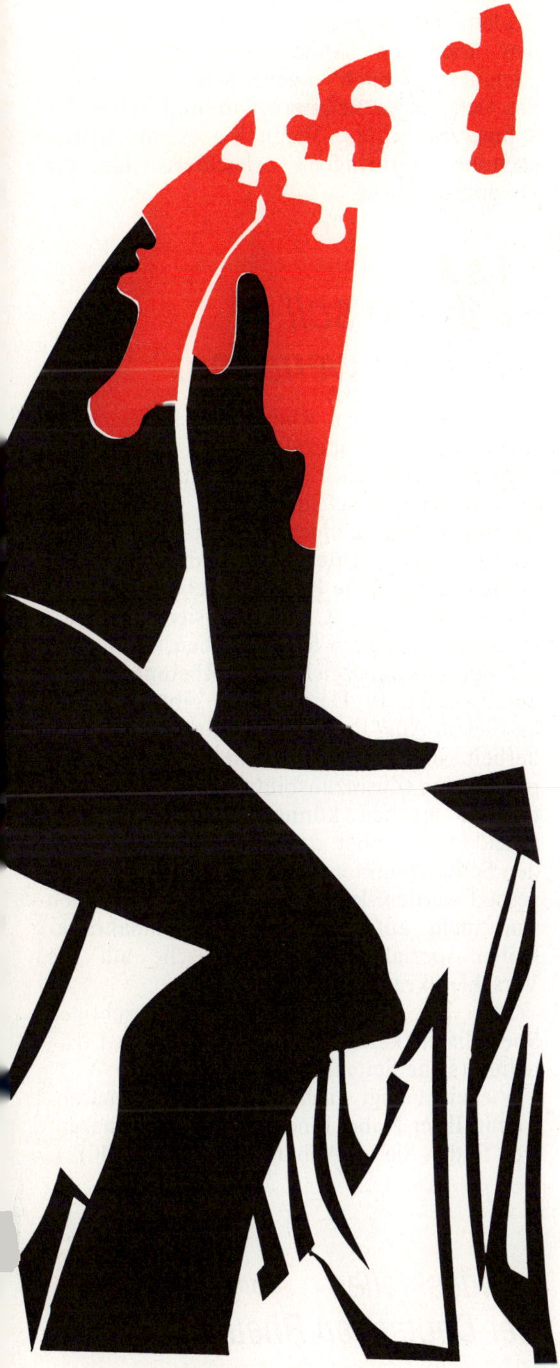

„Ein Knie ging einsam durch die Welt, es war ein Knie, sonst nichts“, schrieb Christian Morgenstern. So fühlt man sich, wenn Rheuma das Knie plagt. Doch Rheuma ist nicht gleich Rheuma. Immer ist eine genaue Untersuchung notwendig.

Nicht jeder, der unter einer Rheumadecke schläft, hat auch Rheuma. Um auf die richtige Spur zu kommen, braucht es viele Informationen. Meist versucht man, mit leichteren Beschwerden zunächst selbst fertig zu werden, aber wenn Schmerzen nicht abklingen, werden die meisten vorsichtig und suchen ärztlichen Rat.

Einen guten Arzt erkennen Sie daran, daß er sich Zeit für ein eingehendes Gespräch nimmt, Fragen nach Ihren Beschwerden stellt und Ihren Körper sorgfältig – das heißt mit einigem Zeitaufwand – untersucht. Bringen Sie bei Ihrem ersten Besuch Geduld mit! Bis alle notwendigen Untersuchungsschritte gemacht, Sie also befragt, körperlich untersucht sind und eine Blutprobe entnommen ist, kann leicht eine halbe bis eine Stunde vergehen. Wahrscheinlich kommen dann noch Spezialuntersuchungen (zum Beispiel Röntgen) hinzu.

Bei Verdacht auf Rheuma sollte der Arzt folgende Untersuchungen durchführen:

- Eine Untersuchung im Stehen und Betrachtung des Körpers
- Eine Untersuchung im Gehen
- Eine Tastuntersuchung des ganzen Körpers
- Funktionsprüfungen über die Beweglichkeit einzelner Gelenke und der Wirbelsäule
- Eine allgemeine internistische Untersuchung
- Eine neurologische Untersuchung
- Eine Blutuntersuchung

Unter Umständen sind weitere Spezialuntersuchungen notwendig.

Nur wenige Allgemeinärzte und Internisten sind auch Rheumaspezialisten! Ein guter Arzt, der selbst nicht spezialisiert ist, wird Sie beim Verdacht auf Rheuma an einen Spezialisten in einer Praxis oder Ambulanz weiterverweisen.

Sie selbst können dem Arzt wichtige Hinweise für die Diagnose geben – oft eindeutiger als jede Blutuntersuchung –, wenn Sie Zeit haben, ausführlich zu beschreiben, was Sie quält. Dabei kommt es nicht nur auf die schlimmsten Beschwerden an; oft geben Begleiterscheinungen und -empfindungen einen wichtigen Anhaltspunkt. Mit einem „Schmerztagebuch“ (siehe Seite 21) können Sie sich besser erinnern, ob und wann Sie Schmerzen hatten. Wenn Sie es zur Untersuchung mitbringen, erleichtert das die Diagnosefindung.

„Wohin soll ich mich wenden...“

Wenn Sie fürchten, Rheuma zu haben, kann Ihnen nur eine spezialisierte Untersuchung Aufschluß bringen. Es ist allerdings nicht einfach, einen für die Behandlung von Rheuma besonders ausgebildeten Arzt zu finden. Allgemeinärzte, Internisten und Orthopäden können Ihnen erste Hinweise geben. Um aber „in beste (das heißt in spezialisierte) Hände“ zu kommen, sollten Sie versuchen, einen Arzt mit der Zusatzbezeichnung „Rheumatologie“ aufzusuchen. In Deutschland gibt es in der ärztlichen Aus- und Weiterbildung die Besonderheit, daß sowohl Internisten wie Orthopäden eine Zusatzausbildung zum Rheumatologen machen können. Inhaltlich unterscheiden sich aber diese Ausbildungen nach den Schwerpunkten, die im jeweiligen Bereich gesetzt werden. Internistische Rheumatologen sind mehr auf entzündliche Rheumakrankheiten spezialisiert, orthopädische auf die Verschleißkrankeiten.

Bei der Suche nach dem richtigen Spezialisten kann Ihnen die „Rheuma-Liga“ helfen (siehe Seite 27).

Vielleicht liegt auch eines der Rheumazentren in Ihrer Nähe. Eine Liste der Rheumazentren finden Sie im Anhang (siehe Seite 140).

Landesstellen der Deutschen Rheuma-Liga:

Stand Februar 1992

DRL Baden-Württemberg e.V
Kaiserstr. 16
7520 Bruchsal
Tel. 0 72 51/8 30 39

DRL Bayern e.V.
St. Paul Str. 9/III
8000 München 2
Tel. 0 89/53 03 89

DRL Berlin e.V.
Am Kleinen Wannsee 5
1000 Berlin 39
Tel. 0 30/8 05 40 16

DRL Berlin-Ost e.V.
Dietmar Graul
Zepernikerstr. 1
O-1115 Berlin

DRL Brandenburg e.V.
Medizinische Klinik
Brunhilde Bagola
Thiemstr. 111
O-7500 Cottbus

DRL Bremen e.V.
Bürgermeister-Smidt-Str. 95
2800 Bremen 1

DRL Hamburg e.V.
Friedrichsbergerstr. 60
Hs. 21
2000 Hamburg 76

DRL Hessen e.V.
Hegarstr. 12
Postfach 760 131
6000 Frankfurt 71
Tel.0 69/35 74 14

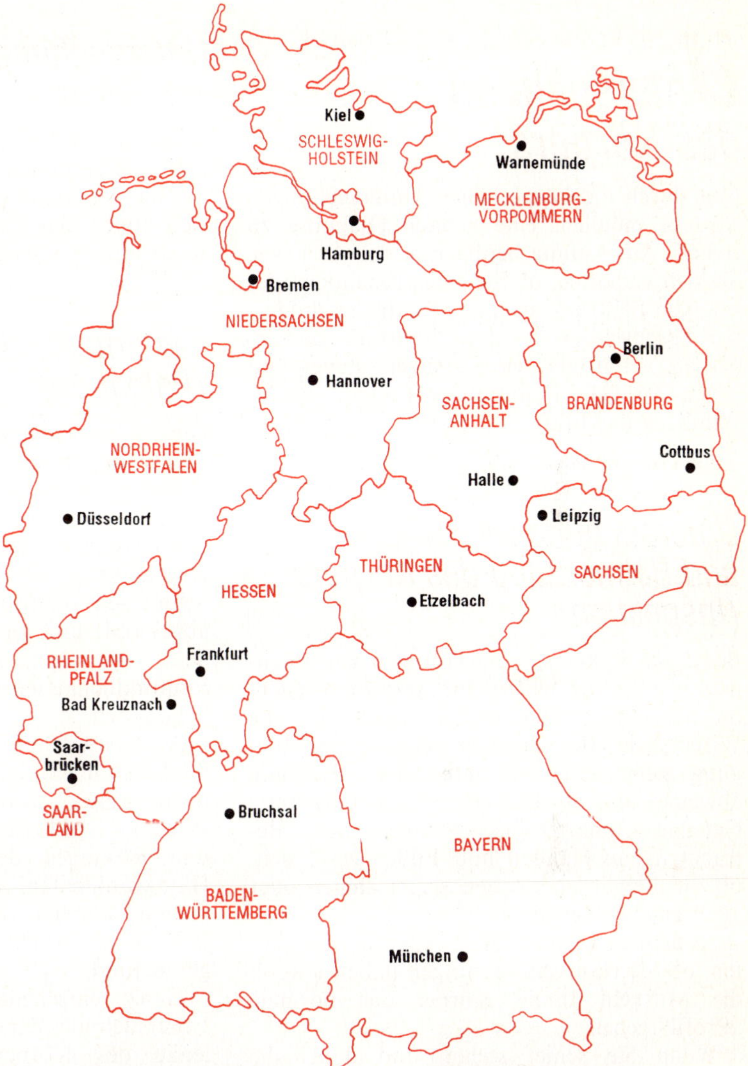

DRL Mecklenburg-Vorpommern e.V.
Brigitte Schneider
Stephan-Jantzen-Str. 4
O-2530 Warnemünde

DRL Niedersachsen e.V.
Kurt-Schumacher-Str. 14
3000 Hannover 1
Tel. 05 11/1 33 74

DRL Nordrhein-Westfalen e.V.
Haroldstr. 18
4000 Düsseldorf 1
Tel. 02 11/38 01 23 46

DRL Rheinland-Pfalz e.V.
Kurhausstr. 5
6550 Bad Kreuznach
Tel. 07 61/3 53 80

DRL Saar e.V.
Schmollerstr. 2b
6600 Saarbrücken 3
Tel. 06 81/3 32 71

DRL Sachsen e.V.
Poliklinik
Konrad Jäpelt
Kilerstr. 18
O-7025 Leipzig

DRL Sachsen-Anhalt e.V.
Erika Huber
Block 634/4
O-4090 Halle-Neustadt

DRL Schleswig-Holstein e.V.
Melanchthonstr. 31
2300 Kiel 1
Tel. 04 31/6 17 77

DRL Thüringen e.V.
Spezialklinik f. Rheumakranke
Werner Nichterlein
O-6821 Etzelbach

Untersuchung des Körpers

Erst durch die körperlichen Untersuchungen wird es möglich, eine genaue Diagnose zu stellen. Am Anfang beobachtet der Arzt, wie Sie sich verhalten, ob Sie einen gesunden oder kranken Eindruck machen, wie die geschilderten Beschwerden zu dem Eindruck passen, den Sie vermitteln, wie Sie sitzen, stehen und gehen. Spezielle Funktionsprüfungen vervollständigen das Bild.

Untersuchung im Stehen und Betrachtung des Körpers (Inspektion)

Bei dieser Untersuchung läßt sich gut erkennen, wie Sie sich halten. Ihr Arzt kann sehen, ob Sie gerade oder schief stehen, ob die Wirbelsäule die natürlich schwingende Biegung zeigt oder in irgendeine Richtung abweicht und ob Sie beim Stehen bestimmte Gelenke schmerzbedingt schonen. Beim Betrachten von Händen und Füßen zeigt sich, ob die Finger und Zehen schief stehen oder auch geschwollen sind.

Außerdem wird Ihr Arzt noch darauf achten, ob Sie Hautveränderungen haben und ob die Muskeln Ihrem Körper das normale „Profil" geben.

Wenn Sie schief stehen und dabei die Schultern und/oder das Becken nicht waagerecht halten, kann die Ursache ein zu kurzes Bein sein. Durch Unterlegen von dünnen Brettchen wird der Unterschied ausgeglichen und vermerkt.

Von der Form Ihres Brustkorbes lassen sich Rückschlüsse auf die Wirbelsäule ziehen und aus der Art, wie Sie ein- und ausatmen und wie der Brustkorb sich dabei bewegt, auf mögliche Veränderungen der kleinen Gelenke zwischen den Rippen und den Wirbelkörpern.

Untersuchung im Gehen

Nicht nur im Stehen, sondern auch im Gehen läßt sich erkennen, wie Sie sich halten. Auch ob Sie bestimmte Körperbereiche schonen, weil Ihnen das Gehen schwerfällt oder Sie sogar hinken müssen, ist wichtig zu sehen.

Tastuntersuchung (Palpation)

Diese Untersuchung wird meist im Sitzen und Liegen durchgeführt. Hierbei wird der ganze Körper vom Kopf bis zu den Zehen abgetastet. Es wird nach Muskelverspannungen und -verhärtungen geforscht und überprüft, wo schmerzhafte Zonen bestehen und ob die Schmerzen ausstrahlen. Die Wirbelsäule wird abgeklopft und an den Dornfortsätzen (siehe Seite 14) „gerüttelt", um Hinweise auf Empfindlichkeiten und instabile Bereiche zu bekommen.

Auch auf Hautveränderungen, selbst wenn Sie Ihnen noch nicht aufgefallen sind oder Sie nicht weiter stören, wird geachtet. Viele Rheumakrankheiten gehen mit Entzündungen und Rötungen der Haut einher. Manche Hautkrankheiten, zum Beispiel die Schuppenflechte, können Gelenkveränderungen nach sich ziehen. Auch Haarausfall ist ein wichtiger Befund.

Ganz entscheidend ist die gründliche Untersuchung der großen und kleinen Gelenke des Körpers. Ihr Arzt wird Ihre Gelenke mit zwei Händen umfassen und fühlen, wie die Hauttemperatur an dieser Stelle ist, ob das Gelenk sich straff anfühlt oder geschwollen ist, ob Hinweise auf Ergüsse in der Gelenkkapsel bestehen, das Gelenk beim vorsichtigen Bewegen knirscht, die Sehnenansätze schmerzen oder spannen und Veränderungen an den jeweiligen Knochen bestehen.

Um alle diese Untersuchungen gut durchführen zu können, muß Ihr Arzt Sie bitten, sich auszuziehen. Unter Ihren Kleidern versteckt, läßt sich eine Rheumakrankheit nicht erkennen!

Überprüfung der Beweglichkeit

Ihr Arzt prüft, ob Sie bestimmte Bewegungen aktiv selbst durchführen können (zum Beispiel das Zusammenführen von Daumen und Zeigefinger) und ob er Ihre Gelenke ohne Ihr Zutun beugen kann. Er registriert, ob Sie Schmerzen dabei haben.

Im Stehen und im Liegen werden die einzelnen Abschnitte der Wirbelsäule und alle Gelenke des Körpers auf ihre Beweglichkeit hin untersucht. Dabei soll auch festgestellt werden, ob eine Bewegung Schmerzen verursacht. Wichtig ist auch, wann im Ablauf der Bewegung es wehtut, ob es Blockaden gibt und wo.

Ihr Arzt wird Sie bitten, den Kopf vor- und zurückzubeugen, nach beiden Seiten zu neigen und zu drehen. Alle Bewegungen werden aufgezeichnet und in einem Schema nach Winkeln und Geraden der Bewegungsmöglichkeiten festgehalten. Manche Ärzte machen auch Video-Aufzeichnungen der Funktionsprüfungen und werten diese dann aus.

Durch das Vor- und Zurückneigen des Oberkörpers und seitliche Neige- und Drehbewegungen läßt sich die Brustwirbelsäule beurteilen. Die Veränderungen des Brustkorbumfanges bei betont tiefem Ein- und Ausatmen geben Hinweise auf die Funktion der Gelenke an dieser Stelle.

Die Beuge- und Drehbewegungen des Oberkörpers lassen außerdem eine Beurteilung der Lendenwirbelsäule zu. Der Rücken sollte, von der Seite gesehen, beim Neigen bogenförmig gerundet sein und nicht, wie bei einer Versteifung, gestreckt bleiben, und Sie sollten sich nicht nur in der Hüfte beugen können.

Im Liegen kann die Beweglichkeit der Beine und eventuelle Schmerzempfindlichkeit (wie beim Ischias) vom Arzt durch Anheben der Beine überprüft werden.

Den Bewegungsradius Ihrer Arme kann man daran erkennen, wie hoch Sie die Arme über die Seite und nach vorn heben können. Ob das Schultergelenk auch wirklich Ihr beweglichstes Gelenk ist, läßt sich daran sehen, ob Sie die Hände hinter dem Nacken kreuzen können.

Die Beweglichkeit der Hand- und Fußgelenke wird geprüft. Können Sie die Faust schließen? Alle kleinen Gelenke der Finger und Zehen sollten einzeln betastet und bewegt werden, um Einschränkungen der Beweglichkeit auch genau zu erkennen. Durch Querdruck auf die Finger- und Zehengrundgelenke, das „Gänsslen'sche Zeichen", entsteht bei entzündeten Gelenken Schmerz. Bei manchen anderen Bewegungen wird Ihr Arzt während der Bewegung das Gelenk abtasten, um Schmerzpunkte zu erkennen und Knirschen im Gelenk zu spüren.

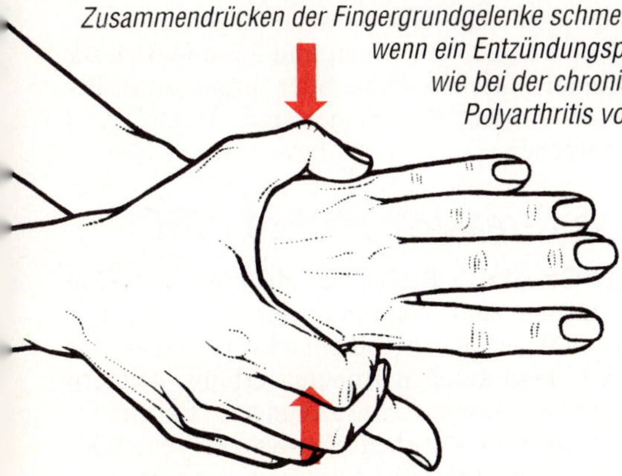

***Gänsslen'sches Zeichen:** Beim seitlichen Zusammendrücken der Fingergrundgelenke schmerzt es, wenn ein Entzündungsprozeß wie bei der chronischen Polyarthritis vorliegt.*

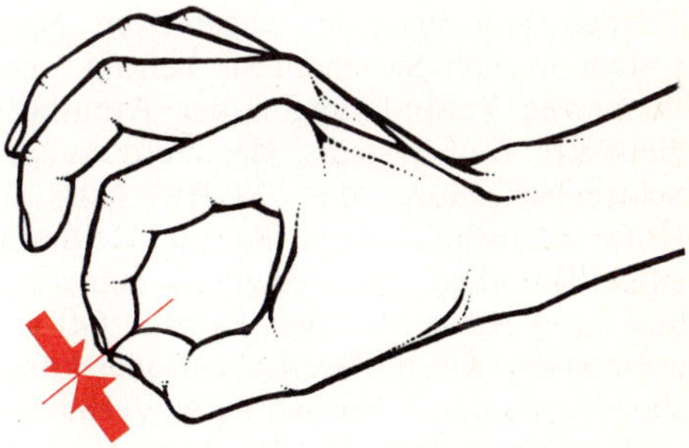

***Spitzengriff:** Eine der Untersuchungsmaßnahmen zur Prüfung der Fingerbeweglichkeit ist der Spitzengriff. Wenn die Finger steif sind, ist es nicht mehr so leicht oder auch gar nicht möglich, Zeigefinger und Daumen zueinander zu bringen.*

Alle Befunde sollten aufgeschrieben werden, damit im weiteren Verlauf eine Besserung oder Verschlechterung mit dem ersten Befund verglichen werden kann. Es gibt „Strichmännchen“-Schemazeichnungen, in die Ihr Arzt die Befunde einzeichnen kann. So ergibt sich in manchen Fällen ein charakteristisches Bild, das auf einen Blick erkennen läßt, welche Rheumakrankheit vorliegt.

Internistische Untersuchung

Zu jeder ausführlichen Diagnostik gehört auch die allgemein internistische Untersuchung, die das Abtasten der inneren Organe, die Untersuchung des Mundraumes und der Augen umfaßt. Schleimhautveränderungen im Mund oder Augenentzündungen können bei bestimmten Rheumakrankheiten wichtige Hinweise auf das Stadium der Krankheit geben.

Neurologische Untersuchung

Wer „stabile“ Nerven hat, wird sich normal bewegen und empfinden können. Wenn die Nerven nicht normal funktionieren, können Lähmungen mit Muskelschlaffheit oder -verkrampfungen (Spastik) auftreten. Auch die Empfindung kann gestört sein: Gefühllosigkeit oder Kribbeln und Brennen sind die Folge. Solche Erscheinungen wird Ihr Arzt wissen wollen.

Nach Störungen im vegetativen Nervensystem werden Sie ebenfalls befragt werden: Wenn Sie Veränderungen der Atmung, des Herz-Kreislauf-Systems, der Verdauung, der Schweißsekretion, des Stoffwechsels oder Hormonhaushaltes (zum Beispiel Heißhunger, Appetitlosigkeit, Lustlosigkeit) bemerkt haben, ist dies ein wichtiger Befund. Oft stehen diese Störungen mit seelischem oder körperlichem Streß und Überlastung in Verbindung.

Die Reflexe überprüft Ihr Arzt durch einen leichten Schlag auf bestimmte Sehnen, zum Beispiel am Knie oder Ellenbogen. Wenn durch den Schlag eine Muskelzuckung ausgelöst wird, bedeutet dies, daß die Informationsleitung vom Muskelnerven über das Rückenmark zum Gehirn intakt ist. Bei bestimmten Erkrankungen, zum Beispiel dem Schlaganfall, können diese Reflexe fehlen oder auch zusätzliche Reflexe auftreten, die der Gesunde nicht hat.

Wenn Ihre Muskelkraft überprüft wird, so hat das nichts mit Ihrer Sportlichkeit zu tun. Es dient dazu, auch unwesentliche Lähmungserscheinungen, die sich nur als Schwäche der Muskeln zeigen, zu erkennen. Manchmal ist die Muskelkraft auch schmerzbedingt eingeschränkt.

Blutuntersuchung

Beim Verdacht auf eine Rheumakrankheit gehört zu jeder Untersuchung auch die Blutuntersuchung. Niemals ist jedoch die Blutuntersuchung allein ausreichend, um die Diagnose „Rheuma“ zu stellen.

Die Blutsenkungsgeschwindigkeit (BSG)

Die BSG ist die wichtigste und einfachste Untersuchung zum Nachweis einer entzündlichen Reaktion im Körper. Die Schnelligkeit, mit der die Blutkörperchen in einem Röhrchen nach unten sinken, gibt einen Hinweis auf die Aktivität der Entzündung, klärt aber nicht, um welche Krankheit es sich genau handelt. Die BSG gehört zu jeder Rheumadiagnostik. Die Normalwerte liegen zwischen 4/6 und 10/20 für Frauen und 2/5 und 8/18 für Männer. Grenzwertige oder krankhafte Befunde sollten Sie immer mit Ihrem Arzt besprechen.

Das C-reaktive Protein (CRP)

Das C-reaktive Protein ist ein Eiweißstoff im Blut, der zum Nachweis der Entzündungsaktivität im Körper dient. Er ist nicht nur beim entzündlichen Rheuma erhöht, sondern auch bei anderen Erkrankungen. Er ermöglicht aber den frühen Hinweis auf entzündliche Rheumaschübe, die dann abgefangen werden können.

Die Rheumafaktoren

Die Rheumafaktoren sind nicht spezifisch für Rheumakrankheiten, sie können auch bei ganz anderen Erkrankungen oder sogar bei Gesunden im Blut nachgewiesen werden. Sie wurden aber zum ersten Mal bei Rheumakranken gefunden und haben daher ihren Namen erhalten. Die Rheumafaktoren sind Antikörper, die sich gegen körpereigene Immunstoffe richten (siehe Seite 31). Sie entstehen als Produkte der Auseinandersetzung des Körpers mit sich selbst und wirken mit an dem Selbstzerstörungsprozeß, den manche Formen des Rheuma bedeuten. Außerdem ermöglichen die Rheumafaktoren eine Aussage über die Intensität des Immunprozesses und damit die Aktivität der Rheumaerkrankung. Niemals darf aber aus dem alleinigen Nachweis von Rheumafaktoren die Diagnose „Rheuma“ gestellt werden. Rheumafaktoren allein machen normalerweise nicht krank.

Andere Immunstoffe (Antikörper)

Um herauszufinden, ob eine Rheumakrankheit die Folge einer Infektion (siehe Seite 44) ist, und welcher Keim die Ursache war, kann man im Blut nach verschiedenen Antikörpern suchen, die spezifisch für die gesuchten Erreger sind. Wenn der Körper mit Krankheitskeimen in Berührung kommt, bildet er im Immunsystem speziellle Eiweißstoffe (Antikörper), die die passende Abwehr gegen die Eindringlinge darstellen. Diese Antikörper lassen sich dann auch nach dem Abklingen der Erkrankung im Blut festellen. Allerdings beweist der Nachweis dieser Antikörper für sich genommen noch nicht, daß Rheuma vorliegt.

Bei manchen Rheumaformen (siehe Seite 46) bilden sich Antikörper gegen Bestandteile der Zellkerne des eigenen Körpers (Antinucleäre Antikörper). Solche Antikörper sind sehr spezifisch für bestimmte Erkrankungen, sie kommen aber bei den Betroffenen in unterschiedlichem Ausmaß vor. Auch sie sind Ausdruck der Abwehr gegen sich selbst. Alle diese Befunde sind aber nur in Zusammenhang mit der allgemeinen Untersuchung und den anderen Blutwerten verwendbar.

Gewebsverträglichkeitsantigene (Histokompatibilitätsantigene)

Die Gewebsverträglichkeitsantigene sind Eiweißstoffe, die den Außenwänden der Zellen aufsitzen. Sie bewirken, daß in den Körper eingebrachte fremde Gewebe (zum Beispiel bei einer Organverpflanzung) erkannt und abgestoßen werden. Auch sie stellen eine Art inneres Erkennungssystem dar. Das Besondere ist, daß Angehörige einer Familie oft ähnliche oder gleiche Histokompatibilitätsantigene haben. Diese Antigene sind erblich festgelegt und unveränderliches Merkmal eines Menschen. Der Nachweis der Antigene kann helfen, in den von bestimmten Rheumakrankheiten (siehe Seite 41) betroffenen Familien gefährdete Personen ausfindigzumachen.

Die Träger einiger Histokompatibilitätsantigene neigen zu verstärkten Reaktionen auf manche Basismedikamente zur Rheumabehandlung (zum Beispiel Gold). Um die Neigung zu solchen gefährlichen Reaktionen auszuschließen, ist die Antigenbestimmung wichtig. Wenn solche Antigene vorliegen, können Sie die Medikamente trotzdem einnehmen. Allerdings muß Ihr Arzt Ihre Behandlung besonders sorgfältig überwachen. Leider sind auch diese Nachweise nicht immer zuverlässig.

Sonstige Blutuntersuchungen

Zum Grundprogramm gehört immer die Bestimmung der Leber- und Nierenwerte, um eine Erkrankung dieser Organe auszuschließen. Die Harnsäurebestimmung gibt Hinweise, ob eine Gicht (siehe Seite 59) besteht. Die Menge der Salze im Blut (zum Beispiel Calcium, Natrium, Kalium, Phosphor, Eisen, Kupfer) gibt Hinweise auf das Ausmaß einer Knochenbeteiligung und Blutarmut (Anämie).

Im Blutbild läßt sich an der Zahl der roten Blutkörperchen eine Anämie nachweisen und an der der weißen eine Entzündungsreaktion.

Die Kontrolle des Urins gibt Rückschlüsse über die Ausscheidungsfähigkeit der Nieren und über das Vorliegen eines Harnweginfekts.

Allein für sich genommen, sind aber alle Blutwerte ohne Aussagekraft. Sie müssen in der Zusammenschau mit dem körperlichen Allgemeinbefund gesehen werden.

Spezialuntersuchungen

Im allgemeinen werden dem Arzt Ihre Beschreibung der Beschwerden, die körperliche Untersuchung und ein Blutuntersuchungsergebnis genügen, um die Diagnose einer Rheumakrankheit zu stellen. Um das Ausmaß der Erkrankung beurteilen zu können und dementsprechend die Behandlung festzulegen, können apparative Zusatzuntersuchungen notwendig werden. Lassen Sie sich die Art der Untersuchung und ihren Sinn erklären; so verstehen Sie, worum es geht und haben nicht das Gefühl, es würde lediglich „herumprobiert".

Apparative Diagnostik bedeutet oft den Einsatz teurer Geräte und Techniken. Wenn sie ohne die allgemeinen Untersuchungen vorgenommen wird, ist sie wertlos.

Ultraschall (US)

Ultraschalluntersuchung bedeutet Untersuchung durch Schallwellen. Diese Wellen werden von einem Schallkopf in den erkrankten Körperbereich geschickt und vom Körpergewebe je nach seiner Dichte unterschiedlich stark reflektiert. Die zurückgeworfenen Schallwellen werden vom Schallkopf aufgefangen und im Gerät in ein bewegtes Bild umgesetzt, das Sie auf einem Monitor beobachten können.

Für die Gelenkdiagnostik und Weichteiluntersuchungen ist diese Methode besonders günstig, weil sich Flüssigkeiten und Weichteile besser darstellen als im Röntgen. Außerdem bestehen keine Hinweise auf gesundheitsschädigende Nebenwirkungen dieser Methode. Sie kann beliebig oft und lang wiederholt werden.

Röntgenuntersuchung

Beim Röntgen macht man sich die Eigenschaft der Röntgenstrahlen zunutze, durch Körpergewebe hindurchzudringen und eine hinter dem Körper stehende Filmplatte belichten zu können. Dichtere Körpergewebe (zum Beispiel Muskeln, Sehnen, Knorpel und Knochen) fangen einen Teil der Strahlung ab, die Platte bleibt hell. So entsteht ein Negativbild eines scheinbar durchsichtigen Körpers. Weichteile (zum Beispiel Muskeln und innere Organe) lassen sich nur schwer mit Röntgenstrahlen darstellen.

Einzelbild

Das einzelne Röntgenbild stellt bei optimaler Technik besonders die Knochen gut dar. Starke Auflockerungserscheinungen (Osteoporose) der Knochen, entzündliche Veränderungen, Brüche und Anomalien sind gut zu sehen. Die knöchernen Anteile lassen sich beurteilen, die weichen Anteile wie die Gelenkkapsel und die umgebenden Sehnen und Muskeln jedoch kaum oder nur indirekt. Die Zwischenwirbelscheiben lassen sich ebenfalls nur indirekt beurteilen; sie stellen sich nicht dar.

Ein Einzelbild zeigt nur einen momentanen Zustand und keine Funktion oder Bewegung. Bei wiederholten Untersuchungen steigt die Strahlenbelastung (siehe Seite 33).
Allerdings ermöglichen es nur Verlaufsuntersuchungen, den Stillstand oder das Fortschreiten einer Krankheit zu beurteilen. Es kann also durchaus Situationen geben, in denen wiederholte Untersuchungen wichtig sind. Lassen Sie sich die Gründe von Ihrem Arzt erklären.

Bilderserie

In Serien von Einzelbildern lassen sich Bewegungsabläufe dokumentieren. Die Durchleuchtung ist eine besondere Variante dieser Technik, bei der während einer Bewegung oder eines Funktionsablaufes (zum Beispiel beim Schlucken von Kontrastmittel) mit Röntgen gefilmt wird. Um die hohe Strahlenbelastung dieser Untersuchung zu verringern, wurden Ketten von hintereinandergeschalteten Verstärkern, sogenannte „Fernsehketten", entwickelt, die heute gesetzlich vorgeschrieben sind.

Zielaufnahme

Zielaufnahmen dienen dazu, kleine Körperbereiche vergrößert und damit besonders genau darzustellen. Rheumaveränderungen an den Gelenken lassen sich auf diese Weise deutlicher sehen. Bei wiederholten Aufnahmen steigt die Strahlenbelastung.

Kontrastmitteldarstellung

Die Hohlräume der Körpers (zum Beispiel Gelenke, Magen-Darm-Trakt, Nieren) lassen sich nur dann ganz genau darstellen, wenn man sie mit einer im Röntgenbild kontrastgebenden Flüssigkeit auffüllt. Bei der Gelenkdarstellung, der Arthrographie, wird über eine feine Kanüle durch den Gelenkspalt in die Gelenkhöhle ein wasserlösliches Kontrastmittel eingespritzt. So kann man dann in der Röntgenaufnahme den Innenbereich des Gelenkes und eventuelle Veränderungen erkennen.

Die Kontrastmittel selbst senden keine Strahlung aus, belasten den Körper also nicht. Sie können allerdings Allergien hervorrufen. Vor der Untersuchung werden Sie gefragt, ob Sie schon einmal allergische Beschwerden hatten; wenn ja, muß auf diese Technik verzichtet werden. Die Einspritzung in ein Gelenk kann in seltenen Fällen Verletzungen und Infektionen hervorrufen. Sie ist damit nicht ungefährlich und sollte nur aus zwingendem Grund erfolgen.

Schichtaufnahmen (Computertomographie)

Schichtaufnahmen ermöglichen durch die Aufnahmen von vielen Bildern in Schichten hintereinander eine räumliche Vorstellung des entsprechenden Körperbereiches. Sie sind also spezielle Einzelaufnahmen. Durch die Steuerung des Untersuchungsganges mit einem Computer wird die Technik zuverlässiger. Die Strahlenbelastung ist um ein Vielfaches höher als bei einer Einzelaufnahme.

Risiken der Röntgenuntersuchung

- Lassen Sie sich einen Röntgenpaß ausstellen. In diesem können alle Röntgenuntersuchungen vermerkt werden, über die man sonst schnell den Überblick verliert. Die Strahlenbelastung durch die einzelnen Aufnahmen in einem Jahr wird zusammengezählt. Für Personen, die beruflich Strahlen ausgesetzt sind, ist ein Höchstwert von fünf rem festgelegt, der nicht überschritten werden sollte. Für den, der wegen einer Krankheit geröntgt werden muß, kann diese Jahresdosis auch im Einzelfall überschritten werden.
- Röntgenstrahlen schädigen das Körpergewebe. Ab einer Höchstgrenze treten mit großer Wahrscheinlichkeit Schäden auf, aber auch schon geringere Dosen können an einzelnen Zellen bösartige Veränderungen bewirken. Bestrahlungen von ungeborenen Kindern in den ersten Lebenswochen können irreparable Organ- und Erbschäden hinterlassen.
- Die meisten Strahlenveränderungen bringt der Körper selbst wieder in Ordnung. Je häufiger jedoch Strahlen einwirken, desto schwieriger wird es. Risiken und Nutzen müssen gut gegeneinander abgewogen werden.
- Die Keimzellen in den Eierstöcken und Hoden werden, wenn sie nicht abgedeckt werden, beim Röntgen des Unterbauches mitbestrahlt. Das kann bei hohen Dosen Erbschäden und vorübergehende oder endgültige Sterilität verursachen.
- Lassen Sie sich immer erklären, wozu die Röntgenaufnahme notwendig ist – dann werden Sie sie auch eher akzeptieren können.
- Der Arzt, der die Aufnahmen gemacht hat, ist zur Aufbewahrung der Bilder gesetzlich verpflichtet. Um Mehrfachaufnahmen zu vermeiden, können Sie sich aber die Bilder leihweise aushändigen lassen, wenn Sie einen anderen Arzt aufsuchen wollen.

Szintigraphie

Die Szintigraphie ermöglicht eine Darstellung der Stoffwechselaktivität des Körpers. In Bereichen mit erhöhtem Stoffwechsel reichern sich manche Substanzen besonders an. Wenn diese Substanzen radioaktiv markiert sind, lassen sie sich mit Spezialaufnahmen nachweisen.

Ein radioaktiv strahlendes Medikament (zum Beispiel Technetium oder Jod) wird in die Vene gespritzt und nach kurzer Zeit kann über dem zu untersuchenden Körperbereich oder über dem ganzen Körper die radioaktive Strahlung gemessen und in einem Bild aufgezeichnet werden. Entzündungen und Tumore strahlen durch ihren erhöhten Stoffwechsel so besonders stark und färben die Aufnahme intensiver an.

Die Strahlenbelastung kann höher als bei Röntgenaufnahmen werden. Das strahlende Medikament (Radionuklid) gibt so lange Strahlen ab, bis es zerfallen ist. Diese Zeit wird als Halbwertzeit angegeben; in der Zeit ist die Hälfte des Radionuklid zerfallen und unwirksam. Für Technetium liegt sie bei 6 Stunden.

Auf wiederholte Szintigraphien sollte verzichtet und unschädlichere Verfahren eingesetzt werden.

Kernspintomographie

Die Kernspintomographie beruht auf dem Prinzip, daß Körperzellen durch ein starkes Magnetfeld in Schwingung versetzt werden können. Diese Schwingungen werden gemessen und in ein sichtbares Bild umgewandelt. Die verschiedenen Körpergewebe schwingen durch ihren unterschiedlichen Wassergehalt nicht gleich und zeichnen sich dadurch voneinander ab. Die Bilder sind sehr klar und entstehen ohne Strahlenbelastung. Sie lassen sich durch Computertechnik in dreidimensionale Darstellungen zusammenfügen, die einen ganz genauen Aufschluß über die Art der Erkrankung liefern können.

Wenn Sie metallhaltige Fremdkörper im Körper tragen (zum Beispiel Herzklappen, kupferhaltige Spiralen zur Verhütung, Herz-Schrittmacher, künstliche Gelenke), darf die Untersuchung nicht gemacht werden. Bei manchen modernen Kunstgelenken gibt es allerdings Ausnahmen. Fragen Sie im Einzelfall Ihren Arzt.

Die Kernspintomographie ist ein relativ neues Verfahren. Deshalb läßt sich über Langzeitwirkungen und mögliche Gefahren noch nichts sagen. Heute ist diese Untersuchung noch sehr teuer und dauert besonders lange. Sie wird nur in Ausnahmefällen eingesetzt werden.

Thermographie

Die Thermographie ist eine Methode der Wärmemessung über einem bestimmten Körperbereich. Sie gibt Aufschluß über Überwärmungen (zum Beispiel über entzündeten Gelenken) und kann im Verlauf einer Erkrankung, wenn das überhitzte Gelenk wieder seine normale Temperatur bekommt, die Besserung anzeigen. Diese Untersuchung kann keine Veränderungen im Aussehen eines Organs zeigen (wie zum Beispiel Ultraschall), ist äußeren Störungen unterworfen und in den meisten Fällen unnötig.

Elektromyographie (EMG)

Die Elektromyographie gibt Aufschluß über die Nervenleitgeschwindigkeit. Die Geschwindigkeit der Nervenleitung ist beim kranken Nerven herabgesetzt und die Reaktion eines kranken Muskels ebenfalls. In den zu untersuchenden Muskel werden feinste Nadeln eingeschoben und leichte elektrische Impulse darüber gegeben. Ob und wie der Muskel darauf reagiert, wird in einer Kurve vermerkt, die dann ausgewertet wird. Veränderungen deuten vor allem auf Nervenverkümmerungen (Nervendegeneration) oder Muskelschwäche hin. Um sie zu erkennen, ist diese Untersuchung sinnvoll.

Es gibt außer leichten Hautreizungen an den Einstichstellen keine Risiken der Untersuchung.

Gelenkspiegelung (Arthroskopie)

In vielen Fällen ist es notwendig, ein erkranktes Gelenk von innen anzusehen, wenn die anderen Diagnosemethoden nicht genug Aufschluß geben. Diese Untersuchung ist eine kleine Operation, meistens mit örtlicher Betäubung, und in geübten Händen fast ohne Risiko.

Hierzu wird ein sehr dünnes optisches Gerät in Form eines Röhrchens in das Gelenk durch den Gelenkspalt eingeschoben, das Gelenk über ein Fiberglasbündel darin erleuchtet und durch eine Optik betrachtet. Ein geübter Untersucher kann dann genau sehen, wo krankhafte Veränderungen im Gelenk vorliegen und wie ausgeprägt sie sind. Gleichzeitig kann etwas Gelenkflüssigkeit zur Untersuchung entnommen oder ein Erguß abgesogen werden. Auch manche Operationen (zum Beispiel die Entfernung der Gelenkinnenhaut) werden auf diese Weise durchgeführt (siehe Seite 122).

Das Hauptrisiko der Arthroskopie ist die Beschädigung des Gelenkknorpels. Solche Verletzungen können auftreten, wenn der Eingriff nicht ausreichend sorgfältig durchgeführt wird. Ungeübten Operateuren können eher solche Verletzungen unterlaufen. Sie können nicht wiedergutzumachende Schäden am Gelenk hinterlassen. Deshalb sollten Sie sich über den Sinn der Untersuchung genau aufklären lassen und sich nur in die Hände eines geübten Arztes begeben. Ein Hinweis dafür kann die Zahl der von diesem Arzt durchgeführten Eingriffe sein. Ein souveräner Arzt wird Ihnen auf Ihre Fragen gern antworten und nicht gekränkt sein. Im Zweifelsfall lassen Sie sich an eine Spezialambulanz überweisen. Infektionen des Gelenkes, die bei ungenügender Desinfektion der Haut oder ohne ausreichende sterile Abdeckung und Instrumente entstehen können, sind eher selten.

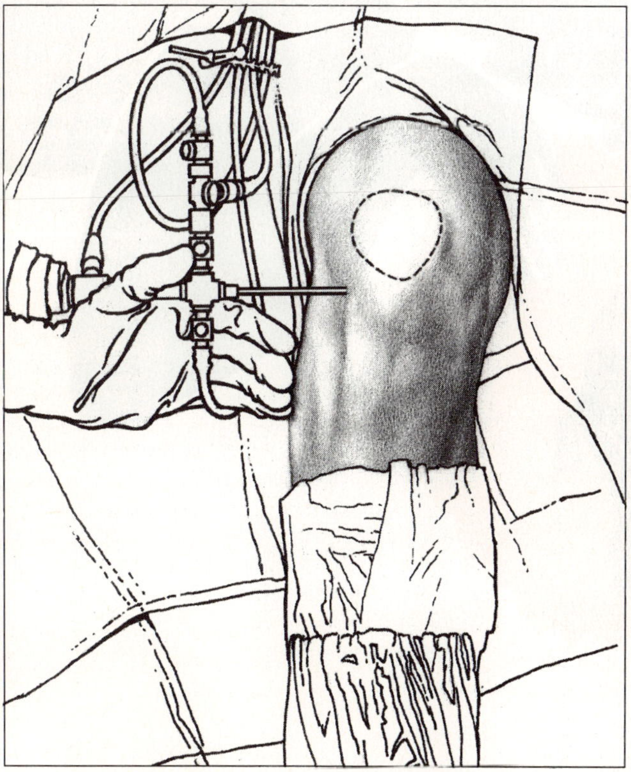

Arthroskopie: *Für die Arthroskopie wird das Knie steril abgedeckt und mit einer speziellen Apparatur unterhalb der Kniescheibe (gestrichelte Linie) in das Gelenk hineingegangen. Die Untersuchung kann auch von der anderen Seite der Kniescheibe aus gemacht werden. Durch eine Optik in dem Kanal des Arthroskops kann der Untersucher in das Kniegelenk hineinsehen und krankhafte Veränderungen feststellen.*

Die rheumatischen Erkrankungen

*Rheuma hat viele Namen:
Hexenschuß, Muskelverspannung,
Polyarthritis, Kniegelenkarthrose,
Bechterew,
Tennisellenbogen,
rheumatisches
Fieber und
anderes mehr.*

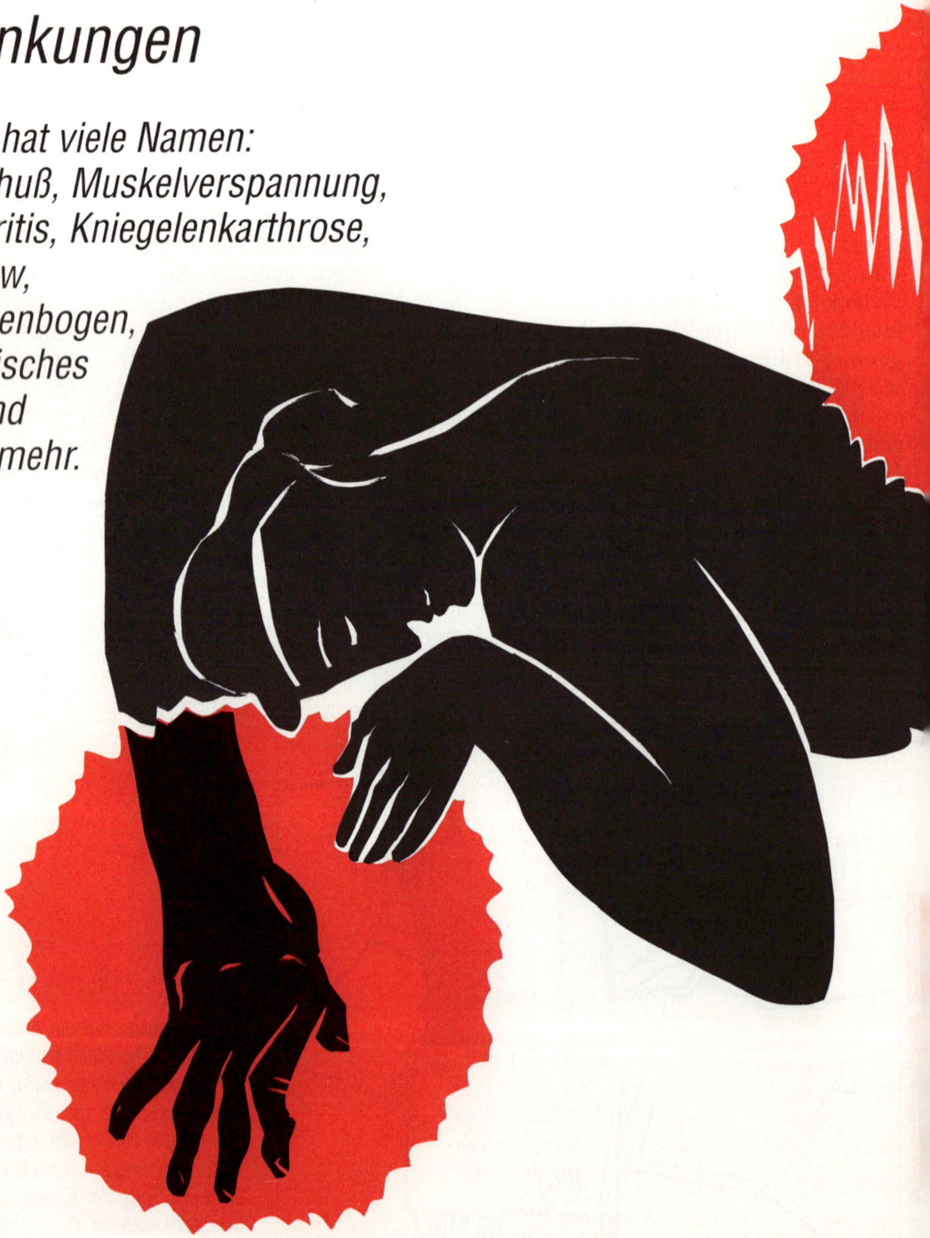

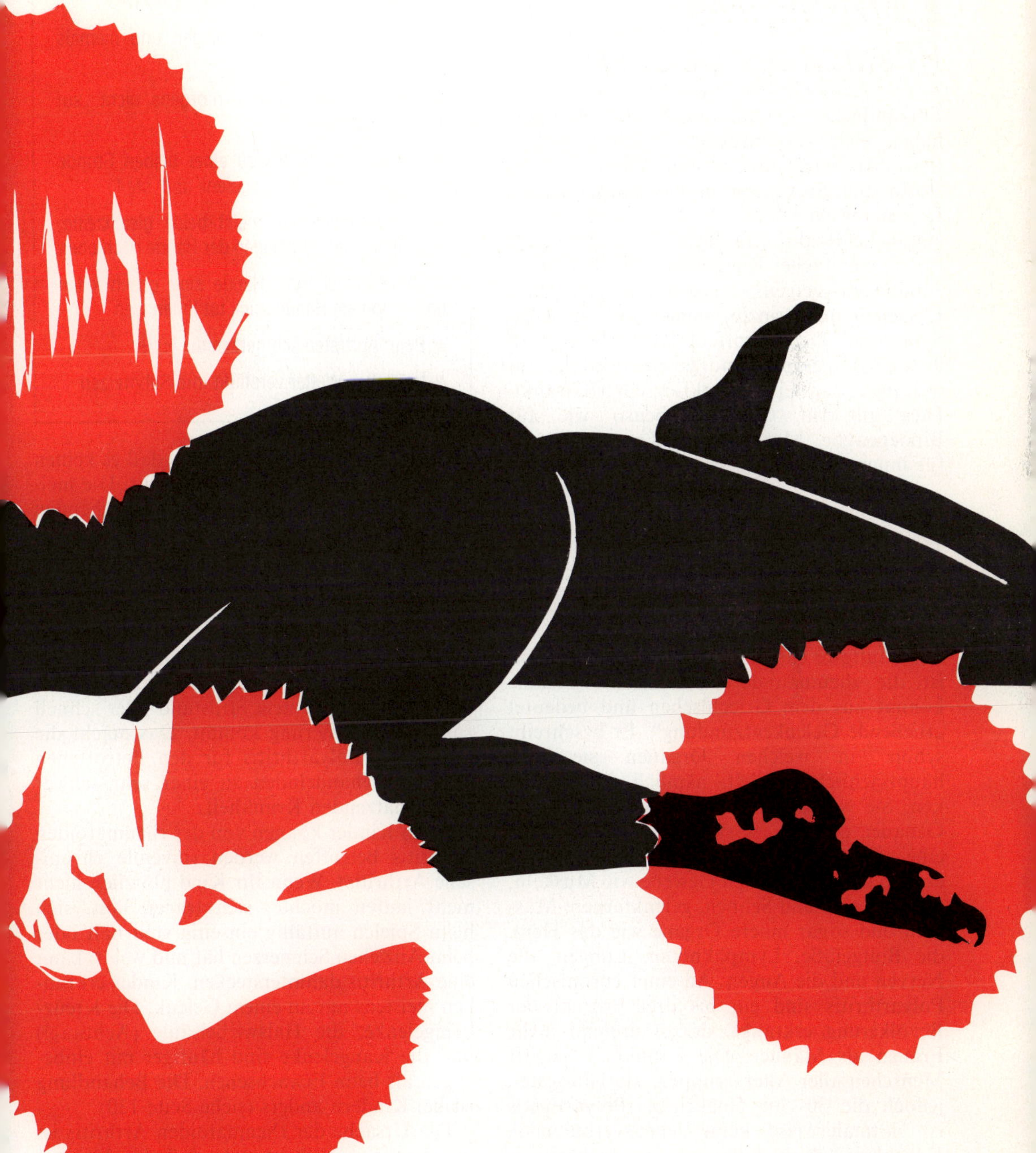

Entzündliches Rheuma der Gelenke

Entzündliche Erkrankungen des Körpers haben viele verschiedene Ursachen. Bakterien, Mikroorganismen und Viren, Fremdstoffe und Störungen in der körpereigenen Immunabwehr können die Grundlage für entzündliche Reaktionen legen – das gilt auch für entzündliche Rheumakrankheiten. Entzündungen zeigen, unabhängig von ihrer Ursache, im Prinzip immer die gleichen Symptome: Der betroffene Körperbereich ist überwärmt, gerötet und geschwollen; er tut weh und ist in seiner Funktion eingeschränkt. Dies gilt für Gelenke ebenso wie für Bindegewebe, Muskeln und Knochen, sogar für innere Organe.

Rheumatoide Arthritis (chronische Polyarthritis, RA, CP)

Die häufigste entzündliche Rheumakrankheit ist die rheumatoide Arthritis. Der Name kommt aus dem Griechischen und bedeutet „fließende Gelenkentzündung“. Er beschreibt schon, in welchen Organen sie sich hauptsächlich abspielt, nämlich den Gelenken. Sie werden dauerhaft von ihr befallen. Genauer gesehen ist sie nicht ausschließlich eine Gelenkerkrankung, sondern betrifft ebenso die gelenknahen Gewebe wie Muskeln, Bindegewebe und Sehnen, gelenkfernere Muskeln und sogar innere Organe wie das Herz, die Blutgefäße, Lymphknoten, Lungen, die Nerven und die Augen. An einer chronischen Polyarthritis sind ein bis drei Prozent der Bevölkerung erkrankt, davon dreimal mehr Frauen als Männer. Die Krankheit betrifft Menschen aller Altersgruppen, am häufigsten jedoch die 30- bis 50jährigen. Polyarthritis ist normalerweise keine lebensverkürzende Krankheit, doch kann sie zu frühzeitiger Invalidität führen und Komplikationen können die Lebenserwartung mindern.

Welches sind die ersten Symptome?

- Sie fühlen sich abgeschlagen und niemals recht ausgeruht
- Sie haben das Gefühl, morgens nicht „auf Trab“ zu kommen
- Sie fühlen sich bis zu einer halben Stunde nach dem Aufstehen ungelenk und steif
- Ihre Handgelenke, meist beide gleichzeitig, schmerzen beim Abbiegen der Hände nach oben
- Die Knöchel Ihrer Hände sind geschwollen und schon ein Händedruck tut Ihnen weh
- Beim Auftreten schmerzen die Füße
- Naßkaltes Wetter verstärkt Ihre Schmerzen

Typisch für die Polyarthritis ist, daß es keinen einheitlichen Krankheitsverlauf gibt. Die meisten Betroffenen erleben einen schleichenden Beginn der Krankheit, andere werden heftig und plötzlich überrascht. Auch beginnt sie durchaus nicht immer an den Hand- und Fingergelenken, sondern kann zuerst die großen Gelenke betreffen. Nach dem Ausbrechen der Krankheit ist nicht vorherzusehen, wie der einzelne reagieren wird, ob es zu einer Besserung, einem Stillstand oder schnell zur Verschlimmerung kommt. Das macht die chronische Polyarthritis für den Betroffenen und die Behandelnden zu einer sehr schwer einzuschätzenden Krankheit.

Auch Kinder können von der rheumatoiden Arthritis betroffen werden (juvenile chronische Arthritis). Wenn Ihr Kind plötzlich nicht mehr laufen möchte, sich tragen läßt, sich beim Spielen auffällig einseitig steif hält oder beim Anziehen Schmerzen hat und weint, kann eine Arthritis dahinterstecken. Kinder erkranken meistens nur an einem Gelenk. Die Kreuzbeingelenke, die Halswirbelsäule (Achtung!) und die Kaugelenke sind häufiger mit einbezogen als beim Erwachsenen. Die Behandlung ist bei Kindern anders (siehe Seite 130).

Die Ursache der rheumatoiden Arthritis ist unbekannt. Sicher ist nur, daß das Immunsystem der Betroffenen auf einen unbekannten Reiz mit einer heftigen Abwehr reagiert.

Warum sich das gerade in den Gelenken abspielt, läßt sich nur vermuten: Bei der Abwehrreaktion im Gelenk bilden sich Eiweißstoffe, die nicht nur Fremdkörper angreifen, sondern auch die Knorpelhaut schädigen. Diese reagiert mit einer überschießenden Reparatur und verdickt sich. Im weiteren Verlauf können alle umliegenden Gewebe von diesem Prozeß ergriffen werden und sich dabei selbst zerstören. Auch wenn es zu einem Stillstand kommt, bleiben die betroffenen Organe häufig unwiederbringlich geschädigt und vernarbt.

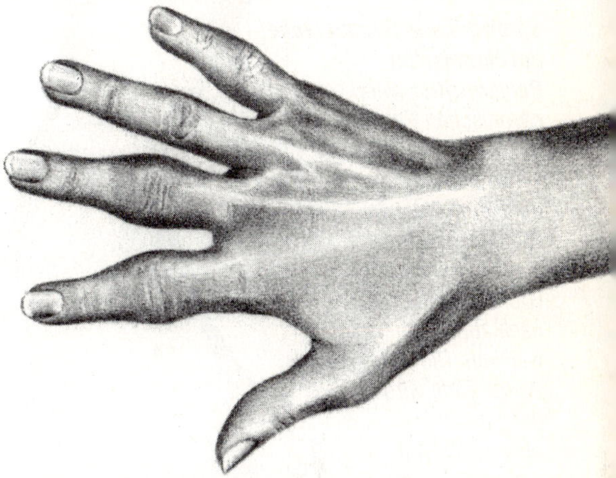

Gelenkveränderungen im Schub einer chronischen Polyarthritis: *Bei der chronischen Polyarthritis verändern sich die Gelenke im Schub in typischer Weise: sie schwellen spindelförmig an und schmerzen stark.*

Wann zum Arzt/ welche Untersuchungen?

Immer wenn Sie Beschwerden haben, sollten Sie sich untersuchen lassen. Da die rheumatoide Arthritis so vielgestaltige Symptome hat und die Diagnosefindung oft nicht einfach ist, es aber zu einem unberechenbaren Krankheitsverlauf kommen kann, ist die frühzeitige Erkennung entscheidend.

Bei der Abklärung wird Ihr Arzt verschiedene Körperbereiche auf Symptome untersuchen:

- die Kiefergelenke auf Schmerzzonen, Knirschen im Gelenk und eingeschränkte Beweglichkeit
- die Hände auf Achsabweichung im Fingergrundgelenk in Richtung Kleinfinger (Ulnardeviation), veränderte Fingerstellung, Versteifungen der Hände, die den Faustschluß und den Spitzengriff nicht mehr möglich machen, durch Gelenkschwellungen verstrichenes Knöchelprofil beim Faustschluß, Taubheit, Mißempfindungen und andere Nervenstörungen an der Handinnenseite, an Daumen und den ersten 2 1/2 Fingern (Karpaltunnelsyndrom)
- die Ellenbogen auf eine Streckhemmung des Armes, Nervenstörungen am Unterarm und Rheumaknötchen unter der Haut der Außenseite des Unterarmes
- die Arme auf eine Hemmung der Dreh- und Abspreizfähigkeit und Schulterschmerzen

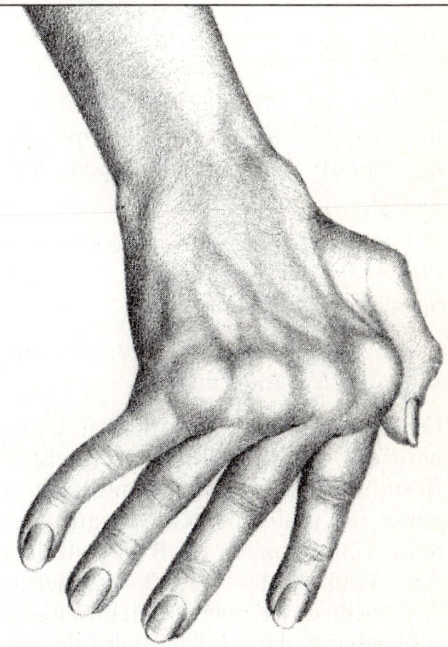

Ulnare Deviation: *Bei der fortgeschrittenen chronischen Polyarthritis können die Finger im Grundgelenk nach außen hin abweichen. Die Gelenke sind stark geschwollen und die Finger nur eingeschränkt beweglich.*

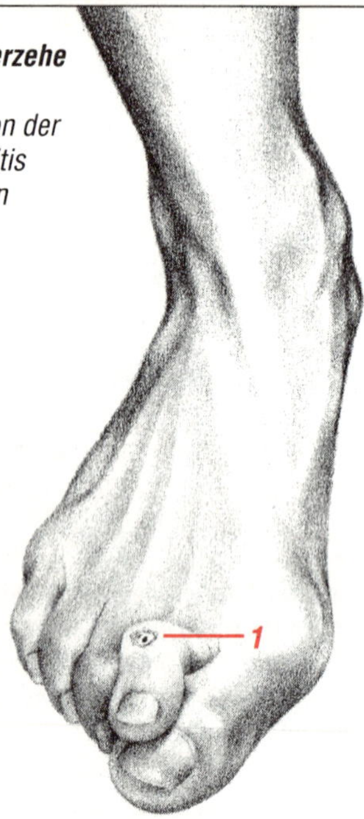

Spreizfuß und Hammerzehe bei chronischer Polyarthritis: *Wenn von der chronischen Polyarthritis auch die Füße betroffen sind, kann sich durch die Gelenkveränderungen ein Spreizfuß ausbilden und die Großzehe dadurch nach außen abweichen. Die zweite Zehe wird dann nach oben verdrängt und verkrümmt. Der Druck der Schuhe läßt an dieser Zehe fast immer ein Hühnerauge (1) entstehen.*

- die Füße auf eine Abweichung der Zehen im Grundgelenk nach außen und oben (Hammerzehen) und Versteifungen im Sprunggelenk
- die Knie auf eine Streckhemmung; auf Gelenkergüsse vor allem in der Kniekehle mit Spannungsgefühlen
- die Wirbelsäule, vor allem die Halswirbelsäule auf Veränderungen.

Die Befunde der körperlichen Untersuchung wird Ihr Arzt durch eine Blutentnahme zur Bestimmung der Entzündungsfaktoren (siehe Seite 30) und eine Röntgenaufnahme (siehe Seite 32) ergänzen. Im Röntgenbild zeigt sich das Ausmaß der Gelenkveränderungen und vor allem der Knochenbeteiligung. Eine Miterkrankung der Halswirbelsäule am Krankheitsgeschehen läßt sich nur so erkennen oder ausschließen.

Herz und Lungen sollten untersucht werden, um eine Erkrankung dieser Organe auszuschließen. Ihr Arzt wird Sie zusätzlich noch zum Augenarzt überweisen, damit eine vielleicht unerkannte Horn- und Bindehautentzündung gefunden werden kann. Wenn Sie bereits Rheumamittel (siehe Seite 79) einnehmen, ist diese Untersuchung auch zum Ausschluß von Nebenwirkungen unerläßlich.

Rheumatoide Arthritis der Halswirbelsäule

Bei einer Zerstörung der straffen Sehnen zwischen den Wirbelkörpern der oberen Halswirbelsäule droht die Lockerung der Wirbel. Das kann zu lebensgefährlichen Quetschungen des Rückenmarkes oder der dort verlaufenden Nerven und Blutgefäße führen. Wenn Sie folgende Symptome bemerken, sollten Sie sich umgehend untersuchen lassen:

- ungewöhnliche Nackenschmerzen und -verspannungen
- wie elektrisierend einschießende Schmerzen in den Oberkiefern, Kaugelenken und den Armen
- Seh- oder Sprechstörungen
- Schwindel und Ohnmachtsgefühl
- Ihr Gang ist unsicherer als sonst

Das Karpaltunnelsyndrom

Durch Wucherungen in den Sehnenscheiden der Finger und im Bereich der Handwurzelknochen können die großen Nerven, die vom Arm her über die Handfläche bis in die Finger verlaufen, bedrängt werden. Quer über die Handinnenfläche läuft nämlich an der Handwurzel das Ringband, eine kräftige Sehne, von der Außenkante der Hand zum Daumen hinüber. Unter diesem verläuft vor allem der Nervus medianus, der die Innenseite des Daumens und die ersten 2 1/2 Finger versorgt. Wenn er gequetscht wird, haben Sie Schmerzen, Kribbeln und Taubheitsgefühle in diesem Bereich, die Schweißbildung verändert sich und auf Dauer können die betroffenen Finger dünner und schwächer als die anderen werden. Wenn das Karpaltunnelsyndrom schon länger besteht, hilft meistens nur eine Operation zur Entlastung des Nervs (siehe Seite 123).

Was tun?

Eine rheumatoide Arthritis ist nicht heilbar. Sie ist eine chronische Krankheit und wird Sie Ihr Leben lang begleiten. Sie verläuft in nicht vorhersehbaren Aktivitätsschüben. Umso wichtiger ist es, sich auf diese Tatsache und die vielen unvorhersehbaren Folgen innerlich einzustellen. Sie werden ständig Medikamente brauchen, aber nicht immer dieselben oder gleich starke. Auch alle anderen Therapiehilfen werden der augenblicklichen Situation jeweils wieder neu angepaßt. Im Berufs- und Privatleben wird für Sie die Suche nach flexiblen Lösungen (siehe Seite 129) notwendig, die sich sicher auch finden lassen. Im akuten Schub geht es vor allem um Ruhe und Entlastung, danach ist Bewegung das Wichtigste.

- Leben mit Rheuma (siehe Seite 129)
- Medikamentöse Therapie (siehe Seite 72)
- Bewegung und Gymnastik (siehe Seite 68)
- Ergotherapie (siehe Seite 92)
- Kälte im akuten Schub (siehe Seite 64)
- Wärme zwischen Schüben (siehe Seite 65)
- Elektrotherapie (siehe Seite 67)
- Psychotherapie (siehe Seite 114)
- Operationen (siehe Seite 119)

Der Leitsatz für die Behandlung der rheumatoiden Arthritis ist: So aggressiv wie nötig, um die Beweglichkeit zu erhalten, aber so schonend wie irgend möglich und immer der aktuellen Situation angepaßt. Es ist also sehr wichtig für Sie, immer mit Ihrem Arzt in Kontakt zu sein und die jeweils aktuelle Situation durchzusprechen. Das Ziel der Behandlung ist es, Ihnen Schmerzen zu ersparen und Sie und Ihre Gelenke so beweglich und kräftig wie möglich zu erhalten.

Eine chronische Krankheit bedeutet immer eine große seelische Belastung. Es ist nicht leicht, Phasen schwerer Krankheit durchzustehen, in der Unsicherheit leben zu müssen, ob ein erneuter Schub auftreten könnte; mit Verkrüppelungen zu leben oder auf fremde Hilfe angewiesen zu sein. Sie und auch Ihre Familie sollten sich nicht scheuen, seelischen Beistand und Hilfe zu suchen, wenn Sie sie brauchen. Diese finden Sie auch in den Selbsthilfegruppen (siehe Seite 139).

Morbus Bechterew (Spondylitis ankylosans)

Der Morbus Bechterew zeigt seine entzündlichen Auswirkungen vor allem an den Kreuzbeingelenken (siehe Seite 13) und der Wirbelsäule, ist aber im Prinzip eine Erkrankung des ganzen Körpers. Die Ursache ist bislang nicht bekannt. Mitglieder von Familien, in denen das erblich festgelegte Gewebsantigen HLA-B-27 vorkommt, erkranken viel häufiger als andere Menschen an Morbus Bechterew. Es muß aber durchaus nicht jedes Familienmitglied wirklich schwer krank werden. Auch acht Prozent der gesunden Bevölkerung haben das HLA-Antigen, ohne jemals Morbus Bechterew zu bekommen. Betroffen von der Krankheit sind besonders junge Männer zwischen 15 und 40 Jahren und zwar sechs- bis achtmal häufiger und zudem meistens viel schwerer als Frauen.

Der Morbus Bechterew ist eine fortschreitende und nicht heilbare Krankheit. Der Verlauf kann sich über fünf bis 30 Jahre hinziehen und irgendwann von selbst zum Stillstand kommen. Nur bei den Menschen, die eine besonders heftig verlaufende Spondylitis haben, kann es auch zur Beteiligung innerer Organe (zum Beispiel Herz und Nieren) kommen. Das kann auch die Lebenserwartung verkürzen.

Beim Morbus Bechterew erkranken besonders die kleinen Gelenke der Wirbelsäule (siehe Seite 14). Es entzünden sich die Gelenkinnenhäute und die anliegenden Bänder und Sehnen. Als Folge der Entzündung verkalken sie und es entstehen Spangen zwischen den Wirbelkörpern. Außerdem bilden die knöchernen Anteile der Wirbelsäule verstärkt Knochensubstanz. So kommt es zur Verknöcherung, Verwachsung und damit Versteifung der Wirbelsäule, die sich nach vorne verbiegt.

Welches sind die ersten Symptome?

- Sie haben immer wieder tief im Kreuz sitzende Rückenschmerzen, die Sie besonders in Ruhe und frühmorgens quälen. Sie können dann oft nicht mehr liegenbleiben
- Sie haben das Gefühl, der Brustkorb sei eingeschnürt
- Die Schmerzen, die ins Becken und oft einseitig in die Beine ausstrahlen, bessern sich bei Bewegung
- Sie fühlen sich steif und abgeschlagen
- Sie haben beim Husten und Nießen starke Schmerzen in Rücken und Gesäß
- Sie haben Beschwerden in einzelnen großen Gelenken, die meist schnell von selbst wieder verschwinden
- Entzündliche Augenerkrankungen (zum Beispiel Iridozyklitis)

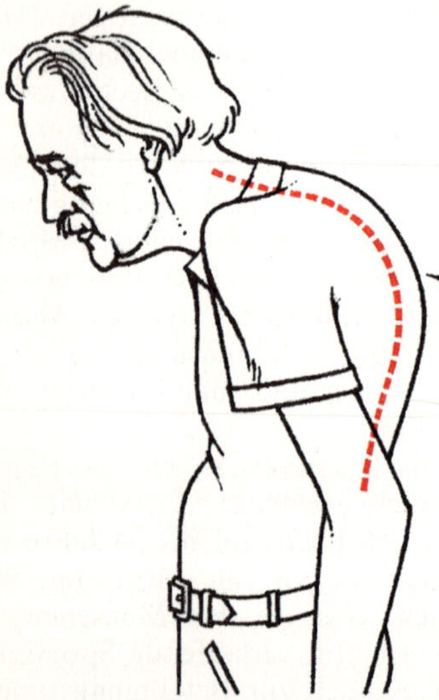

Veränderungen bei Morbus Bechterew: *Bei länger bestehendem Morbus Bechterew verbiegt sich die Wirbelsäule (gestrichelte Linie) nach vorn und der Kopf kann kaum noch gehoben werden.*

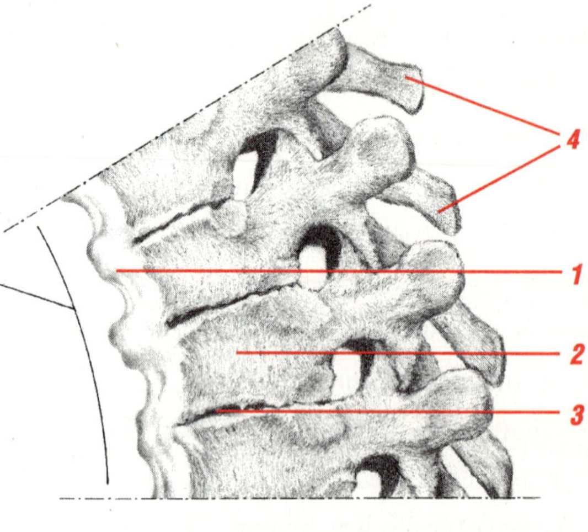

In der Vergrößerung der Wirbelsäule erkennt man die Knochenspangen (1), die die Wirbelkörper (2) überspannen. Die Zwischenwirbelscheiben (3) sind verflacht und die Abstände der Dornfortsätze (4) voneinander durch die Krümmung größer als sonst.

Im Spätstadium des Morbus Bechterew ist die gesamte Wirbelsäule miteinander verwachsen und ganz unbeweglich zu einem starken Rundrücken nach vorn gezogen. Der Kopf kann nicht mehr gehoben und in den Nacken gelegt werden.

Wann zum Arzt/ welche Untersuchungen?

Alle andauernden und nicht von selbst abklingenden Beschwerden sollten ärztlich geklärt werden. Wenn Sie von Verwandten wissen, daß sie Morbus Bechterew haben, sollten Sie sich frühzeitig untersuchen lassen, um Ihr Risiko zu kennen.

Bei der körperlichen Untersuchung wird Ihr Arzt besonders auf Einschränkungen Ihrer Beweglichkeit achten. Es kann Ihnen schwer fallen, sich aus dem Stand tief nach unten zu beugen. Haben Sie bemerkt, daß Sie beim Drehen zur Seite sich nicht nur in der Taille drehen, sondern auch die Hüften mitnehmen? In Röntgen- oder CT-Aufnahmen von Wirbelsäule und Kreuzbein kann man die typische Neigung zur Spangenbildung an den Wirbelkörpern sehen. Wenn es Sie interessiert, lassen Sie sich zeigen, wie Ihre Wirbelsäule aussieht!

Ihr Arzt wird Sie auch nach Nebenerscheinungen fragen: litten Sie unter Augenentzündungen; war die Blase, die Harnröhre oder bei Männern die Prostata entzündet; hatten Sie Fieber; schwitzen Sie; haben Sie abgenommen; haben Sie wenig Lust zur Liebe? Die Blutuntersuchung ergänzt die Diagnostik.

Was tun?

Das Wichtigste, was in der Behandlung des Morbus Bechterew getan werden kann, ist das, was Sie selbst tun können. Mit gezielten Bewegungsübungen, der speziellen Bechterew-Gymnastik – täglich durchgeführt – können Sie die Erkrankung wirksam aufhalten. So fördern, pflegen und erhalten Sie Ihre Kraft und Gelenkigkeit. Bechterew-Gymnastik sollte für Sie ein Teil des Alltagslebens sein. Viele Morbus-Bechterew-Kranke sind von ihrer Art her schon besonders aktiv und „kaum zu bremsen". Überfordern Sie sich also auch nicht und scheuen Sie sich nicht, um Hilfe zu bitten, wo Sie sie brauchen.

Die Frage nach der Gestaltung von Arbeit und Freizeit ist für Sie sehr wichtig. Eine sitzende und auch geistig unbewegliche Tätigkeit ist nicht das Richtige für Ihren Bedarf an Aktivität. Spezielle Selbsthilfegruppen wie die Morbus Bechterew Vereinigung können Ihnen wertvolle praktische Hilfen geben.

- Leben mit Rheuma (siehe Seite 129)
- Bewegung und Gymnastik (siehe Seite 68)
- Medikamente, aber kein Kortison (siehe Seite 72)
- Schwimmen, vor allem Brustschwimmen, stärkt den Rücken
- Schlafen in Bauchlage streckt den Rundrücken
- Nach der Sauna nicht kalt abduschen – die Überwärmung der Muskeln ist der gewünschte Effekt, nicht das Kreislauftraining
- Badekuren (siehe Seite 71)

Arthritis bei Schuppenflechte (Psoriasis-Arthritis)

Die Schuppenflechte ist eine Krankheit, die sich in der Hauptsache an Haut und Nägeln zeigt. Weißlich schuppende Hautbereiche treten dann vor allem an mechanisch stärker beanspruchten Körperzonen auf. Etwa ein bis zwei Prozent der Bevölkerung leiden an Psoriasis. Männer erkranken etwa dreimal häufiger als Frauen, meistens zwischen dem 20sten und 40sten Lebensjahr. Die Neigung zur Erkrankung an Schuppenflechte wird vererbt. Umwelt- und Immunfaktoren haben wahrscheinlich ebenfalls einen Einfluß darauf, ob die Krankheit ausbricht.

Nur bei fünf bis zehn Prozent der Psoriatriker findet sich auch eine Arthritis, das heißt in der Gesamtbevölkerung ist sie mit 0,1 bis 0,2 Prozent recht selten. Die Gelenkbeteiligung kann vor, während oder (zu 75 Prozent der Fälle) zehn und mehr Jahre nach dem Beginn der Hautkrankheit eintreten.

Im Verlauf der Krankheit können schwere Gelenk- und sogar Knochenzerstörungen auftreten. Hauptsächlich sind einzelne Finger- und Zehengelenke betroffen. Selten bestehen Augenentzündungen. Die Psoriasis-Arthritis verläuft besonders „launisch" und macht es unmöglich, ihren Verlauf im Voraus richtig abzuschätzen.

Welches sind die ersten Symptome?

- Sie haben plötzliche schmerzhafte Schwellungen einzelner Fingergelenke oder auch nur eines Fingergelenks
- Ihre Finger fühlen sich steif und druckempfindlich an
- Sie haben plötzliche schmerzhafte Schwellungen einzelner Zehengelenke oder auch nur eines Zehengelenks
- Ihre Zehen fühlen sich steif und druckempfindlich an
- Sie haben Schmerzen in der Brust, weil die Gelenke zwischen Brustbein und Rippen von der Erkrankung betroffen sind

Wann zum Arzt/ welche Untersuchungen?

Plötzliche Gelenkschmerzen sollten Sie immer abklären lassen. Wenn Sie schon wissen, daß Sie Schuppenflechte haben, könnte eine Psoriasis-Arthritis dahinterstecken.

Bei der Untersuchung wird Ihr Arzt zunächst genau nach Erscheinungen einer Psoriasis an der Haut suchen. Die Schuppen finden sich meist als Flecken an den Streckseiten von Knie- und Ellenbogengelenken, auf der Kopfhaut, an Gesäß und Kreuzbein, auf den Schienbeinen, hinter den Ohren, im Gehörgang, am Nabel, zwischen den Fingern und bei Frauen unter den Brüsten. Auch die Nägel an Fingern und Zehen könnnen sich typisch verändern: sie werden weißlich, krümelig, splittern und heben sich ab.

Die Gelenke Ihrer Finger schmerzen, in manchen Gelenken kann sich ein Erguß ansammeln. Wenn die Sehnen der Fingermuskeln mit betroffen sind, können Finger und Zehen zu „Wurstfingern" und -zehen anschwellen.

Im Blut finden sich Entzündungszeichen, aber keine Rheumafaktoren. Wie stark Ihre Gelenke betroffen sind, läßt sich nur im Röntgenbild erkennen. Die Szintigraphie (siehe Seite 34) gibt schon bei ganz leichter Erkrankung genauen Aufschluß über die Aktivität und das Ausmaß des Gelenkbefalls.

Was tun?

Es ist nicht vorherzusehen, wie ausgeprägt eine Psoriasis-Arthritis voranschreitet. Sie kann jahrelang überhaupt keine Beschwerden verursachen und braucht dann auch keine Behandlung. Es kann aber sein, daß der entzündliche Verlauf besonders schnell vorangeht. Eine engmaschige ärztliche Überwachung ist sehr wichtig, um eine vielleicht notwendige „aggressive" Behandlung rechtzeitig beginnen zu können.

Für Ihr Wohlbefinden ist auch die Pflege Ihrer Haut wichtig. Salzwasserbäder und UV-Bestrahlungen können helfen.

Bei einem Schub der Arthritis werden Sie Schmerzmittel und dosierte Kälte- und Wärmeanwendungen brauchen.

- Leben mit Rheuma (siehe Seite 129)
- Medikamententherapie (siehe Seite 72)
- Bewegung und Gymnastik (siehe Seite 68)
- Ergotherapie (siehe Seite 92)
- Badekuren (siehe Seite 71)

Chronische Krankheiten belasten die Betroffenen und die Familie. Hautkrankheiten können Menschen dazu bringen, sich zurückzuziehen, weil sie sich schämen, keine „schöne" Haut zu haben. Vielleicht hilft Ihnen ein „dickeres Fell"? Die Selbsthilfevereinigungen der Psoriasiskranken können eine Unterstützung sein (siehe Seite 139).

Arthritis nach Allgemeininfektionen (reaktive Arthritis)

Manche Allgemeininfektionen können von Gelenkentzündungen als Folge einer verstärkten Immunabwehr des Körpers begleitet werden. Man vermutet, daß die Infektion nur einen Auslöser für die Reaktion im Gelenk darstellt, die mit der Art des Infektionserregers nichts zu tun hat. Es erkranken meistens Menschen, die eine erbliche Neigung zu überstarken Immunreaktionen und besondere Gewebsantigene (HLA-B-27) haben (siehe Seite 31). Einzelne Infektionen scheinen sich auch direkt im Gelenk abzuspielen (zum Beispiel Borrelien-, Gonorrhoe-, Tuberkuloseinfektionen) und die Keime können dort nachgewiesen werden.

Nach welchen Infektionen kann es zur Arthritis kommen?

- Hals-, Nasen-, Racheninfektionen
  Erreger: Streptokokken
- Magen-Darm Infektionen
  Erreger: Salmonellen, Yersinien, Shigellen, Campylobakter
- Harnwegs- und Scheideninfektionen
  Erreger: Chlamydien, Ureaplasmen, Gonorrhoe-Erreger
- Hautinfektionen
  Erreger: Borrelien (Zeckenbiß), Bakterien bei ausgeprägter Akne
- Virusinfektionen
  zum Beispiel Hepatitis-B, Röteln, Masern, Mumps, Windpocken

Wann zum Arzt/ welche Untersuchungen?

Immer wenn Sie nach einer Infektionskrankheit Gelenkbeschwerden haben, sollten Sie diese abklären lassen. Bei der Untersuchung wird auffallen, daß meistens nur eines der großen Gelenke, manchmal auch die Wirbelsäule und die Kreuzbeingelenke betroffen sind. Auch die Augen können mitbeteiligt sein; eine Untersuchung beim Augenarzt kann Gewißheit schaffen. Bei der Blutuntersuchung finden sich Entzündungszeichen, aber keine Rheumafaktoren.

Manchmal verursacht eine Harnwegs- oder bei der Frau Scheideninfektion keine Beschwerden, so daß die Arthritis scheinbar ohne Grund auftritt. Um dies erkennen zu können, ist eine Abstrichuntersuchung von Harnröhre und Scheide wichtig. Ihr Arzt wird Sie an den Urologen oder Frauenarzt überweisen.

Lassen Sie sich erklären, ob die Arthritis in Ihrem Fall Folgen haben könnte und worauf Sie in Zukunft achten müssen. Mit einem bleibenden Gelenkschaden ist nämlich im Allgemeinen nicht zu rechnen. Akut wird Ihnen meistens eine spezielle Antibiotikatherapie und Ruhe verordnet werden.

Rheumatisches Fieber

Hierzulande ist es sehr selten geworden, meist erkranken Kinder im Schulalter daran. Nach einer Mandelentzündung kommt es etwa zehn Tage später zu hohem Fieber, starkem Schwitzen und einem Gefühl des Krankseins. Häufig ist nur eines der großen Gelenke sehr schmerzhaft, gerötet und geschwollen. Als zusätzliche Krankheitsfolge können schwere Herzentzündungen auftreten, die bleibende Schäden hinterlassen.

Herzgeräusche, Störungen des Herzschlags und Herzschwäche fallen dem Arzt dann bei der Untersuchung auf. Auch Nierenentzündungen können sich finden.

Die Behandlung wird mit Penicillin und Cortison, Bettruhe und zunächst Gelenkschonung begonnen. So bald wie möglich ist vorsichtige Bewegung wichtig. Die Gelenke behalten im Allgemeinen keinen bleibenden Schaden.

Regelmäßige vorbeugende Penicillinkuren sind in den folgenden fünf Jahren und vor Operationen notwendig, um ein erneutes Aufflammen des rheumatischen Fiebers abzufangen.

„Bindegewebserkrankungen" (Kollagenosen)

Die Entzündungskrankheiten des Bindegewebes treten in verschiedenen Ausprägungen und Varianten auf. Sie sind die Folge von Überreaktionen des Immunsystems und betreffen die feinen Blutgefäße der Bindegewebe unter der Haut und der inneren Organe, können aber ebenso die Gelenke oder das Muskelgewebe einbeziehen. Sie verursachen dann ähnliche Gelenkzerstörungen wie die rheumatoide Arthritis und können sogar mit ihr verwechselt werden. Die Ursache, warum sich der Körper so überstark gegen sich selbst wehrt, ist unbekannt.

Lupus erythematodes (LED)

Eine der Kollagenosen ist der Lupus erythematodes. Von ihm sind zu 80 bis 90 Prozent Frauen meist um das 30ste Lebensjahr betroffen. LED tritt in Familien gehäuft auf. Verschiedene Umweltfaktoren wie UV-Strahlen, Viren, Infektionskrankheiten; Medikamente und Hormone (auch die körpereigenen!), Streß und Schwangerschaft begünstigen den Ausbruch der Erkrankung. Besonders im Frühjahr und Sommer steigt die Zahl der Neuerkrankungen, deren Häufigkeit in den einzelnen Ländern der Welt unterschiedlich ist.

Welches sind die ersten Symptome?

- Sie fühlen sich abgeschlagen, schwach und kränklich
- Sie haben ohne erkennbare Ursache immer wieder Fieber
- Sie haben Gelenkschmerzen vor allem im Bereich der Handflächen beidseits, in den Knien und Handgelenken
- Sie verlieren mehr Haare als sonst, es fällt Ihnen eine Rötung im Gesicht, schmetterlingsförmig über Nase und beiden Wangen auf
- Sie sind lichtempfindlicher als sonst
- Sie haben unerklärliche Durchblutungsstörungen der Fingerspitzen; die Finger sind erst blaß, dann bläulich und fühlen sich kalt an (Raynaud'sches Syndrom)

Wenn die entzündlichen Zerstörungen innere Organe betreffen, wird deren normale Funktion zum Teil erheblich eingeschränkt. Die Nieren, die Lungen, das Herz und das Nervensystem sind die am häufigsten in Mitleidenschaft gezogenen Organe. Schwere Verlaufsformen des LED können sogar vorzeitig zum Tode führen, besonders wenn das Nervensystem betroffen ist.

Wann zum Arzt/ welche Untersuchungen?

Alle unklaren Allgemein- und Gelenkbeschwerden sollten abgeklärt werden. Manchmal ist es besonders schwierig, dem LED „auf die Schliche" zu kommen, da alle Symptome zu verschiedener Zeit in verschiedener Kombination auftreten können. Die Verwechslung mit anderen Gelenkerkrankungen erschwert zusätzlich eine gezielte Behandlung. Heilbar ist der LED nicht, die Therapie kann aber weiteren Organbefall verzögern. In der Blutuntersuchung wird nach Antikörpern und besonders den weitgehend spezifischen Zellkern-Antikörpern (siehe Seite 31) gesucht.

Ihr Arzt wird Ihnen je nach der Ausprägung des LED entweder Kortison, andere entzündungs- oder auch zellwachstumshemmende Medikamente verordnen. Letztere sind Medikamente, die auch in der Krebstherapie verwendet werden, hier allerdings werden sie wesentlich niedriger dosiert. Die Dauer der Einnahme und die Dosis müssen sich nach der Aktivität des LED richten. Lassen Sie sich den Sinn der Behandlung und mögliche Folgen erläutern.

Was tun?

Sich einzustellen auf eine unberechenbar fortschreitende Krankheit ist nicht einfach, und Sie werden sich häufig überfordert fühlen. Scheuen Sie sich nicht, Rat und Hilfe anderer anzunehmen, wenn Sie sie brauchen.

Bei akuten Gelenkentzündungen werden Sie sich mit Kälteanwendungen und vorübergehender Ruhe helfen können.

- Leben mit Rheuma (siehe Seite 129)
- Medikamententherapie (siehe Seite 72)
- Kälte (siehe Seite 64)
- Psychotherapie (siehe Seite 113)

- Vermeidung von Reizklima und starker Sonneneinstrahlung, um nicht einen akuten Schub auszulösen.
- Streßvermeidung, um keinen akuten Schub hervorzurufen
- Bei Frauen: in akuten Phasen der Krankheit Verhütung zur Vermeidung einer Schwangerschaft

Die progressiv systemische Sklerodermie

Diese Krankheit ist eine seltene Form der Kollagenose, die vor allem die Haut besonders stark befällt. Auch die Gelenke, die Lungen, der Magen-Darm-Trakt und die Nieren sind mitbetroffen.

Besonders charakteristisch sind die Hautveränderungen: die Haut wird straff und ganz eng, alle Falten verschwinden. An den Fingern erkennen Sie es am schnellsten (Durchblutungsstörungen).

Das Gesicht wirkt starr und unbeweglich, der Mund läßt sich nicht mehr normal weit öffnen. Durch das Starrerwerden der Speiseröhre und der Därme können Schluck- und Verdauungsstörungen auftreten.

Die Gelenke, besonders der Finger, spannen, sind steif und geschwollen.

Die Behandlung erfolgt fast immer mit zellwachstumshemmenden Medikamenten. Vorsichtige Massagen können die Verhärtungen der Haut erträglicher machen.

Abnutzungskrankheiten der Gelenke

Die Verschleißkrankheiten des Bewegungsapparates haben nicht immer mit einfacher „Abnutzung" oder hohem Alter zu tun. Sie hängen vielmehr mit Ernährungsstörungen des Knorpels zusammen, die ihn anfälliger für die normalen Bewegungen machen und auf diese Weise zu einem Abrieb führen. Zunächst wird der Knorpel betroffen, dann kann sogar der Knochen verletzt werden, und die Folge sind zum Teil schwere Knochenverkrümmungen. Auch jüngere Menschen können schon Arthrose haben, wenn sie auch bei Älteren häufiger ist.

Nach der Ursache lassen sich verschiedene Formen der Arthrose unterscheiden. Solche, die ohne ersichtlichen Grund vor allem an den unteren Gliedmaßen auftreten, werden „primär" genannt. Die „sekundären" sind Folgearthrosen, also Verschleißkrankheiten, die infolge einer Vorerkrankung des Gelenkes (zum Beispiel einer angeborenen Fehlstellung, einer Verletzung oder Entzündung) eintreten. Andere Verschleißerscheinungen sind eher selten.

Knacken und Knirschen in den Gelenken

Viele Kinder und Jugendliche können geradezu furchterregend mit ihren Gelenken knacken, wenn sie zum Beispiel die Fingerknöchel schnalzen lassen. Die Geräusche an sich bedeuten nicht, daß ein Krankheitsbefund vorläge, aber die Überdehnung der Gelenkkapseln, die bei diesen Manipulationen unweigerlich entsteht, kann auf Dauer Gelenkschäden hinterlassen. Solche „Spielchen" sollte man also besser lassen.

Gelenkgeräusche, die beim Gehen und Treppensteigen auftreten, können besonders jenseits der 40 häufiger werden. Auch sie sind völlig harmlos und kein Hinweis auf eine Arthroseneigung. Manchmal kann man mit der aufgelegten Hand über den Gelenken ein Knarren fühlen, aber auch das bedeutet keinen Grund zur Sorge.

Menschen mit besonders elastischen und überdehnbaren Gelenken oder auch Leistungssportler und Artisten können schneller als andere ihre Gelenke überbelasten. Verstauchungen oder Zerrungen können zur unangenehmen und schmerzhaften Regel werden. Ruhepausen und schonendes Training sind vorbeugend.

Arthrose des Hüftgelenks

Durch den aufrechten Gang des Menschen sind die Hüftgelenke neben der Wirbelsäule und den Kniegelenken die mit dem meisten Gewicht belasteten Gelenke des Körpers. Sie sind auch durch ihren anatomischen Bau (siehe Seite 13) besonders für angeborene oder erworbene Fehlstellungen anfällig. Übergewicht und einseitige Belastungen können den Druck auf die Hüftgelenke verstärken. Gerade bei Fehlstellungen kann der Abrieb schneller eintreten. Etwa fünf Prozent der Bevölkerung haben Hüftgelenkarthrose. Nicht alle fühlen sich allerdings damit eingeschränkt.

Welches sind die ersten Symptome?

- Sie spüren Schmerzen in den Leisten, den Außenseiten der Hüften und den Knien
- Die Oberschenkel schmerzen, manchmal schießen ischiasähnliche Schmerzen ein, die vom Rücken auszugehen scheinen
- Treppensteigen, Wandern und Gehen auf unebenem Boden ist beschwerlich. Um Schmerzen zu vermeiden, gehen Sie vielleicht sogar unsicherer als vorher
- Das „Anlaufen" aus der Ruhe fällt Ihnen schwer

Je nach dem Ausmaß der Veränderungen durch die Arthrose sind die Beschwerden mehr oder weniger stark.

Wann zum Arzt/ welche Untersuchungen?

Bei allen Schmerzzuständen sollten Sie sich untersuchen lassen. Bei den Beweglichkeitsprüfungen wird Ihr Arzt feststellen, daß Drehbewegungen des betroffenen Beines nicht mehr so einfach möglich sind. Auch das Spreizen der Beine kann Ihnen schwerfallen. In der Röntgenkontrolle (siehe Seite 32) wird sich die Arthrose nachweisen lassen.

Was tun?

Wie bei jeder Form von Arthrose ist ein ausgeglichenes Maß an Bewegung und Ruhe entscheidend. Je nach Ihrem Arbeitsplatz (zum Beispiel bei schwerer körperlicher Arbeit besonders unter freiem Himmel) kann es nötig werden, daß Sie sich umschulen lassen, um einer weiteren Belastung Ihrer Gelenke vorzubeugen. Wenn die Hüftgelenke zunehmend unbeweglicher werden, kann Ihnen auch die körperliche Liebe schwerfallen. Sie werden sicher Stellungen finden, die Ihnen ebensoviel Vergnügen und weniger Schmerzen bereiten. Beim Gehen entlasten Sie weiche Gummisohlen und ein Gehstock. Wenn Sie aus irgendeinem Grund operiert werden sollen, informieren Sie Ihren Operateur von Ihrem Hüftleiden, damit Sie auf dem Operationstisch entsprechend bequem gelagert werden.

- bei starken Schmerzen Medikamente (siehe Seite 72)
- Wärme oder Kälte, je nach Bedarf (siehe Seiten 64–65)
- Bewegung und Gymnastik (siehe Seite 68)
- Sport wie Schwimmen, Wandern auf ebenem Gelände, Langlaufen (siehe Seite 69)
- ausgewogene Ernährung, eventuell Diätkost zum Abnehmen (siehe Seiten 108, 111)
- Leben mit Rheuma (siehe Seite 129)
- Elektrotherapie (siehe Seite 67)
- Chiropraktik (siehe Seite 88)
- Hilfsmittel (siehe Seite 102)
- Operationen (siehe Seite 119)

Kniegelenkarthrose

Auch das Knie kann als eines der vielbelasteten Gelenke von Arthrose betroffen werden. Man schätzt, daß ab dem 45sten Lebensjahr 50 Prozent der Bevölkerung eine Kniegelenkarthrose haben, ab dem 70sten Lebensjahr sogar 100 Prozent. Frauen sind die häufiger Betroffenen, sie haben etwa viermal öfter arthrotische Knie als Männer. Eine Ursache

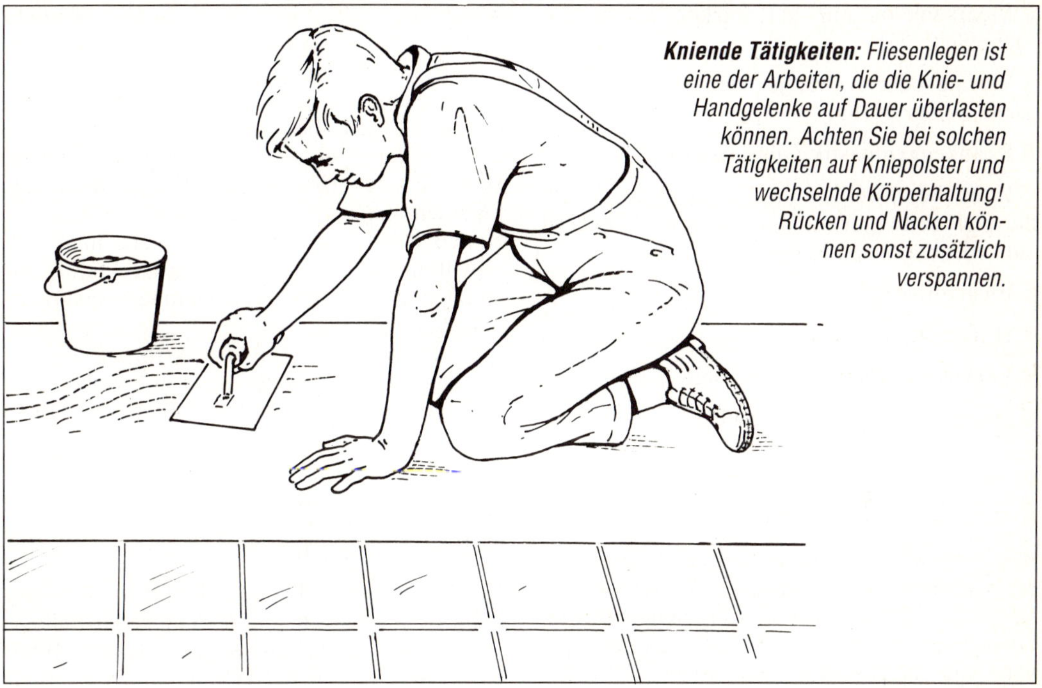

Kniende Tätigkeiten: *Fliesenlegen ist eine der Arbeiten, die die Knie- und Handgelenke auf Dauer überlasten können. Achten Sie bei solchen Tätigkeiten auf Kniepolster und wechselnde Körperhaltung! Rücken und Nacken können sonst zusätzlich verspannen.*

dafür ist nicht bekannt. Starke Belastung der Gelenke kann Verschleißprozesse auch im Knie beschleunigen (zum Beispiel bei Fliesenlegern, die berufsbedingt oft knien müssen). Die Kniegelenkarthrose ist überhaupt die häufigste Gliedmaßenarthrose, sie macht 75 Prozent dieser Arthrosen aus.

Welches sind die ersten Symptome?

- Das Treppensteigen (auf- und besonders abwärts) und das Gehen fallen Ihnen zunehmend schwer. Beim Tragen von Lasten wird es noch schlimmer
- Nach längerem Sitzen können Sie schlecht aufstehen
- Die Knie schmerzen und die Unter- und Oberschenkelrückseiten ebenfalls

Die Beschwerden können im Laufe der Zeit schlimmer werden, aber sie können sich auch „einpendeln“ und eher gleichbleibend sein. Bei einer schweren Kniegelenkarthrose kann es zur Ausbildung von X- oder O-Beinen durch Fehlstellungen im Gelenk kommen.

Wann zum Arzt/ welche Untersuchungen?

Alle schmerzhaften Beschwerden sollten Sie abklären lassen. Bei der körperlichen Untersuchung und im Röntgenbild läßt sich die Diagnose meist eindeutig stellen.

Was tun?

Alles, was Sie in Bewegung hält, tut Ihnen gut. Der Verschleißprozeß läßt sich zwar nicht aufhalten, aber Sie können Beschwerden mindern. Sie sollten darauf achten, sich nicht zu überlasten, was Sie sicher schnell an Schmerzen in den Knien bemerken werden. Besonders längere Wanderungen, bei denen Sie auf unebenem Gelände und bergab gehen, strengen Ihre Knie an. Stützbandagen stabilisieren sie wirksam.

- Medikamente nur bei starken Schmerzen (siehe Seite 72)
- Wärme oder Kälte, je nach Ihrem Bedarf (siehe Seiten 64–65)
- Krankengymnastik (siehe Seite 68)
- Ihren Beschwerden angepaßter Sport, zum Beispiel Schwimmen, Langlaufen, Wandern auf ebenem Gelände (siehe Seite 69)
- Elektrotherapie (siehe Seite 67)
- Hilfsmittel (siehe Seite 102)
- Leben mit Rheuma (siehe Seite 129)
- Operationen (siehe Seite 119)

Fingergelenkarthrose

Bei 20 bis 30 Prozent aller Frauen und drei bis vier Prozent der Männer kommt es im Laufe ihres Lebens zur Fingergelenkarthrose. Diese Erkrankung tritt vor allem an den kleinen Fingerendgelenken auf und betrifft meist mehrere Gelenke gleichzeitig. Frauen bekommen die ersten Beschwerden oft in Zusammenhang mit den Wechseljahren. Für manche Menschen ist diese Gelenkerkrankung auch ein „Berufsrisiko" – beispielsweise bei Judokämpfern, Masseuren und Töpfern, also Menschen, die die Finger besonders belasten.

Welches sind die ersten Symptome?

- Ihre Hände und besonders die Finger sind morgens steif und unbeweglich. Diese Beschwerden können bis zu einer halben Stunde anhalten, verschwinden aber dann
- Kälte macht Ihre Hände erst recht unbeweglich
- Besonders bei den ersten Bewegungen nach einer Ruhephase tun die Fingergelenke weh
- Es treten kleine weichere oder auch derbe Knötchen (Heberden'sche Knoten) meistens paarweise über den Fingerendgelenken auf

Nicht nur die Fingerendgelenke können betroffen sein, sondern ebenso die Fingermittel-, die Fingergrund- und die Daumengrundgelenke. Wenn der Daumen befallen ist, werden Ihnen besonders die Bewegungen schwerfallen, bei denen Sie mit der ganzen Hand fest zupacken wollen. Die Arthrose des Daumens ist nicht selten Folge von Stürzen, zum Beispiel beim Skifahren, wenn man sich unwillkürlich auf die ausgestreckte Hand stützt und sich dabei den Daumen verstaucht oder gar verrenkt.

Es ist möglich, daß die Arthrose ähnlich wie das entzündliche Rheuma in Schüben verläuft oder von einer echten Polyarthritis überlagert wird.

Wann zum Arzt/ welche Untersuchungen?

Immer wenn Sie Veränderungen an den Händen bemerken oder Schmerzen haben, sollten Sie sich untersuchen lassen. Eine Röntgenaufnahme der Hände kann Gewißheit geben, ob eine Arthrose oder entzündliches Rheuma vorliegt. Bei der Blutuntersuchung werden bei der Arthrose alle Blutwerte im Wesentlichen normal sein.

Was tun?

Besonders gegen chronische Schmerzen sind Wärmeanwendungen wirksam. Sie können die Hände mit Handschuhen warm halten, warm baden oder mit Fango kneten. Im entzündlichen Stadium hilft Kälte. Beweglichkeitsübungen, Schreibmaschineschreiben, Handarbeiten oder Flöte- und Klavierspielen tragen dazu bei, die Steifheit der Finger zu mildern. Bei starken Schmerzen können Medikamente nötig werden.

- Medikamente (siehe Seite 72)
- Wärme (siehe Seite 65)
- Kälte bei entzündlichen Zuständen (siehe Seite 64)
- Elektrotherapie (siehe Seite 67)
- Ergotherapie (siehe Seite 92)

Schultergelenkarthrose

Als beweglichstes Gelenk des ganzen Körpers ist das Schultergelenk der Gefahr von Fehlbelastungen ausgesetzt. Vor allem durch Dauerbelastung, -erschütterung, einseitige Überbelastung (siehe Seite 54) und Fehlhaltungen bei chronischen Muskelverspannungen (siehe Seite 52) kann ein verstärkter Knorpelabrieb die Arthrose einleiten.

> **Welches sind die ersten Symptome?**
>
> - Beim Heben und Tragen von Lasten tun Ihnen die Schultern weh.
> - Sie können die Arme nicht mehr wie früher bewegen, vor allem das Heben der Arme über die Horizontale hinaus fällt Ihnen schwer.

Wann zum Arzt/ welche Untersuchungen?

Alle andauernden und schlimmer werdenden Schmerzen sollten abgeklärt werden. Bei der körperlichen Untersuchung wird die eingeschränkte Bewegungsfähigkeit Ihrer Arme auffallen, im Röntgenbild lassen sich Arthrosezeichen sehen. Wenn nur ganz leichte Veränderungen des Gelenkes bestehen, lassen sie sich bei der Ultraschalluntersuchung oft besser erkennen. Wie bei allen anderen Verschleißerkrankungen werden die Blutwerte im Wesentlichen normal sein.

Was tun?

Bei allen Arthrosen ist die aktive, aber nicht übermäßige Bewegung des Gelenks wichtig. Um den Verschleißprozeß zu verlangsamen, ist es besonders wichtig, Arbeit und Freizeit angepaßt einzurichten: Alle einseitigen Belastungen sollen vermieden werden; Überanstrengungen sind „Gift" für Ihre Gelenke. Lassen Sie sich von einer Krankengymnastin Übungen zeigen, die Ihren Beschwerden angemessen sind und führen Sie diese regelmäßig täglich durch. Wenn Sie stärkere Schmerzen haben, können manchmal Medikamente nötig werden. Kortisonanwendungen oder Spritzen in die Gelenke sind nicht sinnvoll.

- Wärme oder Kälte, je nach Ihrem Bedarf (siehe Seiten 64–65)
- Bewegung und Gymnastik (siehe Seite 68)
- Schwimmen im wärmeren Wasser, zum Beispiel am Warmwassertag im Schwimmbad (siehe Seite 69)
- Entspannung (siehe Seite 116)
- Akupunktur (siehe Seite 89)
- Chiropraktik (siehe Seite 88)
- Elektrotherapie (siehe Seite 67)
- Operationen (siehe Seite 119)

Arthrose der Wirbelsäule

Verschleißkrankheiten der Wirbelsäule sind die häufigsten Erkrankungen des Bewegungsapparates überhaupt. Sie verursachen viele Fehltage in Büros und Betrieben und sind schon bei 50 Prozent der Menschen über 40 Jahren nachweisbar. Auch hier gilt, daß einseitige und übermäßige Belastungen wie schwere körperliche Arbeit oder Leistungssport den natürlichen Alterungsprozeß der Wirbelsäule beschleunigen können. Der aufrechte Gang mutet dem Menschen ohnehin eine starke Inanspruchnahme seiner Wirbelsäule zu.

> **Welches sind die ersten Symptome?**
>
> - Sie kommen morgens nur mit Schmerzen aus dem Bett. Der Rücken ist verkrampft
> - Bei Belastung steigert sich der Schmerz und verläßt Sie eigentlich nie so recht
> - Manchmal strahlen die Schmerzen auch in die Beine aus

Bei jedem Menschen treten im Alter zunehmende Verschleißerscheinungen auf. Sie zeigen sich in der verminderten Fähigkeit der Bandscheiben, in Ruhephasen genügend Flüssigkeit zurückzuholen (siehe Seite 15). Als

Folge werden die Bandscheiben brüchig, bekommen Risse und sind nicht mehr elastisch genug, um die Belastung abzufangen, die auf ihnen ruht. Die Bänder verknöchern, und es entstehen Spangen zwischen den Wirbeln. So kann allmählich die gesamte Wirbelsäule versteifen und alle Bewegungen einschränken.

Wann zum Arzt/ welche Untersuchungen?

Alle Beschwerden sollten abgeklärt werden. Röntgenuntersuchungen (siehe Seite 32) können das Ausmaß bestehender Verschleißerscheinungen zeigen.

Der Hexenschuß

Der Hexenschuß ist eine akute Verblockung der Wirbelsäule, die oft durch Fehlhaltungen, ungewohnte oder drehende Bewegungen ausgelöst wird. Er kann auch seelische Ursachen (zum Beispiel Überlastung) haben.

Plötzliche einschießende Schmerzen in das Kreuz machen jede Bewegung unmöglich, der Rücken verspannt sich und die Wirbelsäule stellt sich im Kreuz steil. Die Körperhaltung ist „wie vor Schreck gelähmt" und „man will flüchten, kann aber nicht". Sie spüren, „es sitzt Ihnen im Kreuz".

Ihr Arzt sollte abklären, ob es sich nicht um einen Bandscheibenvorfall handelt, der besonderer Behandlung bedarf. Meist verschwindet der Hexenschuß von selbst: Ruhe, Wärme und Entspannung können dabei helfen. Akupunktur ist ebenfalls nützlich. Es kann auch eine Behandlung mit Medikamenten nötig werden, zum Beispiel mit Tabletten oder Spritzen.

Manche Menschen neigen zum wiederholten Hexenschuß. Oft sind es seelische Ursachen, die dahinterstehen (siehe Seite 113). Eine psychotherapeutische Behandlung und das Erlernen von Möglichkeiten, mit dem Schmerz umzugehen, sind ratsam.

Was tun?

Wichtig ist, daß Sie sich in Bewegung halten, auch wenn Ihnen das bei zunehmender Steifheit schwer fallen mag (siehe auch den Ratgeber „Rückenschmerzen", herausgegeben von der Stiftung Warentest). Stützmieder können zwar in akuten Belastungssituationen sinnvoll sein, allgemein mindern sie jedoch die eigene Muskelstütze und sind daher nur in besonderen Lebenslagen sinnvoll.

- Medikamente bei starken Schmerzen (siehe Seite 72)
- Bäder und Kuren (siehe Seite 71)
- Sauna (siehe Seite 65)
- Elektrotherapie (siehe Seite 67)
- Bewegungsübungen und Gymnastik (siehe Seite 68)
- Sport (siehe Seite 69)
- Operationen (siehe Seite 119)

Weichteilrheuma

Bei ziehenden Schmerzen in der Muskulatur, vor allem des Rückens, vermuten die meisten Menschen Rheuma. Alle nicht zu deutenden Schmerzzustände werden dann einfach unter diesen Begriff gefaßt. Dabei ist Rheuma zumeist eine Erkrankung der Gelenke, kann allerdings in besonderen Fällen auch die Weichteile, also Muskeln, Sehnen und Haut betreffen.

Muskelverspannungen (Tendomyosen)

Nahezu jeder Mensch hat schon einmal Verspannungen der Muskulatur erlebt. Sie gehen meist mit ein wenig Ruhe, Wärme und Entspannung von selbst zurück.

Dauerhafte Verspannungen sind nicht minder häufig, gehören sogar zu den häufigsten „Rheuma"-Beschwerden überhaupt. Sie sind zwar schmerzhaft und sehr anhänglich, aber harmlos.

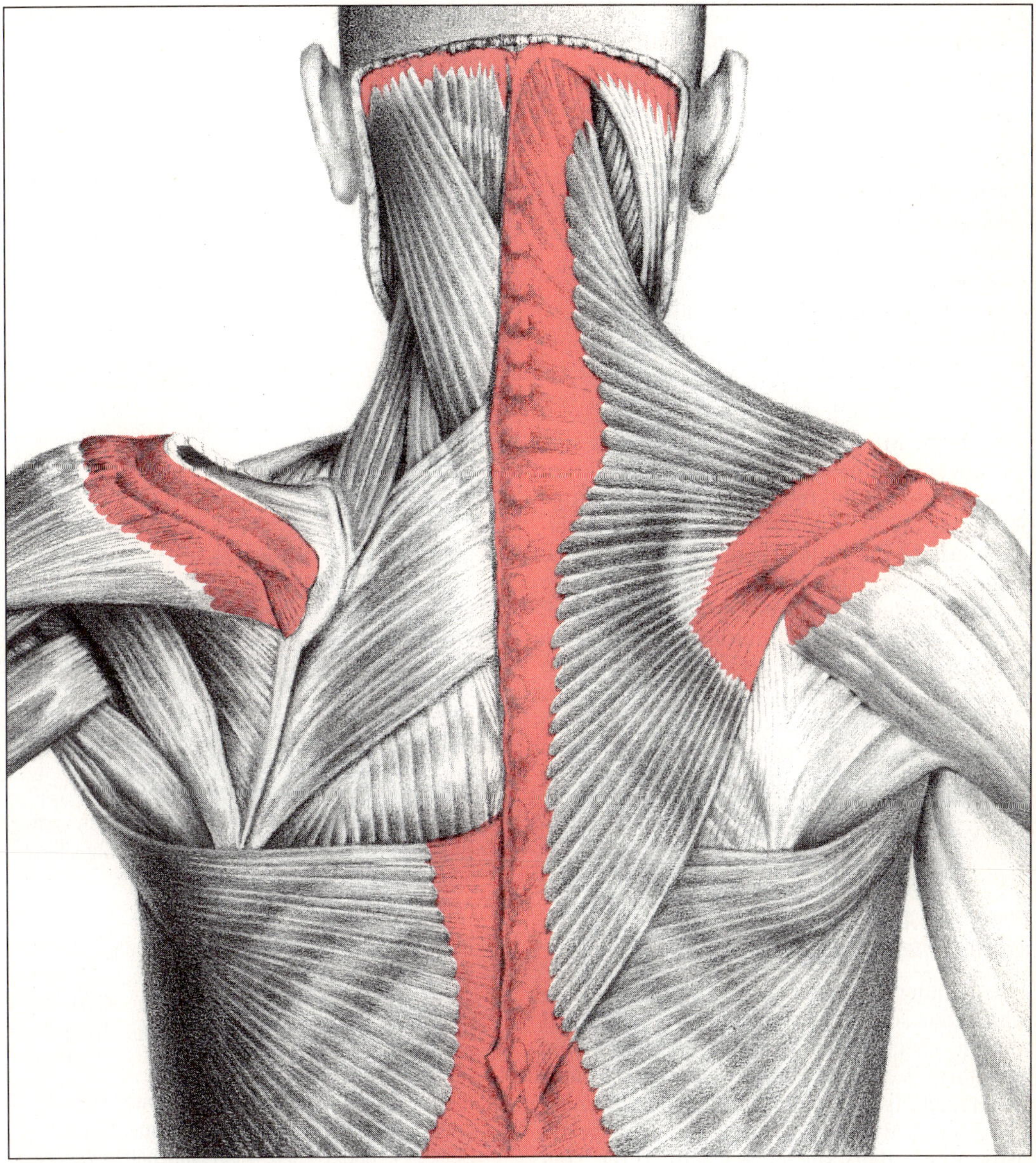

Muskulatur des Rückens und Sehnenansätze: *Die Muskulatur des Rückens besteht aus mehreren Schichten, die in verschiedene Richtungen verlaufen und flach übereinander liegen. Die Ansätze der Muskelschichten (rot), die fast immer an Knochenvorsprüngen enden, können bei Verspannungen schmerzen. Links ist die tiefere Muskelschicht und rechts die äußere, direkt unter der Haut liegende Schicht zu sehen.*

Welches sind die ersten Symptome?

- Besonders an den Schultern treten schmerzhafte Verhärtungen auf, die nicht mehr von allein verschwinden
- Wenn Sie körperlich arbeiten, sich einseitig belasten, müde und bedrückt sind und Ihnen kalt ist, werden die Beschwerden schlimmer
- Wärme und Entspannung bessern Ihre Schmerzen
- Sie haben häufiger als sonst Kopfschmerzen, besonders im Hinterkopf

Chronische Muskelverspannungen bilden sich vor allem dann, wenn Fehlhaltungen, zum Beispiel ein Hohlkreuz, besteht. Einseitige beziehungsweise schwere körperliche Belastung erhöht die Haltearbeit, die die Muskeln leisten müssen. Die Folge sind dauerhafte Krampfzustände. Auch weniger anstrengende, aber monotone Körperhaltungen wie beim Schreibmaschine- und Computerschreiben oder auch beim Klavierspielen können Verkrampfungen hervorrufen. Solche Krämpfe bewirken eine Minderdurchblutung im Muskel, die ihrerseits die Schmerzen verstärkt und Sie in einen „Teufelskreis" von Schmerzen und Verkrampfungen führt.

Wann zum Arzt/ welche Untersuchungen?

Alle Schmerzzustände und besonders Kopfschmerzen sollten von einem Arzt abgeklärt werden. Nicht immer handelt es sich um harmlose Verspannungen. Die körperliche Untersuchung (siehe Seite 29) und ergänzend eine Elektromyographie (siehe Seite 34) geben Aufschluß über die Ursachen Ihrer Beschwerden.

Was tun?

Da einer der Auslöser für chronische Verspannungen die einseitige und übermäßige Belastung ist, sollte der erste Schritt für Sie sein, Ihren Arbeitsplatz und Ihre Freizeit- und Sportgewohnheiten zu überprüfen. Manchmal sind es nur kleine Änderungen, die aber eine große Wirkung haben. So kann es günstig sein, Aktenordner und Handbücher, die Sie am Schreibtisch oft brauchen, entweder so nah heranzustellen, daß Sie sie nicht – zur Seite gedreht – heranheben müssen, oder noch besser, diese Dinge so weit wegzustellen, daß Sie aufstehen müssen, um sie zu holen. So müssen Sie sich bewegen und vermeiden gleichzeitig „falsche" Handhabungen.

Das Schulter-Arm-Syndrom

Beim natürlichen Verschleiß der kleinen Wirbelgelenke können sich Knochenspangen bilden, die die Beweglichkeit der Wirbelsäule einschränken.

Besonders an der Halswirbelsäule wirkt sich dies intensiv aus: Die Zwischenwirbellöcher verengen sich und die austretenden Nerven kommen in Platznot und unter Druck.

Auch die dort befindlichen Blutgefäße geraten in die Enge. Abhängig vom Ausmaß der Einengung entstehen Schmerzen. Sie strahlen in verschiedene Richtungen aus. Kopfschmerzen, Übelkeit, Sehstörungen, Schwindel, Hörstörungen, Gesichtsschmerzen und Druckbeschwerden am Hinterkopf sowie Nacken- und Schulterschmerzen, die bis in die Ellenbogen gehen, können die Folge sein.

Bei einer akuten Verblockung oder einem Bandscheibenvorfall der Halswirbelsäule können ein steifer Schiefhals und meist einseitige Bewegungs- und Gefühlsstörungen der Arme die Folge sein.

In der Akutsituation können schmerzstillende und muskelentspannende Medikamente (siehe Seite 72) nötig werden. Ansonsten helfen Wärme (siehe Seite 65), Elektrotherapie (siehe Seite 67) und Entlastung durch eine Halskrawatte. Leichte Massagen helfen, Verspannungen zu lockern. Zu lernen, mit dem Schmerz umzugehen und sich zu entspannen, ist besonders wichtig (siehe Seite 116).

Seelischer Druck kann sich in körperlicher Anspannung äußern. Kennen Sie das Gefühl, daß Ihnen „etwas im Nacken sitzt"? Diesen Streß zu bemerken, ihm begegnen zu wollen, kann schon der erste Schritt zu einer wirkungsvollen Änderung sein. Kuraufenthalte zum Beispiel (siehe Seite 71) können Ihnen zu einer dauerhafteren Entspannung verhelfen, wenn Sie bereit sind, das dort Erlernte in Ihren Alltag einzubauen.

Medikamente sollten Sie nur im äußersten Fall, das heißt allenfalls bei sehr starken Schmerzzuständen einnehmen. Sie sind fast nie notwendig.

- Wärme (siehe Seite 65)
- Entspannung (siehe Seite 116)
- Richtig Sitzen (siehe Seite 97)
- Richtig Liegen (siehe Seite 95)
- Autogenes Training (siehe Seite 117)
- Massage (siehe Seite 69)
- Bewegung und Gymnastik, vor allem Unterwassergymnastik (siehe Seite 68)
- Schwimmen (siehe Seite 69)
- Psychotherapie (siehe Seite 113)

Sehnenrheuma (Tendopathie)

Andauernde Überlastung durch einseitige Tätigkeiten kann nicht nur die Muskeln schädigen, sondern auch die Sehnen in Mitleidenschaft ziehen. Seelische Belastungen können ebenfalls an verschiedenen Muskeln und Sehnen „zerren".

Am bekanntesten ist die Überlastung des Ellenbogens – der „Tennisellenbogen" –, über den die Tennisspieler klagen. Auch andere Sportler wie Golfer, Tischtennis-, Volleyball- und Handballspieler können davon „ein Lied singen". Am häufigsten aber besteht ein Zusammenhang mit bestimmten Arbeitsabläufen wie Fließbandarbeit, Maschineschreiben, Malerarbeiten oder Arbeiten an Strickmaschinen. Auch im Bereich der Halswirbelsäule können sich durch einseitige Körperbelastungen Sehnenanspannungen auswirken, besonders wenn sie durch Abnutzung oder Fehlstellung vorgeschädigt ist.

Welches sind die ersten Symptome?

- Im Frühstadium schmerzt beim Ballen der Faust und bei Anspannung des Unterarmes der Ellenbogen
- Später schmerzt der Unterarm auch in Ruhe sehr stark
- Sie halten den Arm unwillkürlich an den Körper gezogen, um ihn zu schonen und vermeiden, ihn zu benutzen

Die Ursachen für solche Reizzustände der Sehnen können die durch übermäßige Belastung des Muskels entstehenden chronischen Entzündungen sein. Verkalkungen können die Folge sein, die wiederum einen Reizzustand auslösen können. So ist es verständlich, daß nur der Wechsel zwischen Anstrengung und ausreichender Ruhe vorbeugend und hilfreich ist.

Wann zum Arzt/ welche Untersuchungen?

Alle Schmerzzustände sollten Sie vom Arzt beurteilen lassen. Die körperliche Untersuchung (siehe Seite 28) allein gibt in diesem Fall schon genügend Aufschluß über die Ursache Ihrer Beschwerden. Nur selten wird eine Röntgenaufnahme notwendig sein. Eventuell ist sie zur Abklärung von Halswirbelsäulenschäden angebracht.

Was tun?

Sie werden selbst merken, daß Ihnen Wärme und Ruhe guttun. Beim Liegen können Sie Ihren schmerzenden Arm mit einem weichen Polster abstützen. Gleichzeitig wärmt das Kissen auch. In einem akuten Schmerzanfall sind allerdings Kälteanwendungen günstiger, da Wärme den Entzündungsprozeß noch aktiviert. Der Arm sollte nicht belastet, auch nicht massiert oder sonstwie be„hand“elt werden. Im schlimmsten Fall kann es sogar nötig werden, zur vorübergehenden Ruhigstellung einen Gipsverband anzulegen, der aber nur wenige Tage liegenbleiben sollte. Zur Stütze des Ellenbogens und Ruhigstellung kann auch ein fachlich gut angelegter elastischer Verband helfen.

Mit Medikamentenbehandlung sollte man immer zurückhaltend sein. Vor allem Kortison-Spritzen in die Gelenke bewirken zwar kurzfristig bei Schmerzen „wahre Wunder“, doch ersetzen sie nicht die notwendige physikalische Therapie (Wärme, Ruhe). Bei chronischen Beschwerden ist eine Spritzenbehandlung mit Kortison eher schädlich als hilfreich, denn sie kann die Sehnen dauerhaft schädigen. Also Vorsicht!

- Kälte im akuten Stadium (siehe Seite 64)
- Wärme bei chronischen Beschwerden (siehe Seite 65)
- vorübergehende Ruhigstellung im akuten Stadium
- danach gezielte Bewegungsübungen (siehe Seite 68)
- Elektrotherapie (siehe Seite 67)
- Ultraschall (siehe Seite 67)
- Entspannungsübungen (siehe Seite 116)

Rheuma der Schulter (Periarthropathia humeroscapularis)

Die Beweglichkeit der Schulter und des Arms können nicht nur durch chronische Muskelverspannungen schmerzhaft beeinträchtigt werden, sondern auch durch Alterung der Sehnen und Bänder des Schultergelenks. Verschleißende Sehnen und Bänder werden – wie alternde Gummibänder – brüchig und sie verlieren ihre Elastizität. Das macht sie anfällig für Überlastungen sowohl körperlicher als auch seelischer Art. Die durch solche Belastungen ständig angespannt-verkrampften Muskeln zerren an den Sehnen und überdehnen sie. Sie können dabei auf Dauer sogar einreißen.

Mindestens zehn Prozent aller Menschen – Frauen und Männer etwa gleich häufig – werden von der Periarthropathie betroffen. Meist beginnen die Beschwerden um das 60ste Lebensjahr. 20 Prozent aller Betroffenen haben dauerhaft unter Beschwerden zu leiden, bei allen anderen treten sie nur einmal oder wenige Male auf.

Welches sind die ersten Symptome?

- Ihre Schulter beginnt zu schmerzen, manchmal ohne Grund, im Schlaf, beim Liegen oder Anheben des Arms
- Die Bewegungsmöglichkeiten Ihres Arms sind zunehmend eingeschränkt, besonders seitlich und über die Schulter hinauf läßt er sich nicht heben
- Sie haben Schwierigkeiten bei normalem Heben und Tragen
- Beim Betasten tut die Schulter weh

Wann zum Arzt/ welche Untersuchungen?

Schmerzen sollten immer abgeklärt werden. Es ist wichtig zu erkennen, ob es sich um eine Verschleißkrankheit der Sehnen und Bänder handelt oder ob eine Arthrose des Gelenkes vorliegt. Die Behandlung ist zwar im Wesentlichen gleich, aber ein stark verschlissenes Gelenk könnte nötigenfalls auch operiert werden.

Die körperliche Untersuchung (siehe Seite 28) gibt die ersten Hinweise, die Röntgenuntersuchung (siehe Seite 32) grenzt die mögliche Arthrose ab.

Was tun?

Solange Sie keine akuten Beschwerden haben, hilft Wärme in den verschiedenen Anwendungsformen. Sie können Packungen mit Fango machen, in die Sauna gehen, warm baden, Unterwassergymnastik betreiben,

Elektrotherapie oder Ultraschall anwenden lassen. Besonders wichtig ist die gezielte Krankengymnastik. Indem Sie Kälte, Zugluft und übermäßige Belastungen meiden, können Sie wirkungsvoll vorbeugen.

- Wärme (siehe Seite 65)
- Elektrotherapie (siehe Seite 67)
- Ultraschall (siehe Seite 67)
- Bewegung und Gymnastik (siehe Seite 68)

Entzündliches Muskelrheuma (Polymyalgia rheumatica, Arteriitis temporalis, Riesenzellarteriitis)

Das entzündliche Muskelrheuma ist eine seltene Krankheit, die zwei- bis dreimal häufiger bei Frauen und fast immer jenseits des 60sten Lebensjahres auftritt. Die Ursache dieser Rheumaform ist unbekannt. Was sich nachweisen läßt, ist eine Entzündung der Wände der Blutgefäße, besonders im Bereich der Hauptschlagader und manchmal auch der Schläfenschlagader, die dann stark geschlängelt an der Schläfe zu sehen ist.

Welches sind die ersten Symptome?

- Innerhalb weniger Tage treten plötzlich starke und andauernde Schmerzen beidseits im Bereich des Nackens, der Schultern, der Oberarme, im Becken und an den Beinen auf
- Besonders morgens und nachts quälende Schmerzen, die Sie steif und unbeweglich machen
- Sie haben Fieber, fühlen sich matt, abgespannt, niedergeschlagen und krank
- Manchmal tritt die Schlagader an der Schläfe hervor. Sie leiden dann auch an Kopfschmerzen, Seh- und Hörstörungen
- Sie fühlen sich manchmal nicht einmal mehr stark genug, um die Arme zu heben oder Treppen zu steigen

Unbehandelt können sich die Symptome zu unerträglichen Schmerzen steigern. Wenn die Schläfenschlagader von der Entzündung mitbetroffen ist, kann es sogar zur Erblindung, zum Verlust des Gehörs und durch Durchblutungsstörungen des Gehirns zum Schlaganfall kommen. Bei etwa einem Fünftel der betroffenen Personen schmerzen auch vorübergehend die Gelenke.

Wann zum Arzt/ welche Untersuchungen?

Alle plötzlichen Schmerzerscheinungen sollten abgeklärt werden. Bei der körperlichen Untersuchung (siehe Seite 28) wird sich meistens zeigen, daß Ihre Gelenke gesund sind und nicht wehtun. Die Muskeln sind aber ausgesprochen schmerzhaft, besonders wenn Sie sich aktiv bewegen. Die neurologische Untersuchung (siehe Seite 30) wird normal ausfallen. Bei der Blutuntersuchung (siehe Seite 30) wird sich zeigen, daß die Blutsenkung auffallend schnell ist. Rheumafaktoren (siehe Seite 31) finden sich keine, aber die Blutsenkung (siehe Seite 30) ist erhöht.

Manche Krebskrankheiten können ähnliche Erscheinungen auslösen wie das entzündliche Muskelrheuma. Ihr Arzt wird entsprechende Untersuchungen veranlassen.

Was tun?

Es gibt wenig an ursächlicher Behandlung, die Sie selbst durchführen können. Das Wichtigste ist die medikamentöse Therapie mit Kortison. Sie ist die einzig wirksame und greift sofort. Kortison sollte in den nächsten Wochen allmählich reduziert werden. Die Behandlung kann sich bei immer weiterem Absenken der Medikamentendosis über zwei bis drei Jahre hinziehen. Greifen Sie nicht selbst in die Behandlung ein, denn bei allzu schnellem Absetzen des Kortisons kann es zu schweren Rückfällen kommen.

- Medikamente (siehe Seite 72)
- nach Abklingen der Entzündung Bewegung und Gymnastik (siehe Seite 68)
- Akupunktur (siehe Seite 89)

Muskelschmerzen als Medikamentennebenwirkung

Verschiedene Medikamente und auch das Absetzen von Arzneimitteln, die über lange Zeit eingenommen wurden, können Krankheitserscheinungen wie beim Lupus erythematodes (siehe Seite 46), aber auch weichteilrheumatische Beschwerden (siehe Seite 52) auslösen. Um das zu erkennen, braucht es jedoch ein umfangreiches Spezialwissen, über das die meisten Ärzte nicht verfügen können. Im Zweifelsfall sollten Sie sich an einen internistisch ausgebildeten Rheumatologen (siehe Seite 26) oder an ein Rheumazentrum (siehe Seite 140) wenden. Die Ursache für solche Medikamentenreaktionen sind nicht eindeutig geklärt.

Wann zum Arzt/ welche Untersuchungen?

Wenn Sie Schmerzen haben, sollten Sie sich immer untersuchen lassen. Ihr Arzt sollte Sie im Gespräch nach Medikamenten befragen. Falls Sie mehrere Präparate einnehmen, bringen Sie sie einfach zum Arztbesuch mit, damit Ihnen keines entfällt. Auch die „Pille" ist ein Medikament! Nach dem Absetzen des jeweiligen Präparates verschwindet das „Rheuma" von selbst und hinterläßt auch keine Schäden. Wenn aber tatsächlich ein Lupus erythematodes die Ursache Ihrer Beschwerden ist, können sich alle Symptome möglicherweise durch die unten aufgeführten Medikamente auch verschlimmern.

Medikamentenwirkstoffe, die Rheumabeschwerden auslösen können

Auf dem Beipackzettel steht hinter dem Präparatenamen der Wirkstoff Ihres Medikaments beschrieben. Im folgenden finden Sie die Inhaltsstoffe aufgelistet, die Rheumabeschwerden auslösen können:

- Antibiotika wie zum Beispiel Penicillin, Streptomycin, Tetracyclin, Isoniazid, Sulfonamide, Griseofulvin, Nitrofurantoin
- Mittel gegen Epilepsie wie zum Beispiel Phenytoin, Hydantoin, Primidon, Trimethadion, Ethosuximid
- Mittel gegen Herzrhythmusstörungen wie zum Beispiel Procainamid, Practolol
- Mittel gegen hohen Blutdruck wie zum Beispiel Reserpin, Alpha-Methyldopa, Hydralazin, Propanolol, Sotanol
- Psychopharmaka wie zum Beispiel Chlorpromazin
- Mittel gegen zuviel Magensäure wie zum Beispiel Cimetidin
- Mittel zum Senken der Blutfettwerte wie zum Beispiel Clofibrat
- Mittel zum Senken zu hoher Schilddrüsenwerte wie zum Beispiel Thiouracil
- Zellgifte (Zytostatika) wie zum Beispiel Vincristin
- Mittel gegen Rheuma (Basistherapeutika) wie zum Beispiel Gold, D-Penicillamin, Chloroquin (siehe Seite 78)
- Verhütungsmittel, d.h. alle „Pillen"
- Abführmittel und Entwässerungsmittel, die dem Körper Kalium entziehen
- langdauernde Verwendung von Schlafmitteln, die zum Beispiel Barbiturate enthalten
- kortisonhaltige Medikamente (siehe Seite 77)

Auch das Absetzen von kortisonhaltigen Präparaten, die über längere Zeit hinweg eingenommen worden sind, kann zum Auftreten von rheumaähnlichen Beschwerden wie Gelenkschwellungen und Muskelschmerzen führen. Wenn Sie, falls es nötig ist, dann wieder Kortison einnehmen, werden die Beschwerden verschwinden. Diese Besserung muß aber kein Beweis dafür sein, daß Kortison wirklich gebraucht wird. Die Beschwerden beim Absetzen von Kortison nach langer Therapiedauer entsprechen vielmehr dem Bild eines „Drogen-Entzugs".

Verschiedene Krankheiten wie die Parkinson'sche Krankheit, Unterfunktion der Schilddrüse, Krebskrankheiten beziehungsweise seelische Belastungen und zu wenig

Kalium im Blut können ebenfalls rheumaähnliche Zustände verursachen.

Vom Silikon ist bekannt, daß es, wenn es pur in den Körper gespritzt wird, Krebs und Autoimmunkrankheiten auslösen kann. Es ist also auch möglich, durch Silikon Rheuma zu bekommen. Alle Untersuchungen deuten jedoch zur Zeit darauf hin, daß das nur passieren kann, wenn das Silikon direkt mit dem Körpergewebe in Kontakt kommt. Aus den mit Silikon gefüllten Brustprothesen zum Brustaufbau nach Krebsoperationen und zur Brustvergrößerung können zwar winzigste Mengen von Silikon austreten, doch ist es bisher nicht nachgewiesen, daß bei diesen Frauen Rheuma häufiger ist als bei anderen Frauen. Um jedoch vorzubeugen, sollten Prothesen verwendet werden, die doppelwandig sind oder eine Kochsalzlösung als Füllung enthalten. Dann kann nichts passieren.

Die Gicht

Die Gicht ist die häufigste der Krankheiten, bei denen sich Kristalle in den Gelenken ablagern, die vom Stoffwechsel nicht genügend abgebaut werden können. Diese Kristalle verursachen akute und sehr schmerzhafte Entzündungen, denn der Körper versucht, sie mit Hilfe der weißen Blutkörperchen zu zerkleinern und zu entfernen. Die Kristalle, die sich speziell bei der Gicht ablagern, entstehen aus Harnsäure, die normalerweise durch die Nieren ausgeschieden wird.

Seit dem Altertum ist die Gicht bekannt, schon Hippokrates hat sie genau beschrieben. Sie ist eine der typischen Wohlstandskrankheiten, die allerdings nur erblich vorbelastete Personen trifft. Männer haben 10 bis 20mal häufiger als Frauen Gicht; den ersten Gichtanfall bekommt man meist um das 40ste Lebensjahr herum. Bis zu 20 Prozent der Gesamtbevölkerung in Europa haben erhöhte Harnsäurespiegel im Blut und können unter Umständen Gicht bekommen. Daß Umweltfaktoren eine Rolle spielen, ist offensichtlich, denn während Notzeiten ist die Gicht sehr selten, aber zum Beispiel nach dem Krieg hat sie mit steigendem Wohlstand in Europa um das Zehnfache zugenommen.

Andere Stoffwechselkrankheiten, wie etwa die Zuckerkrankheit und chronischer Alkoholismus, können den Harnsäurespiegel im Blut ebenfalls steigern. Übergewichtige, die häufig noch zusätzlich andere Risikofaktoren wie zu hohen Blutdruck, zu hohe Blutfette und Arteriosklerose haben, gehören ebenfalls zur Risikogruppe. Lassen Sie sich von Ihrem Arzt über Ihre Blutwerte informieren und Ihr Risiko beurteilen, Gicht zu bekommen!

Aus drei Gründen kann die Konzentration von Harnsäure über das Normalmaß hinaus ansteigen: weil sie nicht genügend über die Nieren ausgeschieden, zuviel Harnsäure im Blut gebildet oder weil sie durch einen Stoffwechseldefekt nicht genügend abgebaut wird.

Der Dicke aber „Autsch! mein Bein!“ Hat wieder heut' das Zipperlein

Mit spitzer Feder und schadenfroh sagt's Wilhelm Busch aus seiner Sicht: „Prassen bringt Gicht!“

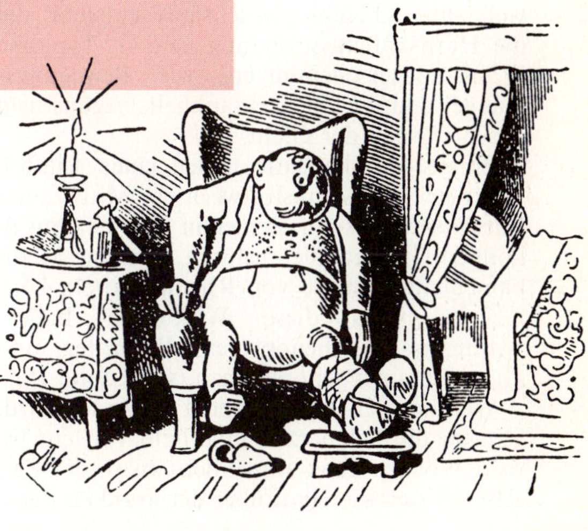

Die Ausscheidung über die Niere kann durch Nierenkrankheiten oder zuviel Alkoholkonsum eingeschränkt werden. Ein Abbauprodukt des Alkohols, die Milchsäure, hemmt außerdem die Ausscheidung der Harnsäure und säuert die Körpergewebe an, was die Neigung zur Kristallbildung erhöht.

Zuviel Harnsäure kann als Folge falscher Ernährung ins Blut gelangen. Besonders solche Nahrungsmittel, die relativ viel Purin, also bestimmte Eiweißbestandteile (siehe Seite 111), enthalten, werden bei der Verdauung auch in Harnsäure abgebaut und können kritisch werden.

Welches sind die ersten Symptome?

- Sie bekommen, meist nachts, plötzlich rasende Schmerzen in einer Ihrer Großzehen – man nennt den Anfall Podagra, das heißt „Fuß in der Falle". Der Bereich um das Grundgelenk der Zehe ist wie zum Platzen angespannt, gerötet und so empfindlich, daß schon ein Lufthauch Schmerzen macht
- Sie haben Fieber und fühlen sich krank

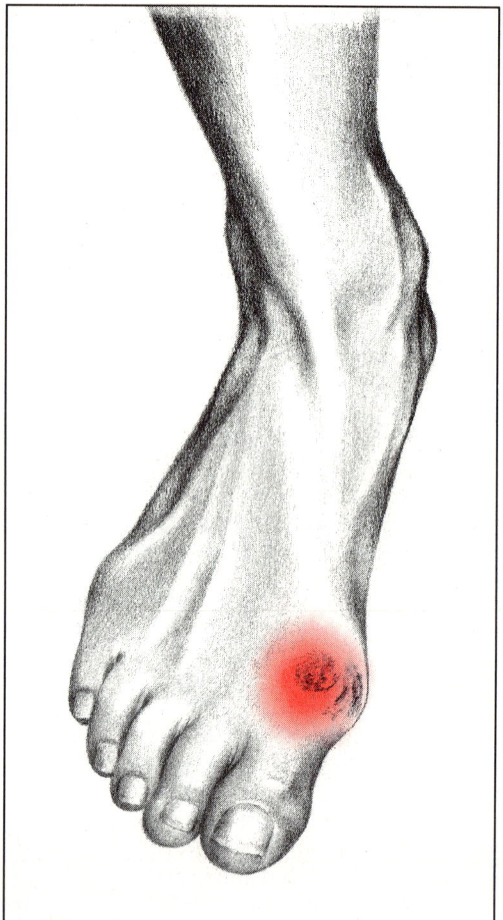

Akuter Gichtanfall: *Im akuten Gichtanfall schwillt das Grundgelenk der Großzehe schmerzhaft an und ist gerötet.*

Nicht nur purinhaltige Nahrungsmittel und Alkohol können bei denjenigen, die zur Gicht neigen, einen Anfall auslösen. Auch eine Fastenkur oder Hungern bei einem Magen-Darm-Infekt kann denselben Effekt haben, weil dabei ebenfalls Milchsäure entsteht, die die Harnsäureausscheidung hemmt. Typische Wohlstandserscheinungen, wie Bewegungsmangel und die Zuckerkrankheit, begünstigen das Auftreten der Gicht.

Einige Medikamente haben einen Einfluß auf den Harnsäurestoffwechsel. Mittel zum Entwässern, Insulin, Penicillin und Vitamin B_1 können Gichtanfälle auslösen. Einzelne Medikamentenwirkstoffe von Rheumamitteln können ebenfalls diese Wirkungen haben: Nifluminsäure, Fenoprofen, Ibuprofen und Phenylbutazon gehören dazu (siehe Seite 75).

Wenn der Gichtanfall nicht behandelt wird, klingen die Schmerzen innerhalb von ein bis zwei Wochen ganz allmählich ab. In der Zeit schuppt sich die Haut über der kranken Zehe. So schlimm die Schmerzen auch sind, sie sind nicht lebensbedrohlich. Nur dann, wenn die Gicht gar nicht behandelt wird, können bei immer wiederkehrenden Anfällen Gelenkzerstörungen auftreten. Auch in Weichteilen des Körpers können sich unter diesen Umständen nach Jahren Harnsäurekristalle als kleine Knötchen ablagern. Gefährlich sind die Ablagerungen von Harnsäurekristallen und -steinen nur in den Nieren. Diese werden durch die dann entstehenden chronischen Entzündungen schwer geschädigt.

Wann zum Arzt/ welche Untersuchungen?

Bei jedem Schmerzanfall sollten Sie herausfinden lassen, was die Ursache ist. Ein Gichtanfall ist meist so typisch, daß er leicht zu erkennen ist. In der Blutuntersuchung (siehe Seite 30) läßt sich meist ein erhöhter Harnsäurespiegel finden, die Blutsenkungsgeschwindigkeit und die Zahl der weißen Blutkörperchen sind ebenfalls erhöht. In einem akuten Anfall kann die Harnsäure im Blut aber schon wieder niedrig sein. Röntgenbilder (siehe Seite 32) zeigen erst bei chronischer Gicht Veränderungen der Knochen und Gelenke. In jedem Fall sollten durch eine Urin- und eine Ultraschall-Untersuchung Ihre Nieren überprüft werden.

Wenn die Diagnose nicht eindeutig zu stellen ist, werden Zusatzuntersuchungen nötig: Mit einer Spritze wird aus dem betroffenen Gelenk ein wenig Gelenkflüssigkeit abgezogen. Wenn viele weiße Blutkörperchen und Harnsäurekristalle vorhanden sind, handelt es sich um Gicht.

Ihr Arzt wird Ihnen Medikamente verordnen (siehe Seite 81). Colchizin, der Wirkstoff der Herbstzeitlosen, wird schon seit Jahrhunderten gegen den akuten Anfall gegeben. Wegen der leichten Vergiftungsgefahr sollte man sich genau an die Anweisungen des Arztes halten. Unter Umständen kann es notwendig sein, starke Schmerzmittel zu verordnen. Nach dem Anfall kann die langfristige Einnahme von Medikamenten für Sie sinnvoll werden, vor allem, um Schäden an den Nieren vorzubeugen.

Was tun?

Im akuten Anfall können Sie sich selbst vorübergehend gut mit Kälte und Ruhe helfen. Je nachdem, wie Sie es vertragen, können Sie Ihren Fuß für 20 bis 30 Minuten in ein kaltes Tauchbad stellen und wenn der Fuß nicht mehr ganz so empfindlich ist, kalte Umschläge machen. Ruhe werden Sie von allein einhalten, da Sie auf dem betroffenen Fuß kaum laufen können. Vermeiden Sie in den Tagen nach dem Anfall alles, was eine erneute Attacke auslösen könnte (zum Beispiel falsche Ernährung, Hungern).

Auf die Dauer ist eine Umstellung Ihrer Ernährung eine sehr wichtige Maßnahme. Wenn die Harnsäurewerte, die in Abständen kontrolliert werden sollten, einen Wert von acht Milligramm pro zehn Milliliter Blut nicht überschreiten, kann es auch sein, daß Sie nicht einmal eine Medikamententherapie brauchen, sondern daß eine angemessene Ernährung allein ausreichend ist. Lassen Sie sich von Ihrem Arzt empfehlen, wie Ihr Speiseplan aussehen soll (siehe Seite 111). Wenn Sie Übergewicht haben oder erhöhte Blutfettspiegel, ist die Diät auch zur Gewichtsreduktion besonders wichtig.

- im Anfall Kälte (siehe Seite 64) und Ruhe
- Medikamente zur Anfalls- und Dauerbehandlung (siehe Seite 81)
- Ernährung (siehe Seite 110), bei Übergewicht Diät zum Abnehmen

Es stehen eine ganze Reihe von Behandlungsmöglichkeiten zur Verfügung – entscheidend ist, daß gezielt und zur richtigen Zeit gegen die Krankheit vorgegangen wird.

Behandlung

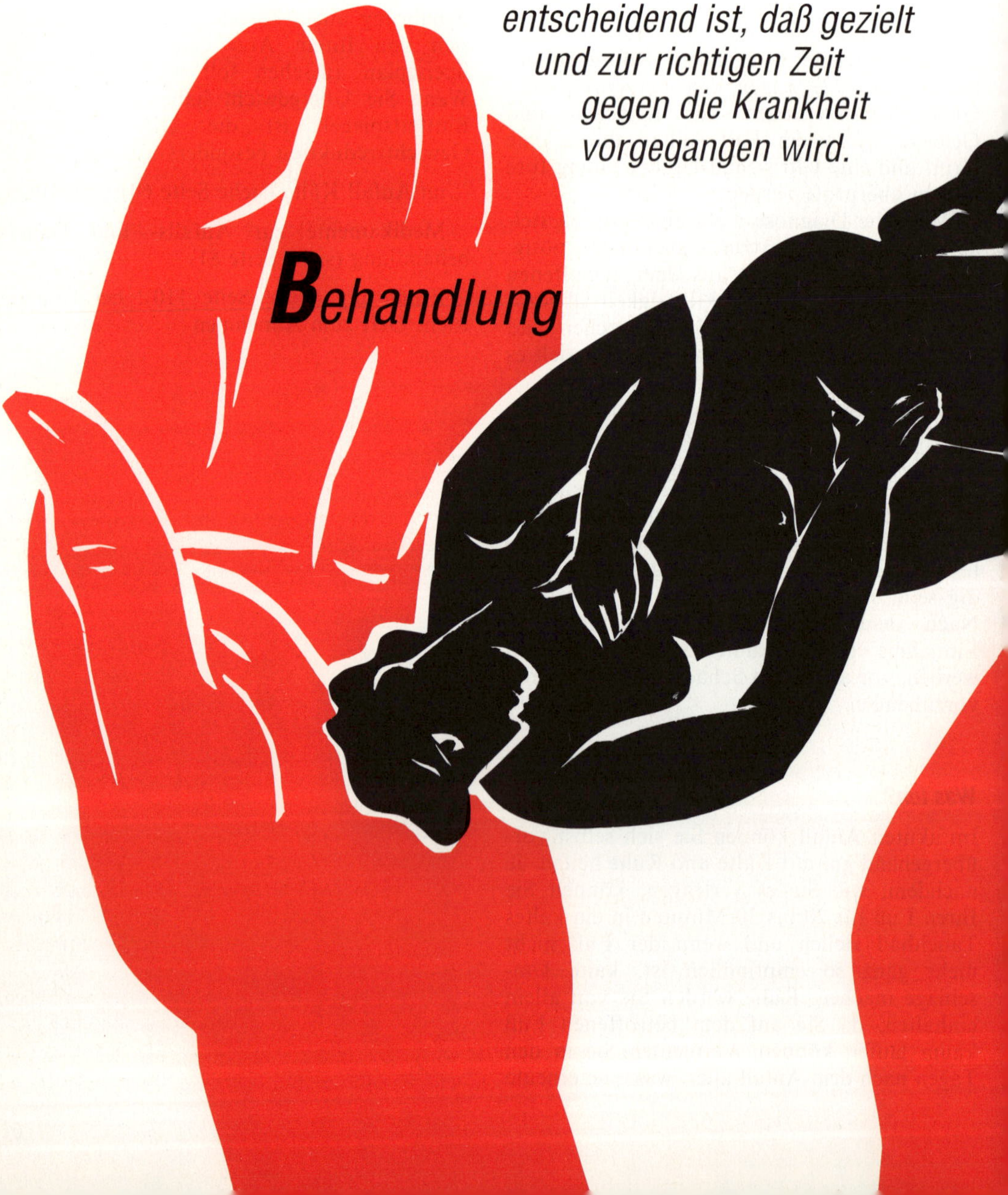

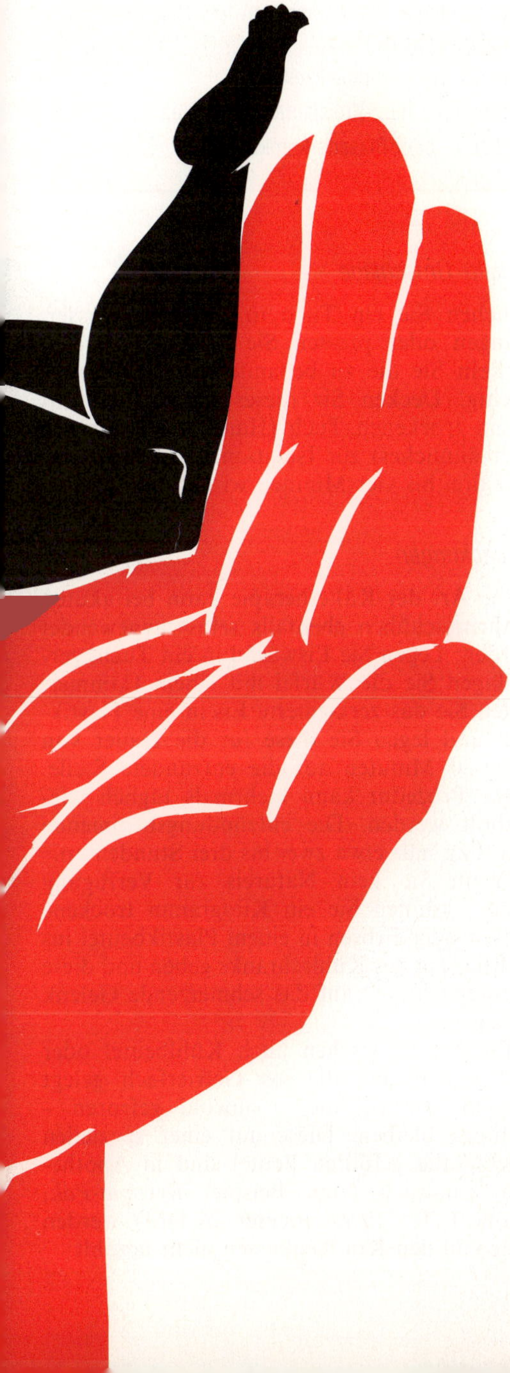

Physiotherapie (Physikalische Therapie)

Physikalische Therapien sind ein wichtiger Teil der Behandlung von rheumatischen Erkrankungen. Sie können helfen, die Beweglichkeit zu erhalten, man kann mit ihnen Schmerzen lindern, und sie können dazu beitragen, daß weniger Medikamente eingenommen werden müssen. Es gibt inzwischen so viele verschiedene physiotherapeutische Methoden – Gymnastik, Bewegungstherapie, Elektrotherapie, Behandlung mit Kälte oder Wärme, Massagen, Sport, Wasserbehandlungen und so weiter –, daß der behandelnde Rheumatologe oder Allgemeinpraktiker oft nicht weiß, welche dieser Behandlungen im speziellen Fall sinnvoll ist. Über die einzelnen Methoden gibt es häufig auch widersprüchliche Ansichten.

Fachleute unterscheiden zwischen aktiven und passiven physiotherapeutischen Maßnahmen. Aktive Maßnahmen sind solche, bei denen man selbst etwas tun muß: Bewegung, Sport, Gymnastik, isometrische Übungen. Passive Maßnahmen läßt man mit sich geschehen: Massagen, Packungen, Elektrotherapie, Kälte- und Wärmebehandlung.

Aktive Maßnahmen sind für die Behandlung wichtiger als passive.

Viele Ärzte haben Probleme beim Verschreiben von physiotherapeutischen Maßnahmen, weil damit nicht Krankheiten wie etwa die Polyarthritis behandelt werden, sondern nur bestimmte Beschwerden wie zum Beispiel Schmerzen. Ärzte wissen oft nicht genau, was wann verordnet werden sollte.

Lassen Sie sich nicht von Mitbetroffenen bestimmte Behandlungen einreden, nur weil sie denen geholfen haben. Eine Behandlung, die einem Patienten genutzt hat, kann bei einem anderen wirkungslos sein oder sogar großen Schaden anrichten. Gerade weil es so viele unterschiedliche Rheuma-Erkrankungen gibt, muß über die Behandlung ganz individuell entschieden werden. Deshalb sollte man sich nicht von anderen Rheuma-Betroffenen zu „Wunderkuren“ oder Behandlungen überreden lassen. Es gibt **kein** „Rezept“, das für **alle** Rheuma-Erkrankungen gleichermaßen gültig ist.

Wenn Sie selbst, zu Hause, physiotherapeutische Verfahren anwenden wollen, sollten Sie dies nicht eigenmächtig tun, sondern sich vom Arzt oder Physiotherapeuten zuvor genau erklären lassen, was für Sie sinnvoll ist.

Wozu Physiotherapie (auch physikalische Therapie genannt)?

- Zur Schmerzlinderung
- Zur Muskelentspannung
- Zur Kräftigung der Muskeln
- Zur Verbesserung der Beweglichkeit
- Zur Förderung der allgemeinen Abwehrkräfte
- Zur Fitneß
- Zur Verhütung von Fehlstellungen der Gelenke
- Zur Einsparung von Medikamenten

Kältebehandlung

Kühlende Sprays wirken bei kleineren Sportverletzungen in Sekundenschnelle schmerzlindernd. Auch bei akuten rheumatischen Entzündungen wird mit Kälte behandelt: Die Abkühlung der geröteten, geschwollenen Gelenke durch kühle Moorpackungen, Alkoholumschläge, Beblasen mit kalter Luft oder durch Aufenthalt in der Kältekammer wirkt sowohl schmerzlindernd als auch entzündungshemmend. Eine entzündungshemmende Wirkung kommt allerdings nur zustande, wenn die Kälte mindestens 20 bis 30 Minuten einwirkt (aber nicht in der Kältekammer!). Vor jeder Art von Kältebehandlung ist darauf zu achten, daß Ihr Körper nicht unterkühlt ist und daß Sie nicht frieren.

Es wird zwar manchmal behauptet, daß die Anwendung der Kältetherapie zu einem Knorpelwachstum oder Knorpelaufbau führt – dafür gibt es jedoch keinen seriösen Nachweis.

Kältebehandlung sollte nicht angewendet werden bei

Durchblutungsstörungen (zum Beispiel Raynaud'sche Krankheit, siehe Seite 46)

bestimmten Hautkrankheiten wie Sklerodermie (siehe Seite 47)

Kälteüberempfindlichkeit

schweren Herz-Kreislauferkrankungen

Nieren- oder Blasenerkrankungen

Eiskalte Umschläge

Tauchen Sie ein Tuch in eiskaltes Wasser, wringen oder pressen Sie es aus und umwickeln Sie die zu behandelnde Stelle breitflächig. Decken Sie dieses kalte Tuch mit einem trockenen Tuch (Handtuch, Badetuch oder ähnliches) zur Isolation nach außen ab. Nur drei bis vier Minuten wirken lassen!

Eispackungen

Diese Art der Kältetherapie kann bei akuten Arthritisschüben ebenfalls selbst angewendet werden: Legen Sie Eiswürfel in ein Tuch, zerschlagen Sie die Würfel mit einem Hammer, füllen Sie das zerkleinerte Eis in eine Plastiktüte und legen Sie diese für die Dauer von etwa 20 Minuten auf die entzündete Stelle. Diese Prozedur kann mehrmals täglich wiederholt werden. Die entzündungshemmende Wirkung hält etwa zwei bis drei Stunden an.

Wenn Sie kein Natureis zur Verfügung haben, können Sie ein Kilogramm trockene Linsen oder Erbsen in einem Plastikbeutel ins Gefrierfach des Kühlschranks geben und diese „Kältepackung“ auf das schmerzende Gelenk auflegen.

Es gibt inzwischen auch Kühlbeutel oder Kältepackungen, die ins Gefrierfach gelegt werden können und – obwohl gefroren – formbar bleiben. Diese mit einer speziellen Chemikalie gefüllten Beutel sind in Apotheken erhältlich (zum Beispiel *Kryopin-Pak*, Größe 1,20 x 19 Zentimeter, 29 DM), werden aber von den Krankenkassen nicht bezahlt.

Achtung: Zum Schutz vor Erfrierungen müssen Sie zwischen Haut und Plastiktüte immer ein dünnes, trockenes Tuch legen!

Kaltlufttherapie

Mit einem speziellen Gerät wird sehr kalte Luft oder gasförmiger Stickstoff (minus 140–160 Grad Celsius) ein bis drei Minuten lang auf den entzündeten Bereich geblasen. Wegen der Gefahr von Erfrierungen darf der Luftstrom nicht unbewegt auf dieselbe Stelle gerichtet werden: man sollte während der Behandlung das Gelenk ständig bewegen. Mit der Kaltlufttherapie werden ähnliche Ergebnisse wie mit der Eispackung erzielt. Die Unterkühlung hält jedoch nicht so lange an und dringt nicht so tief ein. Bei unsachgemäßer Behandlung besteht die Gefahr von oberflächlichen Erfrierungen.

Kältekammern

Manche Rheumakliniken sind mit Kältekammern ausgerüstet, in denen sich Patienten für eine halbe bis drei Minuten bei minus 110 Grad Celsius aufhalten. Zum Schutz vor Erfrierungen müssen dabei jedoch Ohren- und Mundschutz, Handschuhe und geschlossene Schuhe getragen werden. Diese Therapie führt bei Patienten mit chronischer Polyarthritis zu einer Schmerzlinderung und zu ausgeprägtem Bewegungsdrang.

Wärmebehandlung

Erwärmung der Muskeln führt über die Erweiterung der Blutgefäße zu einer besseren Versorgung mit Nährstoffen, zu allgemeiner Entspannung und zur Schmerzlinderung.

Eine Behandlung mit Wärme ist sinnvoll bei nichtentzündlichen Rheuma-Erkrankungen, also bei Arthrosen, bei Verschleißerscheinungen der Wirbelsäule und bei Weichteilrheumatismus. Bei allen akut-entzündlichen Erkrankungen sollte nicht mit Wärme behandelt werden.

Es gibt ganz unterschiedliche Formen der Wärmebehandlung: Wärmeflaschen, Teilbäder, Vollbäder, Sauna, Paraffinpackungen, Moorpackungen, Fangopackungen, Heublumenwickel, Hochfrequenztherapie, Ultraschall, Infrarotstrahlung. Eine mit einem Handtuch umwickelte Wärmeflasche ist oft die beste Wärmetherapie für den Hausgebrauch.

Bei Arthrosen sind häufig ganz einfache, warmhaltende Maßnahmen schmerzlindernd wie das Anziehen von Gelenkschützern aus Wolle oder Angora, die Verwendung von Heizkissen oder auch das Auflegen einer Wärmeflasche. In jedem Fall sollten Sie jedoch zusätzlich den behandelnden Arzt oder den Physiotherapeuten fragen, was für Sie gut ist beziehungsweise was Sie meiden sollen.

Lokale, örtlich begrenzte Wärmebehandlungen sollten nicht durchgeführt werden bei

- Infektionen
- akuter Entzündung
- gestörter Temperatur-Empfindung
- gestörter Durchblutung
- Wasseransammlungen im Gewebe – dies gilt nur für die Hochfrequenztherapie (siehe Elektrotherapie, Seite 67)
- frischen Blutungen
- Tuberkulose
- Säuglingen und sehr alten Menschen
- beziehungsweise über Körperstellen mit starker Ausbildung von Krampfadern

Packungen und Wickel

Packungen und Wickel dienen dazu, bestimmten Körperteilen Wärme oder Kälte zuzuführen oder jene Zellen anzuregen, welche für Temperaturreize empfänglich sind. Dabei gelten dieselben Auswahlkriterien wie für Wärme- oder Kältebehandlung (siehe Seiten 64–65). Es gibt keine Stelle am Körper, um die nicht ein Wickel oder eine Packung gelegt werden könnte.

Für *Wärme-Packungen* verwendet man meist Moorerde oder Fango (ein Mineralschlamm vulkanischen Ursprungs), oft gemischt mit Paraffin. Die Fertigpackung aus der Apotheke wird nach Gebrauchsanweisung entweder im heißen Wasserbad oder im Backofen so weit erhitzt, daß man die Wärme noch gut aushält, ohne sich zu verbrennen (etwa 45 Grad Celsius). Man streicht die plastische Masse etwa drei Zentimeter dick auf ein Ölpapier, drückt sie auf die zu behandelnde Körperstelle und deckt diese mit einem Leinentuch und einer Wolldecke ab. Der Zusatz von Paraffin – zu Fango oder Moorerde – hat den Vorteil, daß die Masse langsamer abkühlt und sich besser von der Haut abschälen läßt. Legen Sie sich hin und entspannen Sie sich. Die Behandlung ist beendet, wenn die Masse ausgekühlt ist.

Zur Anwendung von *Kälte-Packungen* siehe Kälte-Behandlung, Seite 64.

Packungen sollten nicht angewendet werden bei

- Menschen mit gestörtem Schmerzempfinden
- Durchblutungsstörungen in Armen und Beinen
- Herz-Kreislaufleiden

Man kann auch Wickel heiß oder kalt auf die betreffende Körperstelle auflegen. Eine gängige Form der Wärme-Therapie ist der *Heublumenwickel.* Man läßt Heublumen – in jeder Apotheke erhältlich – in einem Leinensäckchen über Wasserdampf heiß werden und wickelt es um die zu behandelnde Körperstelle. Dann deckt man alles mit einem trockenen Tuch ab, umhüllt es mit einer Woll- oder Flanelldecke und läßt den Wickel etwa eine halbe Stunde wirken.

Vor der Anwendung von kalten Wickeln ist darauf zu achten, daß Sie nicht frieren.

Wassertherapie

Wasser ist ein uraltes Heilmittel, das bereits von Hippokrates empfohlen wurde. Spezielle Verfahren wurden von Kneipp, Hahn und Prießnitz entwickelt. Dabei spielen die Wasser-Temperaturen eine Rolle, verschiedene Zusätze (Gase, Salze, Öle) und mechanische Maßnahmen (Bürstungen, Abreibungen, Güsse, Wellenbäder, Umschläge und ähnliches). Oft wird die Wasser-Behandlung auch mit anderen physikalischen Maßnahmen wie Ultraschall, Gymnastik, Elektrobehandlung oder Massage kombiniert.

Viele Patienten glauben, Badekuren seien in jedem Fall gut, und sind enttäuscht, wenn andere Behandlungen empfohlen werden.

Manche Kurkliniken preisen „Rheumabäder“ an und behaupten, daß spezielle Inhaltsstoffe oder Badezusätze heilend wirken – erwarten Sie keine Wunder! „Rheumabäder“ wirken so wie andere Bäder auch: muskelentspannend und schmerzlindernd.

Die Anwendung von Wasser kann bei rheumatischen Erkrankungen zwar keine Heilung, aber Linderung von Beschwerden bringen. Lassen Sie sich vom Arzt oder vom Physiotherapeuten beraten, welche Art von Wassertherapie für Sie sinnvoll ist und auch zu Hause selbst durchgeführt werden kann.

Welche Wassertherapie ist sinnvoll? Für die Auswahl gelten ähnliche Kriterien wie für die Entscheidung, ob Wärme oder Kälte günstig ist:

- Bei akutem, entzündlichem Rheuma wendet man kalte Wickel, Güsse oder Teilbäder an
- Bei degenerativen Erkrankungen des Bewegungsapparates und fehlenden Entzündungszeichen (zum Beispiel bei Arthrose) warme bis sehr warme Wickel, Umschläge, Teilbäder, Vollbäder

Infrarotbestrahlung

Hierbei handelt es sich um eine Form von Wärmetherapie. Je nach Wellenlänge dringen therapeutisch wirksame Strahlen höchstens zwei Millimeter tief ins Gewebe ein, führen zu einer Erwärmung und besseren Durchblutung der Haut. Infrarotbestrahlung kann unter

Umständen bei Rheuma sinnvoll sein, das durch Abnutzungserscheinungen der Gelenke verursacht ist.

Infrarot sollte nicht angewendet werden, wenn das zu bestrahlende Muskelgewebe schlecht durchblutet oder das Empfindungsvermögen gestört ist. In diesem Fall besteht die Gefahr von Hautverbrennungen und Gewebsstörungen.

Elektrotherapie

Es gibt eine fast unüberschaubare Vielfalt von Elektrobehandlungen. Man unterscheidet meist zwischen

- Gleichstrombehandlungen
- Niederfrequenztherapie (Behandlung mit Reizströmen)
- Mittelfrequenztherapie (Interferenzstrom-Behandlung, Wechselstromtherapien wie das Wymoton-Verfahren)
- Hochfrequenztherapie (Kurzwellen, Dezimeter- und Mikrowellen).

Nieder- und mittelfrequente elektrotherapeutische Verfahren wirken vor allem muskelreizend und nervenreizend, während hochfrequente Ströme lediglich Wärme erzeugen (Mikrowellen werden ja auch zum Kochen verwendet!).

Elektrische Ströme werden häufig in Verbindung mit Bädern angewendet (zum Beispiel Stangerbad oder galvanisches Bad, Zweizellenbad, Vierzellenbad).

Die Verwendung von elektrischen Strömen bei rheumatischen Erkrankungen ist nicht generell sinnvoll und sollte auf jeden Fall vom Arzt verordnet und nur von speziell geschultem Personal durchgeführt werden. Der Therapeut sollte während der ganzen Dauer der Behandlung bei Ihnen oder in Ihrer unmittelbaren Nähe sein. Wenn Sie einen brennenden oder stechenden Schmerz, übermäßiges Wärmegefühl oder andere Mißempfindungen spüren, dann ist die Stromdosierung zu hoch. Es gibt bis jetzt keine überzeugenden Untersuchungen über die langfristigen Wirkungen solcher Therapien.

Elektrotherapie sollte nicht angewendet werden

- bei eingeschränktem Empfindungsvermögen im zu behandelnden Muskelbereich
- an Muskelbereichen mit Blutungen, Entzündungen oder Tumorgeschwülsten, Ödemen (Wasseransammlungen im Gewebe)
- bei Patienten mit Metallen im zu behandelnden Körperbereich (zum Beispiel kupferhaltigen Spiralen in der Gebärmutter, Herzschrittmacher, Metallprothesen) – dies gilt nicht für die Mittelfrequenztherapie

Ultraschall

Die nicht hörbar hohen Schallwellen werden vom Gewebe aufgenommen und in Wärme umgewandelt. Dies verursacht eine Erwärmung von Muskelschichten, Knochen und Gelenken, meist in einer Tiefe von drei bis sechs Zentimetern. Ultraschall kann durch direktes Auflegen des Schallkopfes auf die Haut oder indirekt – unter Wasser – auf das Gewebe übertragen werden.

Weil eine exakte Dosierung der Ultraschall-Therapie sehr schwierig ist und die Gefahr von zu starken Erwärmungen des beschallten Gewebes besteht, ist man bei der Anwendung zurückhaltender geworden. Sinnvoll ist eine Ultraschall-Therapie möglicherweise bei chronisch und schmerzhaft überlasteten Sehnenansätzen und Muskeln.

Ultraschall sollte nicht angewendet werden bei

- entzündlichen rheumatischen Erkrankungen
- akuten Infektionen
- schweren Durchblutungsstörungen
- Blutgerinnungsstörungen
- Schwangerschaft und Tumoren.
- Keinesfalls beschallt werden dürfen Körperteile, in denen sich Metalle befinden (zum Beispiel Herzschrittmacher, Prothesen)

Bewegung und Gymnastik

Bewegung ist lebensnotwendig, entscheidend ist das Maß: keine Bewegung und zu viel Belastung schadet den Gelenken. Bewegung stärkt die Muskulatur, Bänder und Sehnen, ernährt den Knorpel und verhindert das Steifwerden von Gelenken. Durch gezielte Übungen können „eingerostete" Gelenke wieder beweglicher gemacht werden.

Bei akuten Entzündungserscheinungen ist zwar meist eine kurzfristige Ruhestellung notwendig, trotzdem sollte jedes Gelenk mehrmals täglich vorsichtig und langsam bewegt werden, um Versteifungen zu verhindern. Zur Vermeidung von Muskelschwund sind in dieser Krankheitsphase isometrische Übungen sinnvoll.

Wer nicht durch den Alltag, also durch Hausarbeit, Arbeitsplatz und Freizeit, gezwungen ist, Muskeln und Gelenke ausreichend zu betätigen, sollte dies durch gezielte Bewegung tun. Mit Hilfe von Gymnastik können bestehende Bewegungseinschränkungen verbessert, Muskeln gekräftigt und Haltungs- und Gehstörungen beseitigt werden.

Besonders schonend für die Gelenke ist Bewegung oder Gymnastik im Wasser – denn durch den Auftrieb verringert sich das Körpergewicht.

Welche Bewegungen notwendig und sinnvoll sind, sollte vom behandelnden Arzt beziehungsweise von der Physiotherapeutin festgelegt werden. Es genügt nicht – und ist oft sogar schädlich –, irgendeine Gymnastik zu machen. Was bei dem einen sinnvoll ist, kann für den anderen von Nachteil sein. Lassen Sie sich (vom Arzt, von der Physiotherapeutin, der Krankengymnastin) zeigen, welche Bewegungen oder Übungen für Sie richtig sind. Fragen Sie, welche Bewegungen und Haltungen Sie vermeiden sollen.

Wenn Sie in einem Rheuma-Zentrum oder an einer Rheuma-Klinik behandelt werden (Adressen siehe ab Seite 140), haben Sie am ehesten die Möglichkeit, sich zu informieren, Fragen zu stellen, sich gemeinsam mit den Therapeuten zu überlegen, wie Sie im Alltag und durch den Alltag Ihre Beweglichkeit erhalten. Niedergelassene Ärzte sind damit oft überfordert. Sie können sich vom Arzt zu einem niedergelassenen Krankengymnasten überweisen lassen – meist bezahlen die Kassen Serien von sechs Behandlungen. Dem Patienten wird pro Behandlung lediglich die Rezeptgebühr von drei DM berechnet. In den Ballungszentren der alten Bundesländer ist die Versorgung mit frei praktizierenden Krankengymnasten relativ gut, in ländlichen Gebieten und in den neuen Bundesländern sehr schlecht.

Der Krankengymnast oder die Krankengymnastin führt mit Ihnen gezielte Übungen durch und erklärt Ihnen, welche Bewegungen Sie zu Hause regelmäßig trainieren sollten, um Beschwerden zu verringern und die Beweglichkeit zu erhalten.

Versuchen Sie, Bewegungsübungen in Ihren Alltag so einzubauen, daß sie keinen besonderen Aufwand erfordern, sondern ganz automatisch durchgeführt werden können – so wie Zähneputzen.

Isometrische Übungen

Wenn die Gelenke während einer akuten Phase nicht oder kaum bewegt werden können, sollte man trotzdem immer wieder für einige Sekunden die Muskeln anspannen, um zu verhindern, daß sie schmächtig werden. Diese Anspannung ohne Bewegung nennt man „isometrische Übung". Zwei Beispiele:

- Sie umfassen mit der Hand eine Flasche und versuchen für einige Sekunden, diese zusammenzudrücken.
- Sie pressen im Liegen die Beine einige Sekunden gegen die Unterlage.

Je mehr die Entzündung zurückgeht, um so mehr sollte man die Gelenke wieder bewegen, um zu verhindern, daß sie versteifen.

Ruhe und Bewegung bei rheumatischen Erkrankungen

- Ruhe schont die Gelenke und verringert Schmerzen, aber: zu viel Ruhe schadet den Gelenken! Denn die Gelenke sind mit Knorpel ausgekleidet, der durch Gelenkflüssigkeit ernährt wird, die nur durch Bewegung zu ihm gelangt. Zu wenig Bewegung führt deshalb zur „Unterernährung“ des Knorpels – er verhungert. Die Folge kann eine Arthrose sein. Auch die Muskeln, Bänder und Sehnen verkümmern, wenn sie zu wenig gefordert werden. Muskelmasse und Muskelkraft nehmen dadurch ab. Oft entstehen Wirbelsäulenschmerzen dadurch, daß die Muskeln zu schwach sind. Auch der Knochenaufbau wird durch mäßige und regelmäßige Belastung gefördert. Ruhigstellung führt sehr rasch zu Knochenschwund.
- Absolute Ruhe ist manchmal bei akuten Schmerzzuständen der Hals- oder Lendenwirbelsäule notwendig.
- Überanstrengung ist nie gut. Wenn Sie Sport treiben und danach Schmerzen oder Gelenkschwellungen länger als ein bis zwei Stunden andauern, haben Sie Ihren Körper überfordert.
- Häufiger Wechsel in der Körperhaltung ist gut. Wenn Sie einen sitzenden Arbeitsplatz haben, sollten Sie öfter aufstehen (bewahren Sie zum Beispiel Arbeitsunterlagen oder Ordner, die Sie öfter benutzen müssen, nicht in umittelbarer Reichweite, sondern weiter entfernt auf, so daß Sie gezwungen sind, aufzustehen).
- Finden Sie die richtige Balance zwischen Bewegung und Ruhe. Starke Schmerzen und deutliche Ermüdung sind Warnhinweise darauf, daß Ihr Körper Ruhe braucht.
- Vermeiden Sie längeres Stehen oder Sitzen. Auch das Gehen über die Ermüdungsgrenze hinaus ist nicht gut.

Sport

Sport ist eine Form von Bewegung und kann somit helfen, die Beweglichkeit zu erhalten – wenn bestimmte Regeln eingehalten werden:

- In akuten Krankheitsphasen sollte man keinen Sport betreiben
- Leistungssport ist fast immer ungesund und sollte vermieden werden
- Welche Sportart sinnvoll ist, hängt von der Erkrankung und vom Zustand der Gelenke ab. Lassen Sie sich vom behandelnden Arzt oder von der Krankengymnastin beraten
- Generell empfehlenswert sind Ausdauersportarten wie Skilanglauf, Wandern oder Schwimmen.

Massagen

Massagen bewirken keine Kräftigung der Muskulatur. Sie haben auch keine heilende Wirkung bei rheumatischen Erkrankungen, werden aber als angenehm empfunden, weil sie entspannen und unter Umständen eine bessere Durchblutung ermöglichen. Massagen sind dann sinnvoll, wenn man an krampfhaft verspannten Muskeln leidet.

Eine Kombination von Wärme und Massage stellt die Unterwasserstrahlmassage dar. Dabei wird der im Bad liegende Patient mit einem Wasserstrahl „bearbeitet“.

Bei akutem Weichteilrheuma und akuter Polyarthritis sollte nicht massiert werden.

Welches Klima ist für Rheumatiker günstig?

Nur bei einer einzigen Art von Rheuma, bei entzündlichem Rheuma, das in Begleitung der Schuppenflechte (Psoriasis) auftritt, ist ein bestimmtes Klima heilsam. Der Aufenthalt im sonnigen Süden (zum Beispiel am Toten Meer oder an der Schwarzmeerküste) bringt in solchen Fällen meist eine auffallende Besserung, vorwiegend der Hautprobleme.

Chronische Polyarthritis wird durch „Kuren“ in nordafrikanischen Oasen, Ägypten, auf den Kanarischen Inseln und in anderen heißen Gegenden nicht generell positiv beeinflußt. Direkte und intensive Sonnenbestrahlung wird von Arthritis-Patienten meist schlecht vertragen.

Für Patienten mit Morbus Bechterew, Arthrose oder Weichteilrheumatismus ist wie für fast alle Menschen ein warmes Klima angenehmer und günstiger als Kälte. Einen grundsätzlichen Einfluß auf den Krankheitsverlauf hat der Klimawechsel aber auch bei diesen Erkrankungen nicht.

Nässe, Kälte und Zugluft sind für Menschen mit Weichteilrheumatismus (zum Beispiel Muskelverspannungen) „Gift“.

Schienen und Gelenkstützen (Orthesen)

Bei sehr schmerzhaften, entzündlichen Gelenkerkrankungen müssen die Gelenke manchmal eine Zeitlang durch Schienen vollkommen ruhig gestellt werden. Allerdings sollte auch in diesem Fall jedes Gelenk mehrmals täglich von der Krankengymnastin bewegt werden, um Versteifungen zu verhindern.

Schienen werden hauptsächlich zur Schonung von Händen und Fingern, aber auch als „Krawatte“ um den Hals und an den Beinen getragen. Sie dienen der Entlastung stark beanspruchter Gelenke und der Unterstützung schwacher Muskulatur, können jedoch auch verordnet werden, um Fehlstellungen zu korrigieren. Mit Fingerschienen kann man zum Beispiel Fingerdeformationen bei chronischer Polyarthritis entgegenwirken.

Bei Morbus Bechterew (siehe Seite 41) oder Arthritis psoriatica (siehe Seite 43) ist häufig die Halswirbelsäule erkrankt. Mit einer Schiene (Halskrawatte, Halskragen) lassen sich Schmerzen verringern.

Das regelmäßige Tragen von Schienen und Gelenkstützen wird von Patienten oft abgelehnt, weil es eine Behinderung sichtbar macht oder weil es unpraktisch und unbequem ist. Unter Umständen ist es möglich, einen Kompromiß einzugehen und nur dann eine Schiene zu tragen, wenn man nicht „in der Öffentlichkeit“ ist. Ob eine Schiene sinnvoll ist, sollte vom behandelnden Arzt gemeinsam mit dem Patienten und der Krankengymnastin entschieden werden.

Hilfsmittel „Armschiene“: *Wenn Sie zur Stütze oder vorübergehenden Ruhigstellung eine Armschiene brauchen, sind solche mit Klettverschlüssen besonders einfach anzulegen. Die Schiene selbst besteht aus Kunststoff und ist dadurch relativ leicht.*

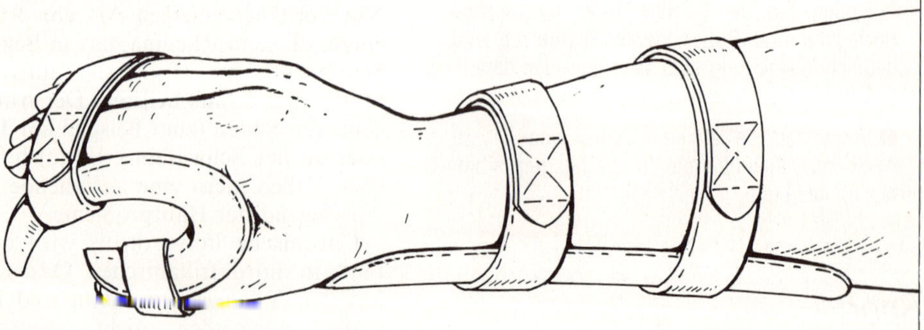

Wichtig: Lassen Sie sich von Ihrem Arzt beziehungsweise vom Orthopäden genau erklären, welchen Zweck die Schiene hat und wann sie getragen werden sollte. Neu angefertigte Schienen sollten auf exakten Sitz kontrolliert werden. Informieren Sie den Arzt, wenn Ihnen das Tragen der Schiene Probleme verursacht (Druckstellen, übermäßige Steifigkeit, starke Schmerzen, übermäßige Schwellung).

Kuren

Als es noch keine wirksamen Medikamente und keine Operationsmöglichkeit für rheumatische Erkrankungen gab, war das Kuren die wichtigste Therapie. Heute noch ist es eine beliebte Behandlungsform bei Rheumatikern. Bei entzündlichen rheumatischen Erkrankungen und bei Gicht ist der Nutzen von Kuren allerdings umstritten. Bei rheumatischen Erkrankungen, die durch Abnutzungserscheinungen der Gelenke verursacht sind, können sie hilfreich sein, um Schmerzen zu lindern und vor allem das Wohlbefinden zu steigern.

Bei Kuren werden meist mehrere Behandlungsmaßnahmen kombiniert, je nach Tradition und ortsgebundenen „Heilmitteln": Heißluftstollen, Bäder (Schwefel-, Radon-, Jod-, Kochsalzbäder), Kneipptherapien, Diäten, Packungen, Elektrotherapie und ähnliches. Oft werden dabei auch zweifelhafte Methoden angewendet, die teuer sind, deren Wirksamkeit aber nicht eindeutig nachgewiesen ist (zum Beispiel Thymus-Kuren, siehe Seite 84). Sie sollten sich vorher auch erkundigen, ob die angebotenen Therapien von der Krankenkasse bezahlt werden.

Manche Ärzte oder Heilpraktiker, die Anhänger der „Herdlehre" (auch Störfeldlehre genannt, siehe Seite 90) sind, empfehlen ihren Patienten besonders vor Antritt einer Kur, alle krankheitsversursachenden „Herde" – tote Zähne, Narben, das Quecksilber in Amalgamplomben und anderes – sanieren zu lassen. Das bedeutet oft, sie entfernen, also operieren zu lassen. Die „Herdlehre" behauptet, daß diese „Herde" Krankheiten, unter anderem auch Rheumatismus, verursachen können, und messen mit obskuren Methoden (zum Beispiel mit Neuraltherapie nach Hunecke, siehe Seite 90; BICOM-Analyse, siehe Seite 87; Elektroakupunktur, siehe Seite 89), ob sich im Körper „Herde" befinden. Es gibt bis jetzt aber keinen seriösen Nachweis, daß die „Herdlehre" ernst zu nehmen ist oder eine Rheuma-Behandlung, die auf der Grundlage dieser Lehre erfolgt, einen Nutzen hat.

Wenn jemand viele Amalgam-Füllungen im Mund hat, deren Oberflächen korrodiert sind – sie sehen dann schwarz aus und glänzen nicht mehr –, kann es sinnvoll sein, sie entfernen zu lassen. Zu bedenken ist aber, daß beim Ausbohren giftige Quecksilberdämpfe entstehen. Werden diese nicht peinlich genau abgesaugt, kann es zu einer Quecksilbervergiftung mit Taubheitsgefühlen und Lähmungen kommen.

Welche Kuranstalt?

Kuren werden entweder als Anschlußheilbehandlung durchgeführt, oder auf Antrag des behandelnden Haus- oder Facharztes bei der zuständigen Krankenkasse oder Rentenversicherung. Normalerweise können alle drei Jahre Anträge auf Kuren gestellt werden. Die Dauer ist meist auf vier Wochen begrenzt.

Ab Seite 149 sind in Tabellenform jene Kuranstalten aufgezählt, die bei rheumatischen Erkrankungen in Frage kommen. Wir haben nur solche berücksichtigt, an denen ein Rheumatologe und/oder Orthopäde tätig ist. Dadurch ist eine sachgerechte Behandlung gewährleistet.

Medikamente

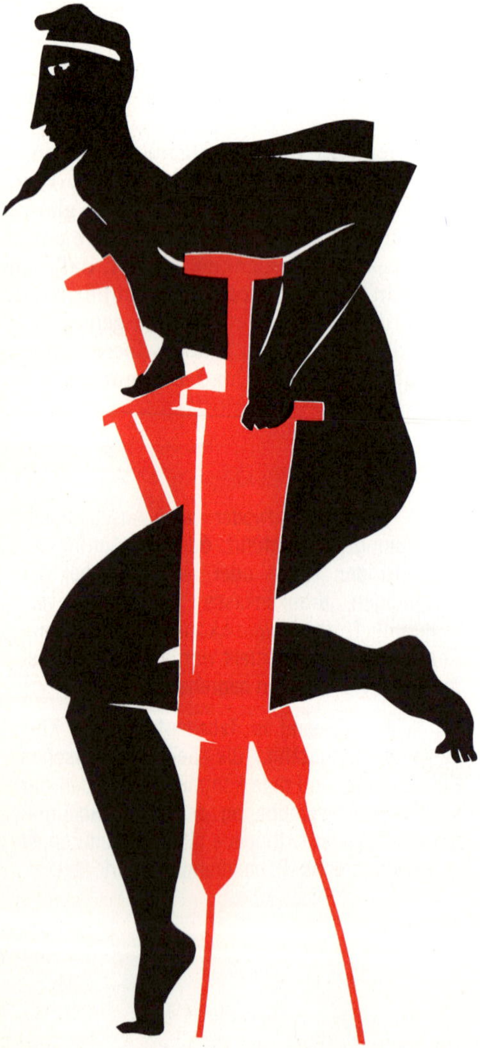

Obwohl Medikamente bei rheumatischen Erkrankungen nur in Ausnahmefällen heilend wirken – zum Beispiel Antibiotika bei rheumatischem Fieber –, sind sie meist unverzichtbar. Sie werden zur Schmerzlinderung genommen, zur Eindämmung der Entzündung, zur Bekämpfung von Infektionen (bei rheumatischem Fieber), zur Verbesserung des Stoffwechsels (zum Beispiel bei Gicht), zur Erhaltung der Gelenkfunktion und der Beweglichkeit und als Zusatztherapie zur Verringerung von Nebenwirkungen (zum Beispiel Säurehemmer zur Schonung des Magens). Es gibt Medikamente zum Schlucken, zum Spritzen oder zum Einreiben. Am häufigsten werden Rheumamittel zum Einreiben verwendet. Diese haben eine gewisse Wirksamkeit, insbesondere bei schmerzendem Muskelgewebe in der direkten Umgebung von Gelenken. Rheuma-Erkrankungen mit allgemeiner Entzündungsaktivität müssen praktisch immer mit Medikamenten, seltener auch mit Spritzen behandelt werden.

Manche Erkrankungen machen eine lebenslange Einnahme von Medikamenten notwendig. Bei Weichteilrheumatismus, Arthrose und Morbus Bechterew genügt es meist, nur während akuter Beschwerden ein Mittel zu nehmen.

Ein Problem bei allen Rheumamitteln sind die Nebenwirkungen. Man sollte jedoch unterscheiden zwischen solchen, die unangenehm, aber nicht besorgniserregend, und solchen, die gefährlich sind und zu einem Abbrechen der Therapie zwingen.

Am häufigsten treten Magen-Darm-Beschwerden (auch Geschwüre) auf. Nebenwirkungen können gemildert oder verhindert werden durch die Einnahme nach dem Essen, durch die zusätzliche Einnahme von magenschützenden Medikamenten (zum Beispiel Mittel gegen Magenübersäuerung) oder durch spezielle Zubereitungsformen der Medikamente, wodurch die Wirkstoffe nach dem Schlucken nicht schon im Magen, sondern erst im Darmbereich freigesetzt werden.

Bei langdauernder Einnahme von Medikamenten ist es gelegentlich notwendig, in regelmäßigen Abständen Laboruntersuchungen des Blutes vorzunehmen. So können auch Nebenwirkungen, die man nicht spürt, rechtzeitig erfaßt werden (zum Beispiel Veränderungen des Blutbildes oder der Leber).

Bei Weichteilrheumatismus und bei degenerativen Gelenkerkrankungen (Arthrosen) haben physikalische Therapien einen größeren Stellenwert als Medikamente. Es ist jedoch nicht so, daß Medikamente generell durch physikalische Therapien oder „Außenseitermethoden" ersetzt werden können.

Rheumamittel zum Einreiben

Meist werden Salben oder Gele verwendet, seltener Emulsionen und Cremes.

Viele Rheumasalben enthalten Wirkstoffe, die die Haut reizen. Dadurch rötet und erwärmt sie sich. Zudem werden die Schmerzen gelindert.

Rheumagele erzeugen zusätzlich einen anderen Effekt: Sie wirken meist kühlend.

Ob kühlend oder wärmend – viele Patienten haben den Eindruck, es hilft. Das ist wohl auch der Grund, warum Rheumasalben so beliebt sind, vor allem bei Weichteilrheumatismus, Verspannungen und Arthrosen. Einreibemittel gehören zu den Umsatzrennern der Pharma-Industrie – die Werbung dafür ist oft irreführend und verspricht Wunderdinge, ohne Beweise dafür liefern zu können.

Rheumasalben und -gele haben meist keine bessere Wirkung als physikalische Therapien mit Wärme oder Kälte (siehe Seiten 64–65). Das Massieren beim Auftragen auf die Haut scheint wichtiger zu sein als die Wirkstoffe.

Rheumamittel zum Einreiben können als Nebenwirkung Hautreizungen und in seltenen Fällen allergische Hauterscheinungen verursachen. Die wiederholte Anwendung von alkoholhaltigen Einreibungen (zum Beispiel *Franzbranntwein* oder *Franzbragil M*) kann durch seinen hohen Alkoholanteil dazu führen, daß die Haut austrocknet.

Rheumamittel zum Einreiben, die nichtsteroidale Antirheumatika enthalten (zum Beispiel *Amuno, Dolgit, Rheumon, Voltaren, Emulgel*), können bei großflächiger Anwendung die gleichen Nebenwirkungen verursachen wie Mittel zum Schlucken (siehe Seite 76).

Kortisonhaltige Medikamente zum Einreiben (zum Beispiel *Flexurat, Rheumasit*) sollten bei rheumatischen Erkrankungen nicht verwendet werden. Sie können besonders bei längerdauernder Verwendung zu verminderter Infektionsabwehr, verzögerter Wundheilung und zu Hautschäden (Hautverdünnung, Ausweitung von Blutgefäßen) führen.

Rheumamittel zum Einreiben sollten nicht verwendet werden bei

Hautverletzungen, Hautkrankheiten, und Überempfindlichkeit gegen die Inhaltsstoffe. Das großflächige Einreiben kann bei Schwangeren, Stillenden und Kindern gefährlich sein, weil Wirkstoffe in zu hoher Konzentration aufgenommen werden können.

Die Verwendung von Rheumamitteln zum Einreiben, die weder Kortison noch nichtsteroidale Antirheumatika enthalten – sondern Wirkstoffe wie Alkohol, Heparin, Salicylsäure, Kampfer, Menthol, Nonivamid, Bienengift, Schlangengift, Nikotinsäureester, ätherische Öle, Pflanzenauszüge –, ist wegen des geringen Risikos vertretbar. Häufig verschriebene Medikamente dieser Gruppe sind: *Algesal, Dolo-Arthrosenex, Enelbin, Kytta, Lindofluid, Mobilat* (dieses Mittel enthält zusätzlich ein schwach wirkendes Kortison), *Pernionin, Phardol, Phlogont, Reparil Gel N, Zuk Rheuma.*

Schmerzmittel

Unter Schmerzen leiden fast alle Rheumatiker. Schmerzen lassen sich aber nicht nur mit Schmerzmitteln, sondern auch mit Bettruhe, Entspannungsmethoden, Akupunktur, Wärme und Kälte bekämpfen. Als Schmerzmittel werden häufig Kombinationsmittel eingenommen: das sind Medikamente, die mehr als einen Wirkstoff enthalten. Kombinationsmittel haben meist keinen Vorteil gegenüber Medikamenten mit nur einem Wirkstoff, erhöhen aber die Gefahr von Nebenwirkungen: Bei langdauernder Einnahme bestimmter Kombinationen können Nierenschädigungen und Gewöhnung auftreten. Und das Absetzen koffeinhaltiger Mittel, die längere Zeit eingenommen wurden, kann „Entzugskopfschmerzen" verursachen.

Folgende Schmerzmittel sind nicht empfehlenswert, weil

sie unzweckmäßige Kombinationen verschiedener Wirkstoffe enthalten oder schwere Nebenwirkungen möglich sind:

Doppel Spalt N, Spalt N, Spondylon S, Thomapyrin, Togal-Tabletten.

Wichtig: Bei der Behandlung von Rheumatismus geht es nicht in erster Linie darum, Schmerzen gänzlich auszuschalten oder zu unterdrücken, denn Schmerz ist ein wichtiges Gefahren-Signal. Starke Schmerzmittel (zum Beispiel *Tramal, Valoron N*) sollten nur in Ausnahmefällen und nur kurzfristig verwendet werden, weil bei ihnen immer die Gefahr besteht, daß sie süchtig machen. Besonders bei älteren Leuten besteht außerdem Sturzgefahr, weil solche Mittel als Nebenwirkung Schwindel verursachen und den Blutdruck absenken können.

Zur reinen Schmerzlinderung eignen sich – außer den physikalischen Maßnahmen – folgende Wirkstoffe:

Acetylsalicylsäure

Es gibt eine Vielzahl von Medikamenten, die diesen Wirkstoff enthalten, dieselben Wirkungen und Nebenwirkungen haben, jedoch unter verschiedenen Namen und unterschiedlichem Preis verkauft werden, zum Beispiel *Aspirin, Aspro, ASS 500 Stada, ASS-Dura, ASS-Genat, ASS-Kreuz, ASS-Ratiopharm, ASS-Woelm.*

Acetylsalicylsäure ist ein seit langem bewährtes Mittel gegen leichte und mittelschwere Schmerzen. Sie wirkt nicht nur schmerzlindernd, sondern auch entzündungshemmend. Zur Schmerzlinderung genügen schon geringe Dosen; damit Acetylsalicylsäure aber entzündungshemmend wirkt, müssen relativ hohe Dosen eingenommen werden. Das verursacht bei vielen Patienten Nebenwirkungen wie Erbrechen und Magen-Darm-Beschwerden (auch Magen-Darm-Blutungen und -Geschwüre).

Acetylsalicylsäure sollte nicht verwendet werden von Menschen mit Magen-Darm-Geschwüren und Jugendlichen unter 18 Jahren. Schwangere sollten sie nur nach spezieller Anordnung nehmen.

Paracetamol

Paracetamol (enthalten zum Beispiel in *ben-u-ron, Paracetamol Stada, Paracetamol-ratiopharm, Treupel P, Tylenol)* ist ein gut wirkendes Schmerzmittel ohne entzündungshemmende Wirkung. Es kann auch von Kindern eingenommen werden. Der Magen wird von Paracetamol weniger angegriffen als von Acetylsalicylsäure. In seltenen Fällen kann als Nebenwirkung ein allergischer Hautausschlag auftreten. Bei längerer Einnahme können die Nieren geschädigt werden. Bei zu hoher Dosierung besteht die Gefahr von Vergiftungen und Leberschäden. Dies äußert sich in Übelkeit, Erbrechen, Schweißausbrüchen und Bauchschmerzen.

Wer eine geschädigte Niere oder Leber hat, sollte keinesfalls Paracetamol einnehmen.

Nichtsteroidale Antirheumatika (NSAR)

Mit diesem Fachausdruck werden alle Rheuma-Medikamente bezeichnet, die keine Steroide (= Kortisone) enthalten. Diese nichtsteroidalen Rheumamittel sind chemisch teilweise miteinander verwandt, unterscheiden sich jedoch in bezug auf Wirksamkeit und Verträglichkeit. Deshalb muß jeder Patient in Zusammenarbeit mit dem Arzt herausfinden, welches das „richtige“ Medikament ist. Letztlich kann auch nur der Patient entscheiden, welches die richtige Dosis ist, um die Entzündung und die Schmerzen einzudämmen. Die im „Beipackzettel“ empfohlene Tageshöchstdosis sollte aber nur unter Aufsicht eines Arztes überschritten werden. Man sollte keinesfalls verschiedene Medikamente aus dieser Gruppe gleichzeitig einnehmen. Lassen Sie sich vom Arzt genau erklären, welche Nebenwirkungen auftreten können, und was Sie in diesem Fall tun sollen (es kann sein, daß die Nebenwirkung von selbst verschwindet, daß die Dosierung zu hoch ist, es kann aber auch sein, daß es sich um ein wirklich ernsthaftes Problem handelt) – besprechen Sie eventuell auftretende Nebenwirkungen mit Ihrem Arzt.

Ein wichtiges Unterscheidungsmerkmal bei den nichtsteroidalen Medikamenten ist die Schnelligkeit, mit der sie im Körper abgebaut werden – je langsamer sie abgebaut werden, umso länger hält die Wirkung der eingenommenen Tablette oder Kapsel an, umso seltener brauchen Sie das Medikament am Tag zu nehmen (eventuell nur einmal am Tag), umso größer ist aber auch die Gefahr von Überdosierungen und Nebenwirkungen. Besonders lang anhaltende Wirkstoffe wie etwa Phenylbutazon (enthalten zum Beispiel in *Butazolidin*), Piroxicam (*Felden*) oder Tenoxicam (*Tilcotil*) sind langfristig für ältere Patienten und solche mit eingeschränkter Nieren- oder Leberfunktion riskant – trotzdem werden sie gerade älteren Menschen verschrieben mit der Begründung, daß sie weniger oft eingenommen werden müssen.

Weil Rheuma-Medikamente ein großes Geschäft für Pharma-Firmen sind, und auch weil nicht bei jedem Patienten jedes Mittel gleich wirksam und gleich verträglich ist, werden ständig neue nichtsteroidale Mittel entwickelt und propagiert. In den letzten Jahren sind Dutzende von Medikamenten wegen gravierender Nebenwirkungen verboten worden, die als „neu“, als „besonders nebenwirkungsarm“, oder als „besonders wirksam“ angepriesen wurden. Neue Rheuma-Mittel bieten oft keine entscheidenden Vorteile gegenüber bewährten Wirkstoffen wie Indometacin, Ibuprofen, Diclofenac oder Naproxen.

Nichtsteroidale Rheumamittel werden vorwiegend bei entzündlichen rheumatischen Erkrankungen (Arthritis, Spondylitis), aber auch bei Gichtanfällen, Reizzuständen bei degenerativen Gelenk- und Wirbelsäulenleiden und bei Weichteilrheumatismus verwendet.

Nichtsteroidale Rheumamittel sind zwar unverzichtbare Medikamente bei chronischer Polyarthritis, können aber eine fortschreitende Entzündung nicht aufhalten.

Nichtsteroidale Rheumamittel sollten nicht verwendet werden von Patienten mit Magen- oder Darmgeschwüren oder Blutbildungsstörungen, von Schwangeren im letzten Drittel der Schwangerschaft und von Patienten, die eine Allergie gegen das Medikament haben. Vorsicht bei Nierenfunktionsstörungen.

Manche Zubereitungsarten von nichtsteroidalen Rheumamitteln wirken unterschiedlich: Retard-Präparate geben den Wirkstoff im Körper langsamer ab als normale Zubereitungsformen und wirken daher länger. Das hat den Vorteil, daß diese Medikamente, spät abends eingenommen, besonders nach dem Aufwachen am Morgen wirken, wenn die Steifigkeit und die Schmerzen am stärksten sind.

Wichtig: Es gibt keinen Grund, nichtsteroidale Rheumamittel zu spritzen. Tabletten oder Kapseln wirken ebenso rasch und stark. Bei Spritzen bestehen zusätzliche Nebenwirkungs-Risiken wie Allergien und Blutergüsse an der Einstichstelle.

Folgende Schmerzmittel und nichtsteroidale Antirheumatika haben sich seit langem bewährt:

- **Acetylsalicylsäure** (enthalten zum Beispiel in *Aspirin, Aspro, ASS 500 Stada, ASS-Dura, ASS-Genat, ASS-Kreuz, ASS-Ratiopharm, ASS-Woelm, Godasal*). Acetylsalicylsäure wirkt nicht nur entzündungshemmend, sondern auch schmerzlindernd. Um eine entzündungshemmende Wirkung zu erreichen, muß es allerdings sehr hoch dosiert werden. Das verursacht sehr häufig Magenbeschwerden. Aus diesem Grund wird es bei entzündlichen rheumatischen Erkrankungen heutzutage nicht mehr so häufig verwendet.

Acetylsalicylsäure kann – außer den häufig auftretenden Magen-Darm-Beschwerden und Magenblutungen – als Nebenwirkung Kopfschmerzen und in seltenen Fällen auch Asthmaanfälle verursachen. Bei zu hoher Dosierung kommt es zu Erbrechen, Benommenheit, Ohrensausen.

Acetylsalicylsäure sollte nicht eingenommen werden von Patienten mit Magen-Darm-Geschwüren und Jugendlichen unter 18 Jahren. Schwangere sollten sie nur nach spezieller Verordnung nehmen.

■ **Indometacin** (enthalten zum Beispiel in *Amuno, durametacin, Indomet-ratiopharm, Indo-Phlogont*).

Indometacin gilt in medizinischen Lehrbüchern als der Standardwirkstoff zur Behandlung von entzündlichen Rheuma-Erkrankungen, wird aber auch bei Arthrosen und Weichteilrheumatismus verwendet.

Es kann bis zu zwei Wochen dauern, bis man die Wirkung dieses Medikaments verspürt. Indometacin wird im Körper relativ schnell abgebaut (in der Fachsprache heißt dies: es hat eine kurze Halbwertzeit) und ist gut geeignet bei gering- oder mittelgradigen Gelenkschmerzen.

Es gibt auch spezielle Zubereitungen von Indometacin, bei denen der Wirkstoff verzögert vom Körper aufgenommen wird (man erkennt dies daran, daß der Medikamentenname den Zusatz „retard" enthält, zum Beispiel *Amuno-retard*). Das bedeutet, daß die Wirkung des Medikaments länger anhält und es weniger oft geschluckt werden muß. Retard-Zubereitungen von Indometacin wirken auch gegen schwere Schmerzzustände mit hoher Entzündungsaktivität.

Dieses Medikament kann relativ häufig Nebenwirkungen im Magen-Darm-Bereich verursachen (Durchfall, Verstopfung, Schmerzen, Geschwüre), führt aber auch häufig zu Kopfschmerzen und Schwindel. Weil Indometacin als weitere Nebenwirkung in vielen Fällen auch das Reaktionsvermögen beeinträchtigt sowie eine allgemeine Dämpfung der Wahrnehmung und Konzentrationsstörungen bewirkt, wird stattdessen wesentlich häufiger das Mittel Diclofenac verschrieben.

Wer an Blutbildungsstörungen leidet oder Magen-Darm-Geschwüre hat, sollte kein Indometacin nehmen. Auch für Schwangere im letzten Drittel der Schwangerschaft ist es nicht geeignet.

■ **Acemetacin** (enthalten etwa in *Rantudil*). Dieser Wirkstoff weist ähnliche Eigenschaften auf wie Indometacin und hat auch dieselben Nebenwirkungen zur Folge, die aber etwas seltener auftreten.

■ **Ibuprofen** (enthalten zum Beispiel in *Anco, Aktren, Brufen, Dolgit, Ibuprofen Klinge, Ibuprofen Stada, Ibutad, Imbun*).

Ibuprofen wirkt etwas schwächer als Indometacin und wird fast genauso schnell wie dieses im Körper abgebaut (Halbwertzeit etwa zwei Stunden).

Ibuprofen verursacht weniger Nebenwirkungen als Indometacin. Sie betreffen meist den Magen-Darm-Bereich (Durchfall, Verstopfung, Schmerzen, Geschwüre), es können aber auch Kopfschmerzen, Übelkeit, Erbrechen, Schwindel und in seltenen Fällen Hautausschläge auftreten.

Wer an Blutbildungsstörungen leidet oder Magen-Darm-Geschwüre hat, sollte kein Ibuprofen nehmen. Auch für Schwangere im letzten Drittel der Schwangerschaft ist es nicht geeignet.

■ **Diclofenac** (enthalten zum Beispiel in *Allvoran, Diclac, Diclo Puren, Diclo Wolff, Diclofenac-ratiopharm, Diclofenac-Riker, Diclophlogont, duravolten, Effekton, Neurofenac, Voltaren*).

Diclofenac ist das am häufigsten verschriebene nichtsteroidale Antirheumatikum. Es wirkt entzündungshemmend und schmerzstillend und verbleibt nur kurze Zeit im Körper. Um eine längerdauernde Wirkung zu erzielen, muß es deshalb mehrmals am Tag eingenommen werden. Im Vergleich zu Indometacin bleibt es weniger lange im Körper und hat den Vorteil, daß das Reaktionsvermögen nicht beeinträchtigt wird. Dieser Wirkstoff verursacht häufig Nebenwirkungen im Magen-Darm-Bereich (Durchfall, Verstopfung, Schmerzen, sehr selten Geschwüre), aber auch Schwindel und Kopfschmerzen.

Wer an Blutbildungsstörungen leidet oder Magen-Darm-Geschwüre hat, sollte kein Diclofenac nehmen. Auch für Schwangere im letzten Drittel der Schwangerschaft ist es nicht geeignet.

■ **Piroxicam** (enthalten zum Beispiel in *durapirox, Felden, Piroxicam Stada, Piroxicam-ratiopharm*).

Dieses Mittel wird bei entzündlichen Gelenk- und Wirbelsäulenerkrankungen, Arthrosen, Weichteilrheumatismus und in seltenen Fällen bei Gicht verwendet. Piroxicam verbleibt sehr lange im Körper (Halbwertzeit etwa 50 Stunden). Deshalb besteht ein hohes Risiko von Nebenwirkungen, wenn das Medikament nicht genau nach Vorschrift geschluckt wird. Schon ein einmaliges unvorschriftsmäßiges Einnehmen kann zu Anhäufungen des Wirkstoffs im Körper führen.

Häufigste Nebenwirkung sind Magen-Darm-Störungen (Übelkeit, Verstopfung, Schmerzen, Durchfall). In seltenen Fällen treten Magen-Darm-Geschwüre, Kopfschmerz, Schwindel, Ausschlag oder Ödeme auf.

Wer an Blutbildungsstörungen leidet oder Magen-Darm-Geschwüre hat, sollte kein Piroxicam nehmen. Auch für Schwangere im letzten Drittel der Schwangerschaft ist es nicht geeignet.

■ **Naproxen** (enthalten zum Beispiel in *Apranax, Proxen*).

Dieser Wirkstoff hat entzündungshemmende, schmerzstillende und fiebersenkende Eigenschaften. Die Wirkung hält relativ lange an (Halbwertzeit etwa 14 Stunden). Naproxen wird zur Behandlung von schweren Schmerzzuständen bei entzündlichen Rheuma-Erkrankungen, bei Arthrosen, Weichteilrheumatismus und akuten Gichtattacken verwendet.

Naproxen verursacht relativ häufig Nebenwirkungen im Magen-Darm-Bereich (Durchfall, Verstopfung, Schmerzen), aber auch Übelkeit, Erbrechen. In seltenen Fällen kann Schwindel, Ohrensausen oder eine allergische Reaktion auftreten.

Wer an Blutbildungsstörungen leidet oder Magen-Darm-Geschwüre hat, sollte kein Naproxen nehmen. Auch für Schwangere im letzten Drittel der Schwangerschaft ist es nicht geeignet.

■ **Phenylbutazon** (enthalten zum Beispiel in *Ambene, Butazolidin, Demoplus, Exrheudon N*).

Dieser Wirkstoff wurde bis vor einigen Jahren sehr häufig verwendet. Wegen möglicher schwerer Nebenwirkungen (Blut-, Leber- und Nierenschäden) ist er nur noch in Ausnahmefällen zur kurzfristigen Behandlung von akuten Bechterew-Schüben vertretbar.

Phenylbutazon wird im Körper extrem langsam abgebaut und wirkt daher sehr lange.

Nebenwirkungen wie Übelkeit, Erbrechen und Magen-Darm-Schmerzen treten sehr häufig auf.

Kortison (Cortison, Corticoide, Steroide, Glucocorticoide)

Kortison ist ein körpereigenes Hormon, das in der Nebenniere gebildet wird. Als Medikament zur Behandlung von Rheuma-Patienten wurde Kortison erstmals 1948 eingesetzt. Die geradezu wundersame entzündungs- und schmerzhemmende Wirkung führte zur häufigen und oft unkontrollierten Anwendung – bis sich herausstellte, daß dieses Mittel bei längerer Anwendung gravierende Nebenwirkungen hat:

verminderte Infektionsabwehr, Knochenbrüchigkeit (Osteoporose), Augen- und Muskelschäden, Magen-Darm-Geschwüre, Hautschäden, Bluthochdruck, Erhöhung des Blutzuckers und andere.

Wenn Kortison unter Kontrolle eines erfahrenen Arztes angewendet wird, ist es ein sinnvoller Wirkstoff für bestimmte Krankheitssituationen.

Bei Polymyalgia rheumatica (siehe Seite 57) und systemischem Lupus Erythematodes (siehe Seite 46) ist die Verwendung von Kortison meist unverzichtbar, bei anderen entzündlichen Rheumakrankheiten sollte es nur in begründeten Fällen verwendet werden. Kortison wird normalerweise frühmorgens zwischen sechs und acht Uhr mit einem Getränk und einem Stück Brot oder Zwieback eingenommen.

Bei degenerativen Erkrankungen der Gelenke und der Wirbelsäule sowie bei Weichteilrheumatismus gibt es keinen Grund, Kortison einzusetzen.

Auch wenn mit Kortison in vielen Fällen eine rasche Schmerzlinderung erreicht werden kann, ist es als „Schmerzmittel“ zu gefährlich. Vor der Verwendung von Kortison sollte auf alle Fälle eine sorgfältige ärztlich-rheumatologische Beratung durchgeführt werden.

Kortison sollte nicht eingesetzt werden bei Patienten, die an folgenden Krankheiten leiden:

akuten Magen-Darm-Blutungen, Magen-Darm-Geschwüren, Glaukom (grüner Star), akuten Infektionen, schweren Leberkrankheiten, hochgradiger Osteoporose, akuter Psychose, zerebralen Krampfanfällen, schwerem Bluthochdruck. Auch bei Kindern, älteren Personen und in der Frühschwangerschaft sollte – außer in begründeten Ausnahmefällen – kein Kortison gegeben werden.

Es gibt Dutzende von Kortison-Präparaten zum Schlucken und zum Spritzen (zum Beispiel *Decortin, Decortin H, Deltacortril, Dexa Phlogont N, Predni H, Prednisolon-ratiopharm, Scherisolon, Supertendin N, Ultracorten, Ultralan, Urbason, Volon*). Depotspritzen mit Kortison (sogenannte Kristallsuspensionen) werden zunehmend abgelehnt, da sie erhebliche Nebenwirkungen wie zum Beispiel lokalen Muskelschwund verursachen können. Kortison-Präparate zum Auftragen auf die Haut sollten in der Rheuma-Behandlung nicht verwendet werden.

Basistherapeutika

Diese Medikamente heißen so, weil sie Rheuma-Beschwerden wie Schmerzen oder Entzündungserscheinungen nicht direkt und sofort lindern, sondern langfristig das Fortschreiten von chronischer Polyarthritis hemmen sollen. Meist ist es notwendig, neben diesen „Basistherapeutika“ noch andere Rheumamittel einzunehmen.

Normalerweise dauert es einige Monate, bis man die Wirkung der „Basistherapeutika“ verspürt. Die wichtigsten Mittel sind Gold, Chloroquin, D-Penicillamin, Sulfasalazin und das Immunsystem beeinflussende Präparate wie Methotrexat, Cyclophosphamid, Azathioprin und Ciclosporin.

Über den Nutzen dieser „Basistherapeutika“ gibt es unter Rheumatologen seit langem heftige Diskussionen. Es ist derzeit strittig, welches Basistherapeutikum verwendet werden sollte. Trotz der Risiken sind diese Mittel aber nach wie vor ein wesentlicher Bestandteil bei der Langzeitbehandlung entzündlicher rheumatischer Erkrankungen.

Der Nachteil aller „Basistherapeutika“ sind die oft gravierenden Nebenwirkungen. Der Nutzen dieser Medikamente muß daher bei lebenslang verlaufenden Rheumaerkrankungen im Einzelfall genau abgeschätzt werden. Wegen der Nebenwirkungen und wegen unzureichender Erfolge brechen etwa zwei Drittel aller Patienten die Behandlung mit solchen Medikamenten ab. Der Einsatz und die Überwachung solcher Therapien sollte auf alle Fälle nur von erfahrenen Rheumatologen durchgeführt werden.

Anzeichen dafür, daß eine „Basistherapie" wirkt: Schmerzen, Schwellungen und Entzündungszeichen im Blut gehen zurück und die Dosierung anderer, gleichzeitig eingenommener Medikamente kann verringert werden.

■ **Chloroquin** (enthalten zum Beispiel in *Resochin*) und **Hydroxychloroquin** (enthalten zum Beispiel in *Quensyl*).

Diese Mittel werden bei leichten Formen von chronischer Polyarthritis, aber auch beim systemischen Lupus Erythematodes und bei der Arthritis psoriatica verwendet. (Hydroxy)-chloroquin beeinflußt die Immunfunktionen und wird auch zur Vorbeugung von Malaria-Erkrankungen verwendet.

Bei etwa einem Drittel aller chronischen Polyarthritis-Patienten bewirkt die Behandlung nach fünf bis sechs Monaten eine Besserung: Rückgang von Schmerzen und Morgensteifigkeit, Besserung der Gelenkfunktionen, Abnahme von Schwellungen und Ergußbildungen, geringerer Verbrauch von Schmerzmitteln und nichtsteroidalen Rheumamitteln.

Chloroquin verursacht als Nebenwirkung öfters Übelkeit, die jedoch vermieden werden kann, wenn das Mittel abends während oder nach dem Essen eingenommen wird. In seltenen Fällen können allergische Reaktionen, Entfärbung der Haare, Steigerung der Lichtempfindlichkeit der Haut (Photosensibilität) und Hautflecken auftreten.

Die häufigste Nebenwirkung (bei einem bis zwei Drittel aller Patienten) sind Ablagerungen von Chloroquin in der Hornhaut der Augen. Es kann zu harmlosen Trübungen der Augenlinse und leichten Sehstörungen kommen. Nach dem Absetzen des Mittels verschwinden diese jedoch vollständig.

Eine seltene, aber gravierende Nebenwirkung bei Chloroquin ist das Auftreten von bleibenden Schäden am Augenhintergrund (Retinopathie). Wenn die normale Dosierung von 250 mg Chloroquin pro Tag nicht überschritten wird und regelmäßig (alle Vierteljahre) eine vorsorgliche Kontrolle durch den Augenarzt erfolgt, ist diese Gefahr gering.

Alle zwei bis drei Monate sollten Blutkontrollen durchgeführt werden, weil als seltene Nebenwirkung auch Blutbildveränderungen auftreten können.

■ **Gold** (enthalten zum Beispiel in *Aureotan, Auro-Detoxin, Ridaura, Tauredon*).

Gold wird seit mehr als 60 Jahren zur Behandlung von chronischer Polyarthritis verwendet. Eine neue amerikanische Studie kommt zu dem Ergebnis, daß die Goldtherapie teuer, gefährlich und häufig unwirksam ist. Bei einer kleinen Zahl von Patienten zeigen sich allerdings erstaunliche Verbesserungen des Krankheitszustandes.

Es gibt Goldpräparate zum Schlucken oder zum Spritzen. Goldtabletten können mit der Mahlzeit eingenommen werden. Eine Tablette morgens und eine abends ist günstiger als zwei Tabletten auf einmal.

Etwa jeder dritte Patient, der mit Gold behandelt wird, leidet an Nebenwirkungen: Hauterscheinungen (Flecken, Jucken, Entzündungen), Mundschleimhautentzündungen, Durchfall, Metallgeschmack, Juckreiz, Gelenkschwellungen, Gelenksteifheit, Kopfschmerzen.

Es können auch Nebenwirkungen auftreten, die sehr gefährlich sind und zum sofortigen Absetzen des Präparates zwingen: Nierenfunktionsstörungen, Leberschäden, Blutbildschäden, allergische Hautreaktionen. Deshalb sind regelmäßige Kontrollen notwendig - in den ersten drei Monaten alle zwei Wochen Laboruntersuchungen, später einmal monatlich; ebenfalls etwa halbjährlich eine Kontrolle beim Augenarzt.

Gold-Präparate sollten nicht verwendet werden

bei allergischer Unverträglichkeit, schweren Leber- und Nierenerkrankungen, Störungen der Blutbildung und von Schwangeren, Stillenden und Kindern.

■ **D-Penicillamin** (enthalten zum Beispiel in *Metalcaptase, Trolovol*).

Dieses Medikament wird wegen der häufigen und manchmal schweren Nebenwirkungen heute nur noch sehr selten verwendet. Es kann drei bis vier Monate dauern, bis eine Wirkung eintritt. Man sollte mit einer geringen Dosis beginnen und diese nur langsam steigern. D-Penicillamin sollte zwischen den Mahlzeiten mit viel Wasser eingenommen werden.

Als Nebenwirkungen treten sehr häufig Hautprobleme auf (Ausschläge, Flecken, Blasen), Geschmacksverlust, Übelkeit, Magenschmerzen und Eiweißausscheidung im Harn (Proteinurie).

In seltenen Fällen können schwere Nebenwirkungen die Folge sein wie Blutbildveränderung, Knochenmarkshemmung, Nieren- und Leberschäden und Myasthenia gravis (eine Störung der Erregungsleitung der Nerven, die sich durch gesteigerte Ermüdbarkeit der Sprach-, Schluck- und Kaumuskulatur äußert).

Wegen der möglichen Nebenwirkungen ist eine sorgfältige Kontrolle der Therapie durch den Rheumatologen notwendig, in der Anfangsphase alle zwei Wochen Laboruntersuchungen.

■ **Sulfasalazin** (enthalten zum Beispiel in *Azulfidine, Colo-Pleon*).

Dieses Mittel wird seit etwa 1980 verwendet und ist ähnlich wirksam wie Gold oder D-Penicillamin. Es dauert mindestens drei Monate, bis eine Wirkung zu spüren ist.

Sulfasalazin darf nicht angewendet werden

bei Patienten mit schweren Nieren-, Leber- und Blutbildschäden, in den letzten Wochen der Schwangerschaft, während der Stillzeit, in den ersten Lebenswochen des Säuglings und bei Überempfindlichkeit gegen Sulfonamiden.

Sulfasalazin verursacht häufig Nebenwirkungen, vor allem im Magen-Darm-Bereich (Übelkeit, Erbrechen, Durchfall, und ähnliches), aber auch Kopfschmerzen, Hautausschläge, Blutbildschäden, und in seltenen Fällen Leberschäden und Unfruchtbarkeit beim Mann (nur während der Therapie; nach Absetzen des Medikaments verschwindet diese Nebenwirkung vollständig).

■ **Methotrexat** (enthalten zum Beispiel in *Lantarel, Methotrexat Lederle*).

Dieser Wirkstoff gehört zur Gruppe der Immunsuppressiva. Er unterdrückt bestimmte Reaktionen des Immunsystems und verhindert damit ein Fortschreiten von rheumatischen Entzündungen. Der Wirkungsmechanismus ist aber noch nicht genau geklärt.

Methotrexat wird auch in der Krebstherapie und zur Hemmung von Abstoßungsreaktionen nach Transplantationen verwendet. Zur Behandlung von entzündlichem Rheuma wird sehr viel niedriger dosiert. Das ist auch der Grund, warum es als Rheumamittel weniger häufig Nebenwirkungen verursacht, zum Beispiel Schwindel. Eine sehr seltene, aber bedrohliche Nebenwirkung ist die Lungenentzündung. Man erkennt sie am trockenen Husten ohne Fieber. In diesem Fall sollte man sofort einen Arzt aufsuchen.

Methotrexat sollte nur von erfahrenen Rheumatologen angewendet werden. Lassen Sie sich vom Arzt über Nutzen und Risiken genau aufklären.

Besonders am Beginn einer Behandlung sind häufige Kontrolluntersuchungen und Labortests notwendig.

Außer Methotrexat werden in der Rheuma-Therapie manchmal auch noch andere Immunsuppressiva verwendet, wie etwa Azathioprin (enthalten zum Beispiel in *Imurek*), Cyclophosphamid (enthalten zum Beispiel in *Cyclostin, Endoxan*), Chlorambucil (enthalten zum Beispiel in *Leukeran*), Ciclosporin (enthalten zum Beispiel in *Sandimmun*).

Alle diese Mittel werden auch in der Krebstherapie und zur Hemmung von Abstoßungsreaktionen nach Transplantationen eingesetzt. Sie sollten nur von erfahrenen Rheumatologen angewendet werden. Lassen Sie sich vom Arzt über Nutzen und Risiken genau aufklären.

Interferon-gamma:

Dieses Präparat (enthalten zum Beispiel in *Polyferon*) wird seit 1988 bei chronischer Polyarthritis verwendet. Es gilt als „leichtes" Antirheumatikum, allerdings ohne wesentliche Nebenwirkungen. Ob es den Krankheitsverlauf verlangsamt, ist bis jetzt nicht nachgewiesen. Das Verhältnis zwischen Nutzen und Kosten dieses Präparates ist sehr ungünstig.

Gichtmittel

Seit es eine wirksame medikamentöse Behandlung von Gicht gibt, ist es nicht mehr notwendig, allein durch eine rigorose Diät das Auftreten von Gichtanfällen zu vermindern. Es gibt Medikamente, die gegen einen akuten Gichtanfall wirken, und solche, die bei langfristiger Einnahme das Auftreten von Gichtanfällen verhindern.

Behandlung von Gichtanfällen

Akute Gichtanfälle werden oft mit einem Wirkstoff behandelt, der schon von Medea, einer berühmten Giftmischerin der Antike, verwendet wurde: Colchizin, das in den Samen der Herbstzeitlosen enthalten ist. Es wird vom Körper sehr schnell aufgenommen und wirkt zuverlässig bei der Hemmung des akuten Gichtanfalls. Colchizin kann jedoch schon bei normalen Dosierungen Vergiftungen verursachen.

Bei der zur Behandlung des Gichtanfalles empfohlenen Dosierung können als Nebenwirkungen Erbrechen, Übelkeit und Durchfall auftreten.

Falls Colchizin (enthalten zum Beispiel in *Colchicum-Dispert*, *Colchysat*) nicht eingesetzt werden kann – bei Patienten mit eingeschränkter Nierenfunktion oder Leberschäden –, wird Indometacin (siehe Seite 76) Piroxicam (siehe Seite 77) oder Phenylbutazon (siehe Seite 77) verwendet.

Eine sofortige Behandlung mit Medikamenten kann einen Gichtanfall wirkungsvoll unterbrechen.

Falls ein mit Medikamenten behandelter Gichtanfall nicht innerhalb von 48 Stunden verschwindet, steckt möglicherweise eine andere Erkrankung dahinter, zum Beispiel eine Infektion.

Dauertherapie der Gicht

Bei geringfügig oder einmalig erhöhten Harnsäure-Werten gibt es keinen Grund, Gichtmedikamente zu nehmen.

Zur langfristigen Behandlung wird zunächst der Wirkstoff Allopurinol oder, wenn dieses aus irgendeinem Grund nicht verwendet werden kann oder nicht wirksam ist, Benzbromaron eingesetzt. In manchen Fällen, wenn eine der beiden Substanzen nicht ausreichend wirkt, können Medikamente sinnvoll sein, die eine Kombination beider Wirkstoffe enthalten (zum Beispiel *Acifugan, Allomaron, Uricovac comp.*).

■ **Allopurinol** (enthalten zum Beispiel in *Allopurinol Stada, Allopurinol-ratiopharm, Bleminol, Uripurinol, Zyloric*) hemmt die Bildung der Harnsäure und gilt als das Standardmedikament zur Dauertherapie von Gicht. In etwa zehn Prozent aller Fälle zeigen sich Nebenwirkungen wie allergische Hautreaktionen, Juckreiz und Hautausschläge. In seltenen Fällen können Überempfindlichkeitsreaktionen, Magen-Darm-Störungen, Hautverhornungen, Grauer Star, Leber-, Nieren-, Knochenmarks- und Blutbildschäden auftreten.

Allopurinol wird häufig zu hoch dosiert. Zur Langzeitbehandlung genügt es, 100 mg pro Tag zu schlucken.

Allopurinol sollte bei Nierenschäden und während der Schwangerschaft und Stillzeit nur nach sorgfältiger Abwägung von Nutzen und Risiken eingenommen werden.

■ **Benzbromaron** (enthalten zum Beispiel in *Benzbromaron Stada, Benzbromaron-ratiopharm, Narcaricin*) ist ein Mittel, das die Ausscheidung von Harnsäure steigert.

Die Behandlung beginnt mit niedrigen Dosierungen und wird nur langsam gesteigert. Während einer Behandlung mit Benzbromaron muß man ausreichend Flüssigkeit zu sich nehmen (mindestens zwei bis drei Liter pro Tag).

Folgende Nebenwirkungen können auftreten: Magen-Darm-Störungen (zum Beispiel Durchfall), allergische Hautausschläge und in seltenen Fällen Nierenkoliken.

Patienten mit eingeschränkter Nierenfunktion, mit einer Neigung zu Harnsäuresteinbildung, mit schwerer körperlicher Arbeit oder mit einer Beschäftigung, die bei großer Hitzeeinwirkung ausgeübt wird und durch die Sie stark schwitzen, sollten kein Benzbromaron nehmen.

Muskelentspannende Mittel (Muskelrelaxantien)

Solche Mittel werden hauptsächlich bei Weichteilrheuma eingesetzt. Wichtiger als die Einnahme von Medikamenten sind jedoch physikotherapeutische Maßnahmen wie Wärme, Kälte und Massagen. Bei nächtlichen Wadenkrämpfen hilft das schnelle Anziehen der Fußspitze in Richtung Knie. Die bei Rheuma verwendeten muskelentspannenden Mittel wirken meist auch beruhigend und schränken die Reaktionsfähigkeit ein:

- *Muskel Trancopal* – dieses Medikament enthält Chlormezanon, einen beruhigend und schwach muskellockernd wirkenden Inhaltsstoff, der als Nebenwirkung in seltenen Fällen auch Hautreaktionen, Gelbsucht und Blutbildschäden verursachen kann.
- *Muskel Trancopal comp.* – dieses Medikament enthält zwei Inhaltsstoffe: Das Schmerzmittel Paracetamol (siehe Seite 74) und Chlormezanon, einen beruhigend und schwach muskellockernd wirkenden Inhaltsstoff, der als Nebenwirkung in seltenen Fällen auch Hautreaktionen, Gelbsucht und Blutbildschäden verursachen kann.
- *Muskel Trancopal cum codeino* – dieses Medikament enthält drei Wirkstoffe: Das Schmerzmittel Paracetamol (siehe Seite 74), das morphinähnliche Schmerzmittel Codein und Chlormezanon, einen beruhigend und schwach muskellockernd wirkenden Inhaltsstoff, der als Nebenwirkung in seltenen Fällen auch Hautreaktionen, Gelbsucht und Blutbildschäden verursachen kann.
- **Diazepam** (enthalten zum Beispiel in *Diazepam-Ratiopharm, Valium*). Dieser Wirkstoff ist eigentlich ein Beruhigungsmittel, das aber auch muskelentspannend wirkt. Diazepam ist sinnvoller als der häufiger verwendete Wirkstoff Tetrazepam, weil es schon in geringeren Dosen wirkt und wesentlich billiger ist.
- **Tetrazepam** (enthalten zum Beispiel in *Musaril*). Dieser Wirkstoff ist ebenso wie Diazepam ein Beruhigungsmittel, das aber auch muskelentspannend wirkt.
- *Sirdalud* – dieses Medikament enthält den Wirkstoff Tizanidin und hat beruhigende und muskelentspannende Eigenschaften. Die Einnahme von Sirdalud ist für ältere Menschen nicht empfehlenswert, weil es als Nebenwirkung Blutdruckabfall, Herzrhythmusstörungen und Schwindel verursachen kann. Es kann jedoch eine sinnvolle Alternative zu Diazepam und Tetrazepam sein, weil keine Gefahr von Abhängigkeit besteht.
- *Limptar N* – dieses Medikament enthält Chinin, das gegen nächtliche Wadenkrämpfe wirksam ist. Als Nebenwirkung können allergische Reaktionen und bei Überdosierung Ohrensausen und Schwindel auftreten. In seltenen Fällen kommt es zu Störungen der blutbildenden Organe.

Muskelentspannende Mittel sollten nur kurzfristig, maximal vier bis sechs Wochen lang, eingenommen werden. Bei den Wirkstoffen Diazepam und Tetrazepam besteht die Gefahr von Abhängigkeit. Nach dem Absetzen solcher Mittel kann es zu Entzugserscheinungen (Schlafstörungen, verstärkte Schmerzzustände) kommen.

Psychopharmaka (Mittel gegen seelische Probleme)

Schmerzen, vor allem chronische Schmerzen, können Depressionen verursachen. Auch die Vorstellung, daß vielleicht keine Heilung möglich ist, sondern nur eine Linderung von Beschwerden, kann dazu führen, daß sich Hoffnungslosigkeit und Mutlosigkeit einstellen.

Das ist eine normale Reaktion, über die Sie mit Freunden, Angehörigen und vor allem dem Arzt reden sollten.

Wenn Trauer, seelische Schmerzen und Depressionen so stark sind oder so lange anhalten, daß Sie alles nur noch schwarz sehen und innerlich gelähmt sind, dann kann es sinnvoll sein, Psychopharmaka (zum Beispiel Antidepressiva) zu nehmen.

Auch der umgekehrte Weg ist möglich: daß emotionale und soziale Probleme zu schmerzhaften Muskelverspannungen führen und rheumatische Beschwerden verursachen können. Da hängt es sehr vom Geschick des Arztes ab, ob er helfen kann – denn viele Patienten wollen von solchen Ursachen nichts wissen und lehnen jedes Gespräch darüber ab. Auch in solchen Fällen können Psychopharmaka – als Beginn einer Behandlung, nicht jedoch als Ersatz (zum Beispiel von psychotherapeutischen Gesprächen, siehe Seite 113) –, hilfreich sein.

Psychopharmaka können nicht heilen, sondern nur eine Stütze sein, ein Anstoß, um emotional wieder „auf die Beine zu kommen".

Eine Reihe dieser Mittel (zum Beispiel Tranquilizer wie *Adumbran, Tavor, Lexotanil*) kann bei längerdauernder Einnahme süchtig machen. Man sollte deshalb versuchen, so bald als möglich wieder von ihnen loszukommen.

Welches Psychopharmakon sinnvoll ist, hängt vom allgemeinen Zustand des Patienten, von den Beschwerden und von den möglichen Nebenwirkungen ab. Es gibt Mittel, die vorwiegend beruhigend wirken, stimmungsaufhellend und gleichzeitig aktivierend, stimmungsaufhellend und gleichzeitig dämpfend, schlafanstoßend, angstdämpfend oder muskelentspannend.

Magnesium

Magnesium (enthalten zum Beispiel in *Biomagnesin, Magnesium Verla, Magnesium Diasporal, Magnetrans*) gehört zu den am häufigsten verschriebenen Mitteln bei Weichteilrheumatismus. Die Hersteller preisen es, meist ohne überzeugende Beweise, gegen fast alles und jedes an: gegen Angina pectoris, Leberzirrhose, Bluthochdruck, Lärmempfindlichkeit, Herzinfarkt, Angstzustände, Magen-Darm-Krämpfe, Depressionen, Regelschmerzen, Schwindel, akute und latente Krampfzustände und gegen nächtliche Wadenkrämpfe.

Eine Behandlung mit Magnesium ist im allgemeinen nur bei Magnesium-Mangelerscheinungen sinnvoll. Anzeichen dafür können Wadenkrämpfe sein. Die leicht muskelentspannende Wirkung von Magnesium kann möglicherweise auch physikalische Maßnahmen zur Muskellockerung bei Weichteilrheumatismus unterstützen.

Knorpelschutzmittel (Chondroprotektiva)

Diese Medikamente (zum Beispiel *AHP 200, Arteparon, Arumalon, Dona 200-S, Gumbaral, Osteochondrin S*) werden hauptsächlich bei Arthrosen angewendet und sollen, so versprechen die Hersteller, Schmerzen und Bewegungseinschränkungen lindern, aber auch den Abbau von Knorpelgewebe in den Gelenken aufhalten oder sogar rückgängig machen.

Knorpelschutzmittel sind in den USA und Schweden wegen zweifelhafter Wirksamkeit nicht zugelassen. In Deutschland werden sie häufig verschrieben, obwohl das Bundesgesundheitsamt bereits 1988 festgestellt hat, daß der Nutzen solcher Medikamente bis jetzt nicht überzeugend nachgewiesen ist, und bei einigen Mitteln schwere Nebenwirkungen bekannt geworden sind: Todesfälle nach allergischem Schockzustand, Infarkte und Embolien. Das Mittel *Arumalon* ist vom Bundesgesundheitsamt vorläufig verboten worden; *Arteparon* ist vom Hersteller jüngst vom Markt zurückgezogen worden.

Fischöl-Kapseln

Einige Untersuchungen haben ergeben, daß die regelmäßige Einnahme von Fischöl-Kapseln arthritische Gelenkentzündungen geringfügig bessert. Um Empfehlungen zur Behandlung abgeben zu können, sind jedoch weitere Untersuchungen notwendig. In den USA hat die Gesundheitsbehörde Fischöl-Kapseln als Arzneimittel vor kurzem mit der Begründung verboten, es gäbe keinen erkennbaren Nutzen.

Eine Untersuchung hat außerdem ergeben, daß einige der im Handel erhältlichen Fischölkapseln hohe Mengen an Pflanzengiften enthalten – darunter waren auch solche, die von den Herstellern als unbedenklich beworben werden.

Sinnvoller als das Schlucken von Fischöl-Kapseln ist es, hin und wieder Fisch zu essen.

Vitamin B

Untersuchungen haben ergeben, daß Patienten mit entzündlichen rheumatischen Erkrankungen niedrige Vitamin-B_6-Spiegel haben. Es gibt jedoch keinen Nachweis, daß die Einnahme von B-Vitaminen (enthalten zum Beispiel in *Milgamma*) einen günstigen Einfluß auf die Erkrankung hat.

Auch für die Beimischung von Vitamin B zu bewährten antirheumatischen Wirkstoffen (zum Beispiel *Neuro-Effekton, Neurofenac*) gibt es keinen überzeugenden Nachweis für eine verbesserte schmerz- oder entzündungshemmende Wirkung.

Vitamin E

Vitamin E (enthalten zum Beispiel in *Spondyvit*) wird von Pharma-Firmen als „naturgemäße Rheuma-Therapie" mit „dokumentierter Wirksamkeit und optimaler Verträglichkeit" angepriesen. *Spondyvit* hemmt angeblich die Entzündung und den Schmerz durch „Abfangen von Sauerstoff-Radikalen".

Es gibt Labor-Experimente, die auf eine entzündungshemmende Wirkung von Vitamin E hinweisen. An der Rheuma-Sonderkrankenanstalt in Baden bei Wien wurden außerdem zwei Studien über den Nutzen von Vitamin E bei Arthrosen und chronischer Polyarthritis durchgeführt. Der Untersuchungsleiter schreibt selbst, daß man aufgrund der Ergebnisse nicht sagen kann, welchen Nutzen Vitamin E bei der Behandlung rheumatischer Erkrankungen hat, und daß weitere Untersuchungen notwendig sind.

In der „Naturheilkunde", dem Fachmagazin für Ganzheits-Medizin, liest sich das in einem Kommentar zu diesen und anderen Studien dann ganz anders: „Positive Wirkungen des Vitamin E – Hoffnungen berechtigt."

Unsere Empfehlung: Solange der Nutzen von Vitamin E nicht besser nachgewiesen ist, gibt es keinen Grund, solche Medikamente zu verschreiben und zu schlucken. Als Nebenwirkungen von hochdosiertem Vitamin E können Durchfall, Bauchschmerzen und Venenentzündungen auftreten.

Thymuspräparate

Thymus-Extrakte (enthalten zum Beispiel in *NeyChondrin, Thym-Uvocal*) werden von Naturheilern als „ganzheitliche Therapie" bei rheumatischen Prozessen angepriesen. Sie sollen – als Begleit-Therapie zu den entzündungshemmenden Mitteln – „das Immunsystem stärken" und eine Besserung der rheumatischen Erkrankung bewirken.

Die Hersteller von *Thym-Uvocal* behaupten, dieses Mittel vermindere Morgensteifigkeit und Gelenkschmerzen, verbessere die Gehfähigkeit und die Beweglichkeit. Es gibt bislang jedoch keine ausreichend seriösen Untersuchungen, die zweifelsfrei einen Nutzen bei Rheuma-Erkrankungen nachweisen.

Hingegen besteht die Gefahr, daß durch gespritzte Thymuspräparate schwere allergische Schockreaktionen auftreten. Außerdem kann – wie bei allen Medikamenten, die aus tierischen Geweben hergestellt werden – nicht ausgeschlossen werden, daß durch Thymus-Präparate der „Rinderwahnsinn" auf den Menschen übertragen wird. In der Schweiz gab es deshalb ein Verbot solcher Mittel.

Enzymmittel

Das Enzymmittel *Mulsal N* wird vom Hersteller zur Behandlung von rheumatoider Arthritis, Morbus Bechterew und chronischen Entzündungen empfohlen. Begründung: Es beeinflusse das Immunsystem und baue schädigende „Immunkomplexe“ ab.

Entgegen diesen Behauptungen gibt es keinen seriösen Nachweis über Behandlungserfolge bei rheumatischen Erkrankungen. Es gibt also keinen vernünftigen Grund, dieses Medikament zu schlucken, zumal es auch keinen seriösen Hinweis darauf gibt, daß bei der rheumatoiden Arthritis (siehe Seite 38) oder beim Morbus Bechterew (siehe Seite 41) „Immunkomplexe“ eine ursächliche Rolle spielen.

Auch für andere Enzymmittel wie zum Beispiel *Wobenzym N* oder *Phlogenzym* fehlen bisher ausreichende Untersuchungen, die zweifelsfrei eine Wirksamkeit bei rheumatischen Erkrankungen belegen.

Als Nebenwirkung dieser Enzymmittel können allergische Reaktionen auftreten.

Kräuterschnäpse

Viele Menschen trinken als Hausmittel gegen Schmerzen und andere Beschwerden Kräuterschnäpse. Für oder gegen diese Maßnahme gelten dieselben Argumente wie ganz allgemein bei Alkohol: In Maßen genossen, schadet er nicht, eine heilende Wirkung darf man sich aber nicht erwarten. Dasselbe gilt für *Phytodolor N*. Im Grunde genommen handelt es sich bei diesem häufig verwendeten Medikament um nichts anderes als um einen Kräuterschnaps, den die Hersteller-Firma gegen „akute und subakute rheumatische Erkrankungen“ anpreist.

Heilpflanzen

Viele Menschen haben eine Abneigung gegen das Schlucken von „Chemie“ in Form von Pillen und schwören auf „natürliche“ Mittel wie Tees, Pflanzentinkturen und ähnliches. Gegen Tees oder Säfte, die von Naturheilern gegen rheumatische Erkrankungen empfohlen werden – Löwenzahn, Brennessel, Birkenblätter, Sandsegge – ist nichts einzuwenden, weil sie normalerweise ohne Nebenwirkungen sind. Man sollte sich jedoch keine übertriebenen Hoffnungen auf Besserung der Erkrankung machen. Eine Wirksamkeit bei rheumatischen Erkrankungen ist bis jetzt nicht überzeugend nachgewiesen.

Die Einnahme solcher Mittel sollte aber keinesfalls dazu führen, andere bewährte Methoden zu versäumen.

Wundermittel und unkonventionelle Medikamente

Auch bei den Rheuma-Medikamenten gibt es Mode-Trends. Immer wieder werden Vitamine oder neue, wundersame Medikamente angepriesen: Mal ist es Vitamin C, dann sind es Rheumatees, oder es werden Extrakte aus der grünlippigen Neuseelandmuschel (Perna canaliculus) propagiert, Beta-Sitosterin, *Keltican* (dieses Medikament enthält in den Kapseln Vitamin B_{12} und andere Inhaltsstoffe mit zweifelhaftem Nutzen, in den Injektionen zusätzlich das örtliche Betäubungsmittel Lidocain), Teufelskrallen-Extrakt (enthalten zum Beispiel in *Defencid*), Zink, Histidin, Japanpflaster, Murmeltierfett oder fernöstliche Wundermittel (zum Beispiel *Chinese Black Pills*). Man kann die Liste fast beliebig fortsetzen.

Bei keinem dieser Mittel gibt es einen seriösen, unzweifelhaften Nachweis, daß es gegen Rheuma hilft. Manche davon enthalten, obwohl sie als ungefährliche Naturheilmittel bezeichnet werden, starke chemische Wirkstoffe in gefährlicher Dosierung. Die *Chinese Black Pills* sind zum Beispiel mit rezeptpflichtigen Rheumamitteln und einem süchtig machenden Beruhigungsmittel versetzt. Andere enthalten Kortison (siehe Seite 77).

Es gibt keinen vernünftigen Grund, irgendeines dieser Mittel bei Rheuma zu verwenden.

Unkonventionelle Heilverfahren

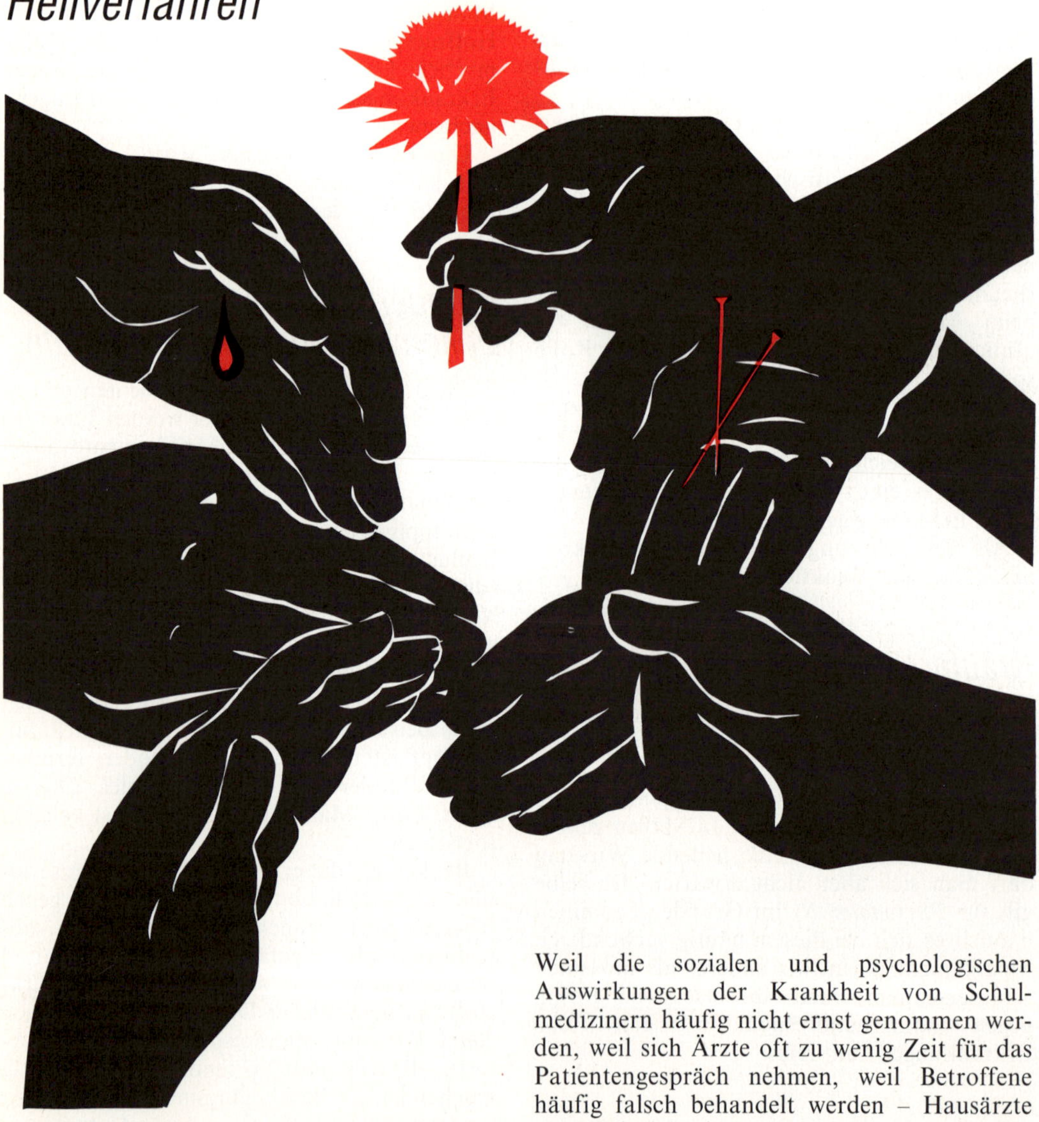

Weil die sozialen und psychologischen Auswirkungen der Krankheit von Schulmedizinern häufig nicht ernst genommen werden, weil sich Ärzte oft zu wenig Zeit für das Patientengespräch nehmen, weil Betroffene häufig falsch behandelt werden – Hausärzte zum Beispiel wissen meistens zu wenig über Rheuma, weil Patienten Angst vor den Nebenwirkungen schulmedizinischer Verfahren haben (Beipackzettel), weil man sich schwer mit dem Gedanken abfinden mag, daß es bei manchen rheumatischen Krankheiten keine Heilung gibt, sondern nur eine Linderung der Beschwerden oder Verlangsamung des Krankheitsprozesses – aus all diesen Gründen wenden sich Patienten häufig anderen Methoden zu, die sich als „natürlich", „sanft", „ganzheitlich" oder „alternativ" bezeichnen. Oft ist es so, daß Patienten sich sowohl von ihrem Hausarzt oder einem Rheumatologen behandeln lassen, als auch gleichzeitig einen Naturheiler oder Heilpraktiker aufsuchen, ohne daß der eine vom anderen weiß.

Die Alternativmedizin arbeitet meist mit dem Konzept der „Stärkung der Selbstheilungskräfte" – das soll durch Einnahme „natürlicher" Medikamente und durch „natürliche" Behandlungsverfahren geschehen.

Was sich so überzeugend anhört, erweist sich bei genauer Überprüfung der Ergebnisse oft als unbewiesene Behauptung. Viele scheinbaren Erfolge lassen sich damit erklären, daß manche Krankheiten von selbst heilen, oder daß allein schon der Glaube wirkt, eine bestimmte Methode oder ein bestimmtes Medikament habe ungeahnte Heilkräfte. Auch Arzneimittel, die überhaupt keinen Wirkstoff enthalten, können bei bestimmten Erkrankungen und für eine begrenzte Zeit eine erstaunliche Wirkung haben – wenn der Patient glaubt, daß darin eine Substanz enthalten sei, die heilt. Solche Medikamente nennt man Placebos oder Scheinarzneimittel.

Für die Schulmedizin und für die Naturheilkunde gelten in Deutschland unterschiedliche Vorschriften: Für die von der Schulmedizin verwendeten Medikamente fordert das Gesetz einen Nachweis über Wirksamkeit und Verträglichkeit. Für die Naturheilkunde und die von ihr verwendeten Arzneimittel wird das nicht verlangt – eine Wirksamkeit wird lediglich „unterstellt".

Ein Risiko der „alternativen" Heilkunde kann darin liegen, daß die Anwender oft mit obskuren Diagnosemethoden arbeiten: Elektroakupunktur, BICOM-Analyse, Irisdiagnostik, Bioelektronik, Angewandte Kinesiologie, Pendel, Wünschelrute, Thermoregulationsdiagnostik, Kirlianfotografie. Auf solche Methoden ist kein Verlaß, weil sie zu relativ beliebigen Ergebnissen führen. Gerade bei rheumatischen Erkrankungen ist jedoch eine verläßliche, sorgfältige Diagnose notwendig.

Wer sich einzig und allein „alternativen" Heilern anvertraut, läuft Gefahr, unter Umständen wirksame andere Behandlungen zu versäumen.

Behandlungs-Methoden, für die es keinen seriösen Nachweis gibt, daß sie bei Rheuma wirksamer als eine Placebo-Therapie sind:

- Sauerstoff-Mehrschritt-Therapie nach Ardenne
- Magnetfeldtherapie
- Eigenblutbehandlung
- Symbioselenkung
- „ausleitende" Verfahren (Aderlaß, Blutegel, Schröpfen, Canthariden-Pflaster, Baunscheidt-Verfahren)
- BICOM-Verfahren
- Elektroakupunktur
- Kupferarmreifen
- magnetische Schuhabsätze

Homöopathie

Homöopathie gilt als „sanfte Heilkunst" und wird von vielen Patienten als Alternative oder als zusätzliche Therapie zu schulmedizinischen Verfahren betrachtet. Im Prinzip funktioniert die Behandlung so, daß der Homöopath/die Homöopathin den Patienten ausführlich befragt – nach Gewohnheiten, Lebenssituation, Krankheiten und so weiter – und aufgrund dieser Informationen eines oder mehrere homöopathische Medikamente verordnet.

Homöopathische Mittel enthalten stark verdünnte Substanzen und sollen den Körper anregen, selbst die Abwehr gegen Krankheiten zu organisieren. Bei der Auswahl des Medikaments läßt sich der Homöopath von der Ähnlichkeits-Regel leiten: Eine chemische Substanz, von der man annimmt, daß sie rheumatische Beschwerden verursachen kann, soll, hochverdünnt eingenommen, heilend wirken.

Hilft Homöopathie bei schweren rheumatischen Erkrankungen?

Vor kurzem wurde von Naturheilern eine Untersuchung über die Wirksamkeit des homöopathischen Mittels *Rheumaselect* bei chronischer Polyarthritis veröffentlicht und von der Zeitschrift „Naturheilkunde" enthusiastisch gefeiert: Es sei das erste Mal, daß ein Homöopathikum in einer Doppelblindstudie geprüft und eindeutig als wirksam nachgewiesen wurde.

Sieht man sich die Untersuchungsergebnisse genauer an, dann erkennt man schwere methodische Mängel. Wichtige Daten fehlen. Zum Beispiel werden unterschiedliche Angaben über die Zahl der behandelten Patienten gemacht, ohne dies immer zu erklären: Einmal ist die Rede von 98 Personen, einmal von 106 und einmal von 111 Patienten.

Wer die Studie genau liest, kann erkennen, daß sich durch die Einnahme des homöopathischen Mittels *Rheumaselect* weder die Morgensteifigkeit verbessert hat, noch die Müdigkeit geringer geworden ist. Auch bei den alltäglichen Behinderungen durch die Krankheit gab es keine Verbesserung.

Zieht man die methodischen Mängel in Betracht, dann bleibt als Ergebnis lediglich, daß die Einnahme von Homöopathika möglicherweise dazu führt, daß Patienten mit chronischer Polyarthritis etwas geringere Dosen von Schmerzmitteln oder nichtsteroidalen Antirheumatika (siehe Seite 74) einnehmen müssen. Der Überoptimismus, mit dem diese Studie – und das Medikament *Rheumaselect* – propagiert werden, ist also durch das Ergebnis der Studie nicht gerechtfertigt. Und wenn der Hersteller in der Werbung schreibt, daß durch *Rheumaselect* auf homöopathische Art die Beweglichkeit erhalten wird, ist das eine Irreführung. Denn die Beweglichkeit hat sich durch die Einnahme des Mittels nicht verändert.

Homöopathie birgt für Rheumatiker folgende Gefahren:

- Obwohl sich Homöopathiker gern als Ganzheitsmediziner und damit bewußt im Gegensatz zu Schulmedizinern darstellen, „vergessen" sie oft eine genaue Untersuchung des körperlichen Zustandes oder des Blutbildes. Das ist jedoch unbedingt notwendig, wenn man herausfinden will, um welche Art von Rheuma es sich handelt, oder ob die Beschwerden nicht vielleicht durch eine ganz andere Krankheit verursacht sind (siehe Seite 28).
- Wer sich einem nur homöopathisch arbeitenden Mediziner oder Heilpraktiker anvertraut, läuft Gefahr, notwendige Therapien – zum Beispiel physikalische Therapien, bestimmte Medikamente oder Operationen – zu versäumen. Dadurch kann sich die Krankheit unnötig verschlimmern.

Bei rheumatischen Erkrankungen, die durch psychische und soziale Faktoren mitverursacht sein können – Weichteilrheumatismus, Kreuzschmerzen, Muskelverspannungen –, sind homöopathische Mittel unter Umständen sinnvoll und auch wirksam.

Chiropraktik

Chiropraktische Behandlungen sind oft sehr eindrucksvoll: Mit bestimmten Handgriffen werden Gelenke und Muskeln zurechtgerückt – es knackt –, und wenn man Glück hat, ist auch der Schmerz mit einem Schlag verschwunden. Bestimmte „sanfte" Handgriffe der Chirotherapie – es sind die, bei denen es **nicht** knackt – eignen sich in manchen Fällen von Weichteilrheumatismus zur Muskelentspannung und Schmerzlinderung. Bei entzündlichen rheumatischen Erkrankungen sollten aber nicht einmal diese „sanften" Techniken angewendet werden.

Chiropraktische Behandlungen sollten nur von speziell ausgebildeten Ärzten vorgenommen werden, und nur dann, wenn vorher eine genaue Diagnose erstellt und zur Kontrolle eine Röntgenaufnahme gemacht wurde – das ist notwendig, um von vornherein schwerwiegende Risiken auszuschalten. Bei unsachgemäßer Anwendung kann es zu Wirbelsäulenverletzungen und Querschnitts-Lähmungen kommen.

Akupunktur

Die Akupunktur ist eine Behandlungsmethode, die vor 2000 Jahren in China entwickelt wurde. Sie beruht auf einer Philosophie von Gegensätzen, die sich ergänzen. Voraussetzung für die Gesundheit des Menschen, der Natur und der Gesellschaft ist es, daß sie im Gleichgewicht miteinander sind. Störungen des Gleichgewichtes und der Harmonie verursachen Krankheiten.

Nach den Vorstellungen der alten Chinesen soll im menschlichen Körper die Energie in bestimmten Kanälen fließen, den Meridianen, die von einem System von Schleusen, den Akupunkturpunkten, unterteilt werden. Über die Einflußnahme auf diese Punkte von außen können Störungen im Energiefluß geregelt werden. Sie erfolgt durch die Reizung mit feinen Nadeln, die heutzutage fast immer aus Edelstahl sind. Gold- und Silbernadeln haben mehr mystische als therapeutische Qualitäten. Die Meridiane verlaufen unter der Hautoberfläche und zweigen an wenigen Stellen zu einzelnen inneren Organen ab. Alle Organe sollen aber über die Meridiane den Energiefluß im Körper beeinflussen.

Bei der Ohrakupunktur als Spezialform wird davon ausgegangen, daß der ganze Körper auf der Ohrmuschel abgebildet ist und durch Nadelung beeinflußt werden kann.

Im Westen wird die Akupunktur fast immer als Schmerztherapie eingesetzt. Eine ursächlich wirkungsvolle Behandlung von Krankheiten konnte nicht nachgewiesen werden.

Die Wirkung der Akupunktur

Die Chinesen erklären die Wirkung der Akupunktur als Auflösung von Stauungen und Leerezuständen der Energie. Diese Vorstellungen entziehen sich westlichen wissenschaftlichen Prüfungen. Einige Effekte lassen sich aber zeigen:

- Durch das Setzen der Nadeln werden körpereigene, morphiumähnlich wirkende Stoffe (Endorphine) freigesetzt, die schmerzstillend wirken und das Allgemeinbefinden leicht verbessern.
- Der Nadelstich konkurriert mit dem Schmerzreiz um den Eintritt in das Bewußtsein (siehe Seite 21) und kann auf diese Weise das Schmerzempfinden vermindern.
- Möglicherweise liegen die Akupunkturpunkte an bestimmten, für die Schmerzauslösung besonders empfänglichen Körperzonen, deren Reizung bei bestehenden Schmerzen den umgekehrten Effekt haben soll (siehe „gate control", Seite 21).
- Die Akupunktur wirkt außerdem entzündungshemmend, beruhigend und krampflösend. Die Wundheilung wird über eine Stimulation des Immunsystems gefördert. Sie kann aber auch Entzündungen verschlimmern.

Die Anwendungsweise der Akupunktur

Vor der Anwendung einer Schmerztherapie mit Akupunktur sollte immer genau geklärt sein, welche Erkrankung Sie haben und ob die Behandlung Ihnen schaden könnte. Ein erfahrener Therapeut wird niemals in Bereichen nadeln, in denen akute Entzündungen vorliegen, und generell bei der Akupunktur Rheumabetroffener vorsichtig sein. Die Beschwerden können sich nämlich verschlimmern. Im Westen wird im allgemeinen auch nicht tiefer in die Haut genadelt als bis zur Unterhaut.

Zur Behandlung sollten Sie sitzen oder besser liegen. So sind Sie entspannter.

Die Nadeln werden in bestimmten Kombinationen gesetzt. Fast immer wird auf dem Scheitel ein beruhigender Punkt genadelt und der am stärksten schmerzwirksame Punkt an der höchsten Stelle des Daumenballens auf beiden Seiten. Welche weiteren Punkte ausgewählt werden, hängt von der Art und dem Ort

Ihrer Schmerzen ab. Lassen Sie sich erklären, warum die jeweiligen Punkte behandelt werden!

Der Nadeleinstich kann für einen sehr kurzen Moment unangenehm sein, tut aber dann nicht mehr weh. Eine gut sitzende Nadel bewirkt ein ziehend-dumpfes Gefühl unter der Nadelspitze. Dieses ist erwünscht. Die Nadeln werden in der Zeit, in der sie liegenbleiben, durch leichtes Drehen bewegt. Therapeuten, die Elektroakupunktur anwenden, verbinden die Nadel mit Elektroden, die einen schwachen Strom in das Gewebe leiten und dadurch die Nadel stimulieren. Die angeblichen Vorteile dieser Methode sind nicht bewiesen. Nach etwa einer halben Stunde werden die Nadeln entfernt. Meistens werden zehn bis zwölf Sitzungen vorgeschlagen.

Mögliche Nebenwirkungen der Akupunktur

Langzeitnebenwirkungen sind nicht bekannt. Bei manchen Menschen gibt es, vor allem bei der ersten Behandlung, Schwindelgefühle und Kreislaufstörungen. Die Behandlung im Liegen beugt solchen Problemen vor. Bei unsachgemäßer Anwendung kann es zu Infektionen der Haut kommen und bei allzu tiefer Nadelung zu Blutungen ins Gewebe. Hautblutungen sind häufig und völlig ungefährlich. Eine Gefahr von infektiöser Gelbsucht (Hepatitis) oder HIV-Übertragung besteht bei der Anwendung von Einmalnadeln nicht.

Akupunktur kann nicht jedem Menschen helfen und geht nicht gegen die Ursachen der Schmerzen vor, sondern verringert nur das Symptom. Auch wirkt sie nicht immer sofort, sondern es kann mehrere Sitzungen dauern, bis sich eine schmerzlindernde Wirkung zeigt. Es kann also sein, daß Sie auch bei dieser Methode Geduld brauchen. Bei chronischen Krankheiten sind oft fünf bis zehn Sitzungen erforderlich, bis es überhaupt zu einer ersten erkennbaren Wirkung kommt.

Zur Schmerzbekämpfung bei den nicht-entzündlichen Rheumaformen ist Akupunktur sicher immer einen Versuch wert.

Ob Ihre Krankenkasse diese Behandlung bezahlt, sollten Sie besser zuvor klären. Die gesetzlichen Krankenkassen sind verpflichtet, einen Anteil der Kosten für Akupunktur gegen bestimmte Schmerzen zu erstatten. Das sind zur Zeit je nach Kasse 20 bis 30 DM pro Sitzung. Wenn die Behandlung teurer ist, müssen Sie den Rest selbst zahlen.

Wenden Sie sich bei Fragen an Ihren Therapeuten oder an die:

Deutsche Ärztegesellschaft für Akupunktur e.V.
Zweibrückenstraße 2
W-8000 München 2

Deutsche Akupunktur Gesellschaft
Goltsteinstraße 26
W-4000 Düsseldorf 1

Deutsche Gesellschaft für Akupunktur und Neuraltherapie e.V.
Kreiskrankenhaus
Straße der Jugend 1
O-1720 Ludwigsfelde bei Berlin

Neuraltherapie und örtliche Schmerzbehandlung

Der Erfinder der Neuraltherapie Ferdinand Hunecke begründet seine Therapie mit zwei Prinzipien: der Segment- und der Störfeldtheorie. Die Segmenttheorie (Reflexzonentheorie) ist in der Medizin schon lange bekannt und nachgewiesen. Sie besagt, daß bestimmte Hautareale, die auf dem Körper wie Zebrastreifen angeordnet sind (Head'sche Zonen genannt), eine innere Verbindung zu den Organen haben (siehe Seite 17). Die Nervenversorgung der Hautareale und der ihnen zugeordneten inneren Organe kommt jeweils aus dem gleichen Rückenmarkabschnitt. Die Segmenttheorie wird als Hilfsmittel zur Diagnose vor allem von Nervenkrankheiten verwendet, bei denen Störungen der Nerven bestimmte Hautempfindlichkeiten in den zugeordneten Hautfeldern hervorrufen.

Ob umgekehrt die Behandlung der Hautzonen zu einem nachweisbaren heilenden Effekt an der inneren Organen führt, ist fraglich.

Die Störfeldtheorie ist nicht bewiesen. Sie behauptet, daß durch Narben, Verletzungen oder Entzündungen störende Impulse nach innen auf die Organe einwirken können. Die Ursache für eine Krankheit soll angeblich auch in einem ganz anderen Körperbereich liegen können. Besonders „Herde“ wie Mandeln, Zähne oder Narben werden gern als Störherde verdächtigt.

Von vielen Ärzten wird eine Behandlung angeboten, die sich Neuraltherapie nennt, aber in Wirklichkeit eine Schmerzbehandlung mit örtlichen Betäubungsmitteln ist. Diese Behandlung ist sehr wirkungsvoll, weil sie direkt schmerzbetäubend ist. Sie hat aber nichts mit der Neuraltherapie nach Hunecke zu tun!

Anwendungs- und Wirkungsweise

Die Behandlung setzt eine ausführliche Befragung nach Beschwerden und der Natur der Krankheit voraus. Ihr Therapeut/Ihre Therapeutin sollte auch wissen, welchen Behandlungen Sie sich zur Zeit sonst unterziehen und ob andere Krankheiten vorliegen, zum Beispiel solche, die die Blutgerinnung verändern. Dann darf nämlich keine Spritzenbehandlung, schon gar nicht in die Muskeln erfolgen.

Bei der örtlichen Schmerzbehandlung spritzt man an den Stellen, an denen es weh tut. Das kann ein Sehnenansatz, ein Muskel oder eine schmerzhafte Hautzone sein.

Die betäubende Wirkung der Medikamente setzt gleich nach der Spritze ein. Im behandelten Bereich tut es nicht mehr weh. Diese Wirkung hält jedoch nur solange an, bis das Medikament abgebaut ist.

Wenn Ihr Therapeut Ihnen als kleine „Quaddeln“ Betäubungsmittel unter die Haut spritzt, handelt es sich um Neuraltherapie. Nach dieser Lehre soll die Wirkung der Behandlung angeblich auch längere Zeit anhalten und die Schmerzen nach mehreren Anwendungen ganz vergehen. Dies ist nicht zuverlässig nachweisbar.

Mögliche Nebenwirkungen der Neuraltherapie und örtlichen Schmerzbehandlung

Ohne Grund sollte man sich nie behandeln lassen. Informieren Sie sich also darüber, ob durch diese Therapie überhaupt eine Besserung Ihrer Beschwerden zu erwarten ist.

Es können bei versehentlicher Einspritzung in ein Blutgefäß lebensbedrohliche Komplikationen wie Kreislauf- und Herzrhythmusstörungen oder sogar ein Herzstillstand die Folge sein. Auch allergische Reaktionen können auftreten. Wenn Sie nie zuvor mit einem Lokalanästhetikum (zum Beispiel beim Zahnarzt) behandelt wurden, sollte eine Hauttestung der eigentlichen Behandlung vorausgehen. Bei unsachgemäßer Anwendung oder zu häufig wiederholten Quaddelungen können Hautentzündungen auftreten. Nebenwirkungen einer **sorglos** angewendeten Neuraltherapie beziehungsweise örtlichen Schmerzbehandlung sind häufig und gefährlich.

Die Kosten einer örtlichen Schmerzbehandlung wird Ihre Krankenkasse übernehmen. Eine Neuraltherapie wird im Allgemeinen von den Kassen nicht bezahlt. Fragen Sie vorher nach!

Ausführliche Auskunft können Sie auch über die Fachgesellschaften erhalten:

Internationale Gesellschaft für Neuraltherapie nach Hunecke e.V.
Bismarckstraße 3
W-7290 Freudenstadt

Akademie für Neuraltherapie e.V.
St.Guidostiftsplatz 6
W-6720 Speyer

Deutsche Gesellschaft für Akupunktur und Neuraltherapie e.V.
Kreiskrankenhaus
Straße der Jugend 1
O-1720 Ludwigsfelde bei Berlin

Ergotherapie

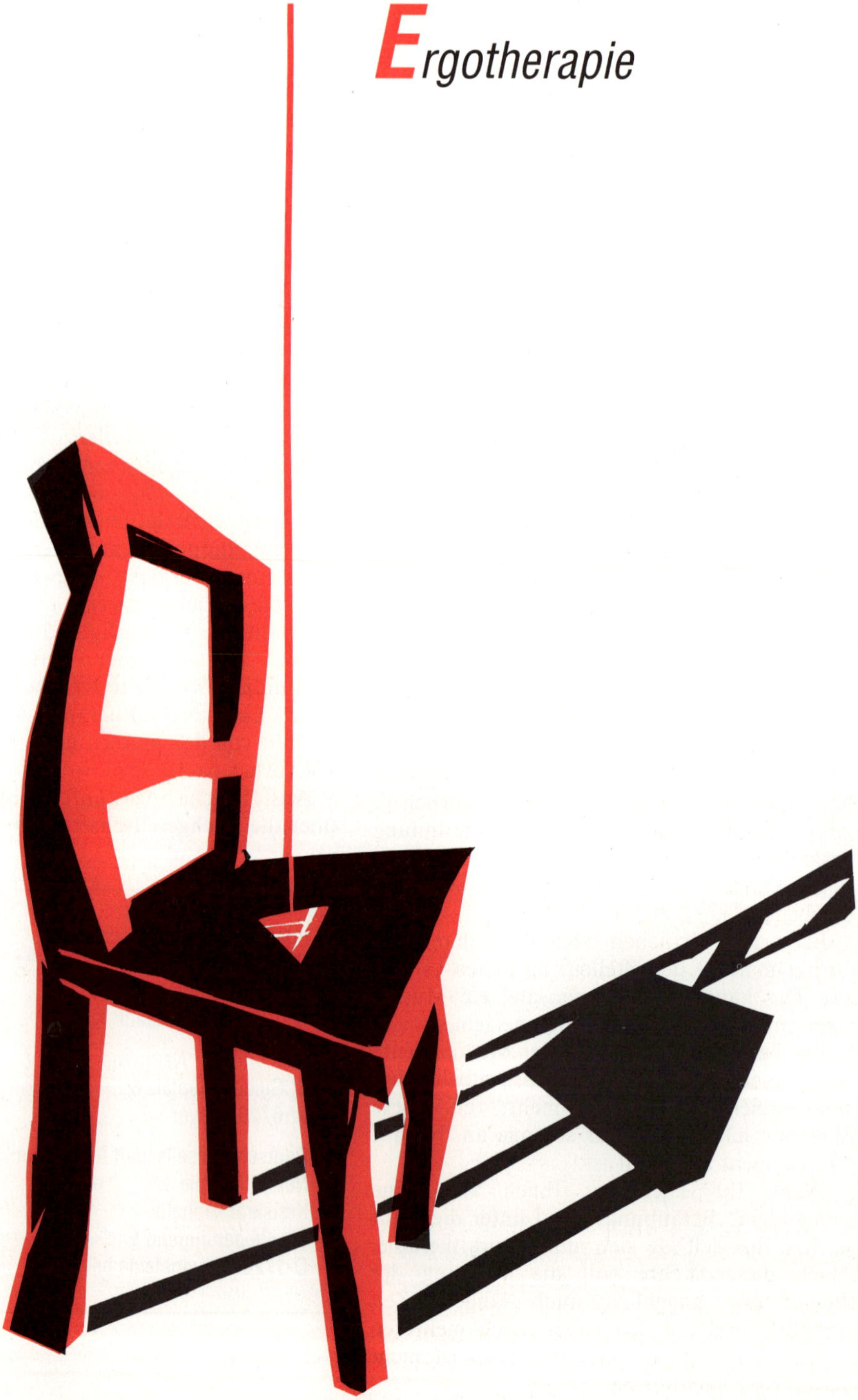

Diese Art der Behandlung wird auf Anweisung des Arztes von diplomierten Ergotherapeuten und Ergotherapeutinnen durchgeführt und soll Ihnen helfen, trotz eventueller Behinderungen den Alltag zu bewältigen – am Arbeitsplatz, zu Hause und in der Freizeit.

Die Ergotherapeutin erklärt Ihnen, welche Gelenke Sie schonen müssen, zeigt Ihnen die richtige Haltung im Stehen und im Sitzen und wie Sie vermeiden können, daß Ihre Gelenke zu stark belastet werden, übt mit Ihnen bestimmte Handgriffe, berät Sie, welche Hilfsmittel (siehe Seite 105) sinnvoll und geeignet sind, paßt Ihnen Schienungen zur Ruhigstellung an, informiert Sie, wer für die Kosten dieser Hilfsmittel aufkommt, wo Sie diese erhalten, welche baulichen Veränderungen im Haushalt und am Arbeitsplatz notwendig sind, um möglichst ohne fremde Hilfe zurechtzukommen, macht Berufsberatung und überlegt mit Ihnen, welche Hobbys, Bastelarbeiten oder handwerklichen Tätigkeiten sinnvoll beziehungsweise zu vermeiden sind.

Die meisten Rheumazentren und Rheumakliniken haben fest angestellte Ergotherapeutinnen. Außerdem gibt es etwa 450 frei praktizierende – die südlichen alten Bundesländer sind damit relativ gut, die nördlichen alten Bundesländer weniger gut und die neuen Länder gar nicht versorgt.

Oft wissen niedergelassene Ärzte nicht, daß es Ergotherapeutinnen gibt, oder wo die nächste Ergotherapeutin arbeitet. Sie können sich entweder bei Ihrer örtlichen Krankenkasse oder beim Verband der Beschäftigungs- und Arbeitstherapeuten (Ergotherapeuten) e. V., Postfach 22 08, 7516 Karlsbad 2 (Tel. 0 72 48/63 28) erkundigen, wo Sie eine Ergotherapeutin in Ihrer Nähe finden. Manche Ergotherapie-Praxen sind jedoch auf bestimmte Erkrankungen spezialisiert, deshalb sollten Sie sich vorher erkundigen, ob sie auch für Rheumatiker zuständig sind.

Ihr Hausarzt kann, wenn es notwendig ist, auf Kosten der Kasse eine Ergotherapie verschreiben. Wenn Sie älter als 18 Jahre sind, müssen Sie zehn Prozent der Kosten selbst bezahlen. Jede Sitzung dauert im Durchschnitt etwa 45 Minuten. Ergotherapeuten führen bei Bedarf auch Hausbesuche durch. Dies ist vor allem dann sinnvoll, wenn es um die Frage geht, welche Veränderungen und Umbauten in der Wohnung hilfreich sind.

Richtiges Verhalten

Richtiges Verhalten bedeutet, daß Sie versuchen, Ihre Gelenke nicht weiter zu überlasten und ihre Beweglichkeit zu erhalten.

Wichtig ist ein ausgewogener Wechsel von Ruhe und Bewegung. Sie müssen selbst herausfinden, wieviel Bewegung Sie brauchen und wann Sie ruhen müssen. Überanstrengung ist in jedem Fall schlecht. Zu viel Bewegung und Belastung müssen Sie mit Schmerzen und Entzündung bezahlen, zu viel Ruhe mit Unbeweglich-Werden und dem langsamen Versteifen von Gelenken.

Überanstrengen Sie ihre Gelenke nicht. Machen Sie hin und wieder eine

P A U S E !

Wenn Sie Ihren Gelenken keine Ruhe gönnen, kann das zu Schmerzen, vermehrter Entzündung und nachfolgenden Fehlstellungen führen. Ruhe ist vor allem dann notwendig, wenn Sie an einem Entzündungsschub leiden. Oft werden Sie auch gar nicht anders können. Schränken Sie in diesem Fall Ihre Bewegungen ein. Nicht beanspruchte Muskeln schrumpfen – Sie sollten in solchen Phasen deshalb verstärkt isometrische Übungen machen (siehe Seite 68).

Entscheidend ist, daß Sie nicht alles mit sich geschehen lassen und sich nicht abhängig machen. Wenn Sie weiterhin ein erfülltes Leben führen wollen, bleibt Ihnen nichts anderes übrig, als daß Sie sich mit der Krankheit auseinandersetzen, die Dinge in die Hand nehmen und den Alltag unter den neuen Bedingungen so organisieren, daß Sie möglichst wenig eingeschränkt sind.

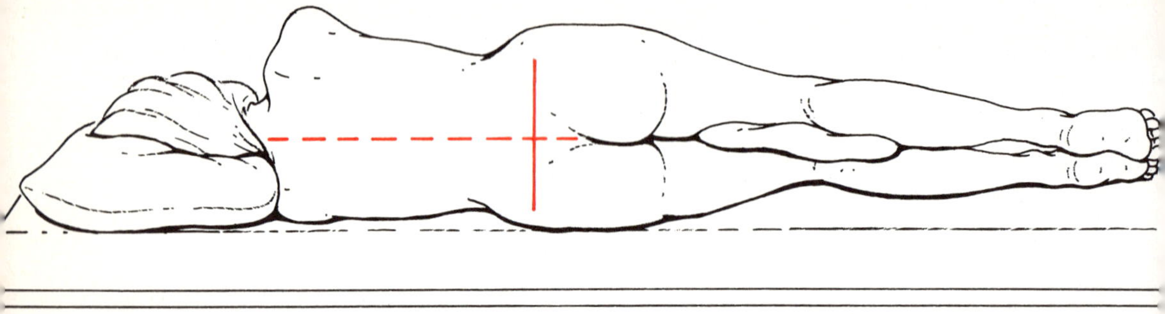

Richtiges Liegen: *Auf der Seite liegen Sie richtig, wenn das Becken senkrecht und die Wirbelsäule in der Waagerechten sind. Die Wirbelsäule sollte möglichst nicht durchhängen. Ein kleines Kissen unter dem Nacken und zwischen den Knien macht das Liegen bequemer.*

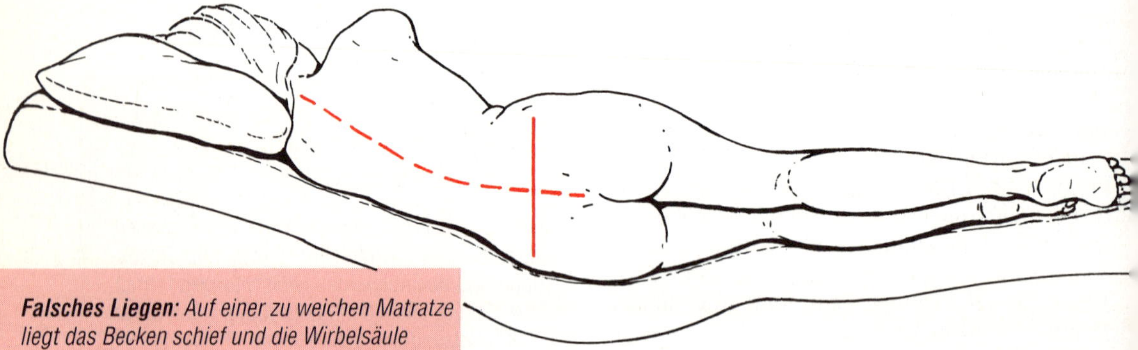

Falsches Liegen: *Auf einer zu weichen Matratze liegt das Becken schief und die Wirbelsäule hängt seitlich durch.*

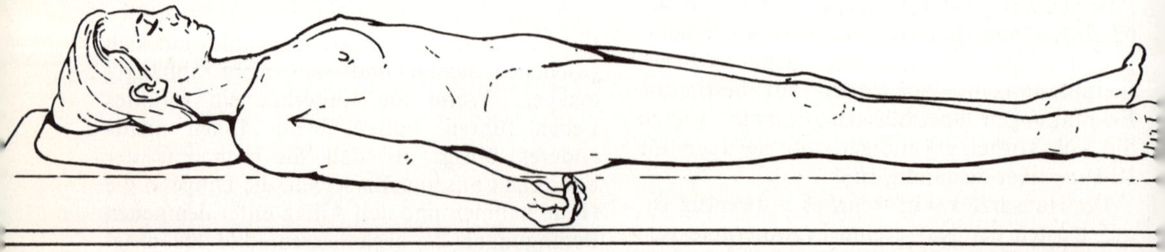

Richtiges Rückenliegen: *Auch wenn Sie auf dem Rücken liegen, muß die Matratze fest sein, damit die Wirbelsäule nicht gekrümmt durchhängen muß. Bei Arthrose der Knie sollten Sie nicht ständig ein Kissen unter die Kniekehlen legen, auch wenn es Ihnen zunächst bequemer erscheint! Denn die Knie versteifen sonst schneller. Ein flaches Kissen unter Kopf und Nacken macht das Liegen angenehmer.*

Richtiges Liegen

Das Bett sollte so sein, daß Sie ohne große Schwierigkeiten und fremde Hilfe aus- und einsteigen können. Dazu ist es unter Umständen notwendig, das Bett auf einen Aufsatz zu stellen.

Verwenden Sie eine einteilige, mittelharte Matratze, die auf einer ebenen, nicht durchhängenden Unterlage aufliegt. Ob Sie sich für eine Schaumstoff-, Federkern-, Baumwoll-, Roßhaar- oder eine andere Matratze entscheiden, ist dann im wesentlichen eine Frage des persönlichen Geschmacks und des Geldbeutels. Testergebnisse der Stiftung Warentest finden Sie in den Heften „test" vom Mai 1991 und April 1992. Gegen Futon- und Roßhaarmatratzen spricht, daß sie mit der Zeit Mulden bilden und sich nur begrenzt dem Körper anpassen.

Wenn Sie stark schwitzen, ist eine Schaumstoffmatratze nicht günstig, weil sie die Feuchtigkeit nicht so gut abgibt wie etwa eine Federkernmatratze.

Vermeiden Sie Keilkissen und Kopfkissen, die bis unter die Schulter reichen.

Wenn Sie auf dem Rücken liegen, sollten Sie – auch wenn es angenehmer ist und vielleicht Schmerzen verringert – auf keinen Fall dauernd ein Kissen unter die Kniekehle schieben, weil das Kniegelenk sonst schneller versteifen kann. Verwenden Sie ein kleines Kissen unter dem Nacken und ruhen Sie mit gestreckten Hüften und Knien.

Wenn Sie seitlich liegen, sollten Sie ein Kissen zwischen die Beine nehmen.

Wenn Sie auf dem Bauch liegen, ist es günstig, die Beine zu spreizen und die Füße links und rechts der Matratze herunterhängen zu lassen. Das geht natürlich nur bei einem schmalen, freistehenden Bett. Vor allem für Bechterew-Patienten ist es günstig, hin und wieder auf dem Bauch zu liegen – das wirkt der Hüft- und Rückenbeugung entgegen.

Richtiges Stehen

Fast alle Menschen nehmen im Stehen eine Haltung ein, die der Wirbelsäule schadet und zu Rückenschmerzen führen kann. Eine saloppe Haltung, in der man sehr entspannt dasteht, ist auf Dauer genauso falsch wie soldatisches Strammstehen.

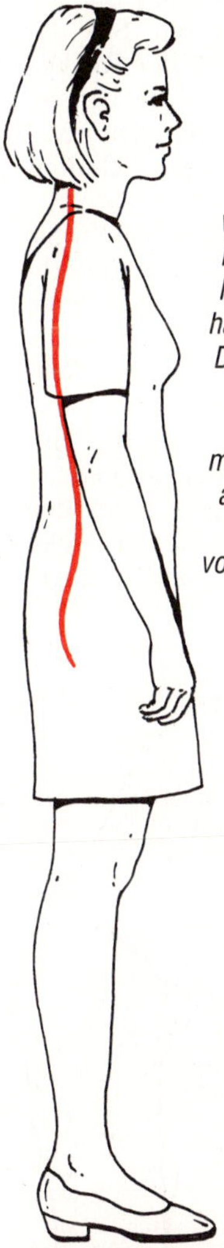

Richtiges Stehen: *Richtig stehen Sie – auch auf Absätzen –, wenn Sie den Rücken möglichst geradehalten können. Dazu spannen Sie Gesäß- und Bauchmuskeln leicht an und heben das Becken vorn ein wenig.*

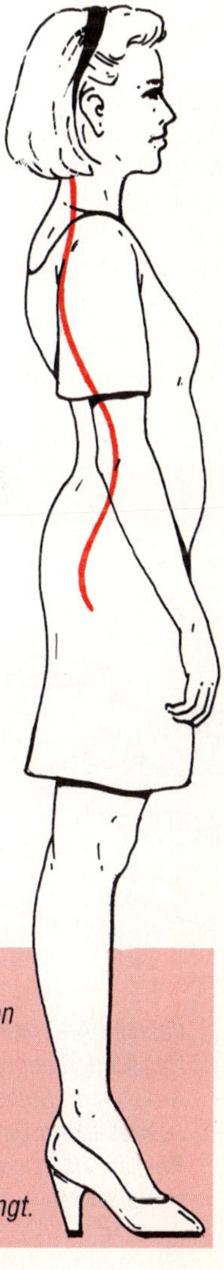

Falsches Stehen: *Vor allem auf zu hohen Absätzen kippt das Becken so weit nach vorn ab, daß Sie sich nicht geradehalten können. Die Hüft- und Kniegelenke werden überlastet und die Muskulatur von Rücken und Beinen überanstrengt.*

Richtiges, für die Wirbelsäule günstiges Stehen muß – so merkwürdig das klingen mag – erlernt und geübt werden: Spreizen Sie leicht die Beine, spannen Sie die Gesäßmuskeln und die Bauchmuskeln an und schieben Sie das Gesäß nicht nach vorne! Heben Sie das Becken vorne auf, dadurch wird der Rücken flacher und entlastet die Wirbelsäule. So stehen Sie richtig! Halten Sie den Kopf in gerader, ausbalancierter Position über Schulter, Hüfte und Sprunggelenk.

Wenn Sie länger stehen müssen, sollten Sie öfter die Position wechseln und das Gewicht immer wieder von einem Fuß auf den anderen verlagern. Entlasten Sie die Wirbelsäule, indem Sie sich seitlich oder rückwärts anlehnen. Für die Wirbelsäule entspannend wirkt auch die Position, die man an der Bar einnimmt: Man stützt sich mit den Armen ab und stellt einmal den einen und dann den anderen Fuß auf die Fußleiste, die etwa zehn bis 15 Zentimeter über dem Boden angebracht ist.

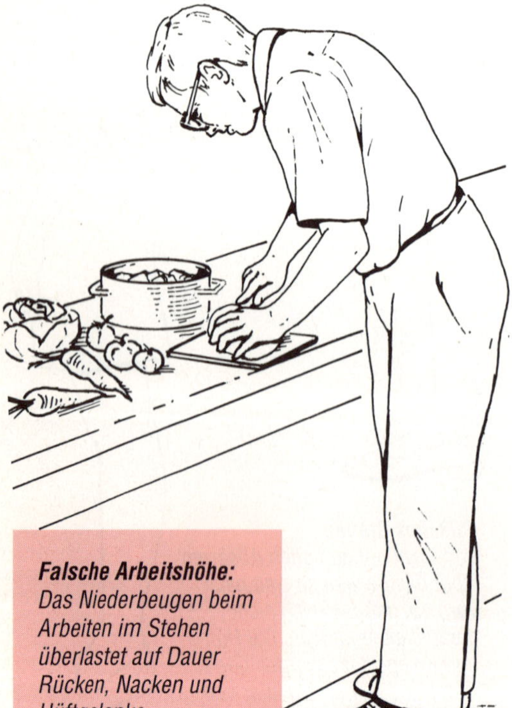

Falsche Arbeitshöhe:
Das Niederbeugen beim Arbeiten im Stehen überlastet auf Dauer Rücken, Nacken und Hüftgelenke.

Richtige Arbeitshöhe:
Richtig ist die Arbeitshöhe dann, wenn Sie sich im Stehen nicht zur Arbeitsfläche beugen müssen. Wenn die Platte zu niedrig ist, sollten Sie dafür sorgen, daß sie die richtige Höhe bekommt – notfalls stellen Sie das Arbeitsbrett auf ein Kistchen oder ähnliches.

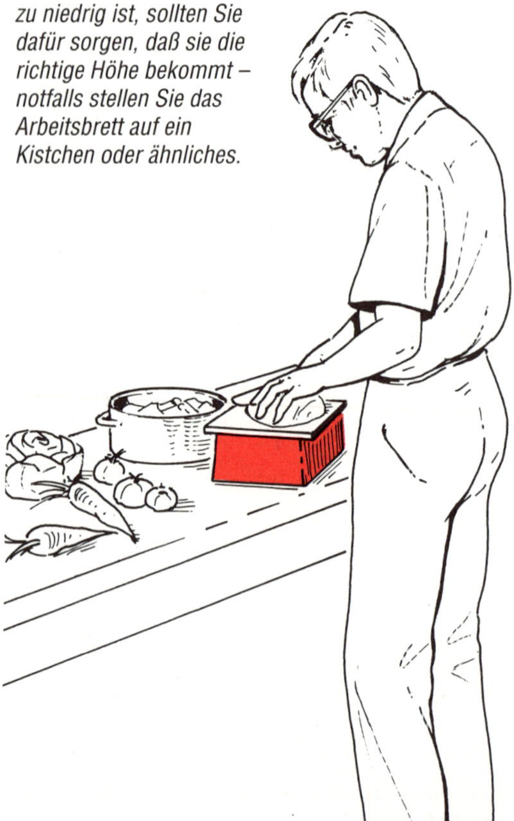

Bei Arbeiten im Stehen sollten Sie auf die richtige Höhe des Arbeitstisches achten. Häufige Fehler bei der Hausarbeit sind Bügeln auf einem zu niedrigen Brett und zu kurzes Saugrohr beim Staubsaugen.

In vielen Fällen ist die Arbeitsplatte in der Küche zu niedrig. Die optimale Höhe der Arbeitsplatte liegt etwa 15 Zentimeter unter dem Ellenbogen.

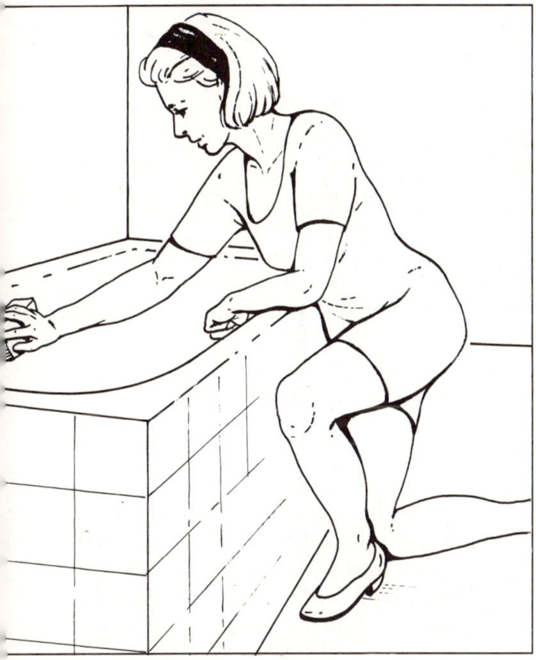

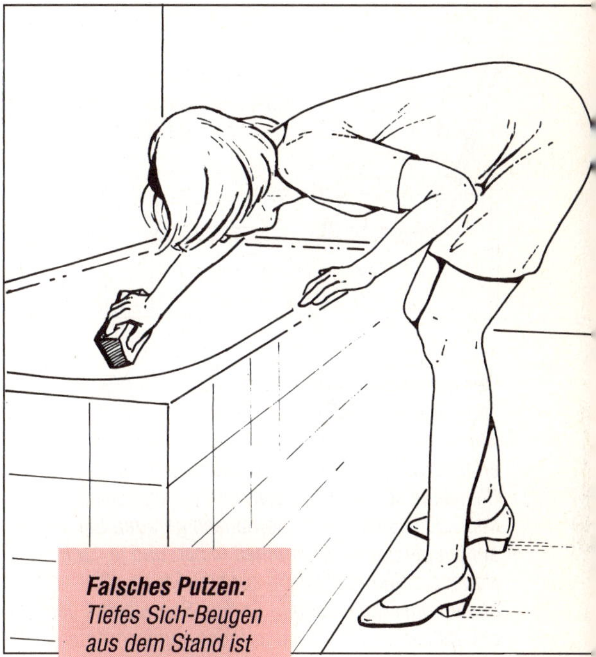

Falsches Putzen: *Tiefes Sich-Beugen aus dem Stand ist für die Wirbelsäule und die Hüftgelenke sehr belastend.*

Richtiges Putzen: *Zum Putzen von niedrigen Einrichtungen knien Sie sich besser hin, um die Wirbelsäule möglichst geradehalten zu können.*

Richtiges Sitzen

„Ihre Stärke ist es, still zu sitzen." (Buch Jesaia, Altes Testament). – Hier irrt die Bibel. Man sollte seine Stärke nicht darauf verwenden, still zu sitzen, denn das ist schlecht für die Wirbelsäule. Wer seinen Rücken schonen will, sollte beim Sitzen folgendes beachten:

- Die Sitzfläche Ihrer Stühle sollte leicht gepolstert, aber nicht zu weich sein, eine abgerundete Vorderkante haben und im hinteren Sitzbereich leicht angehoben sein. Stühle sollten Rücken- und Armlehnen haben.

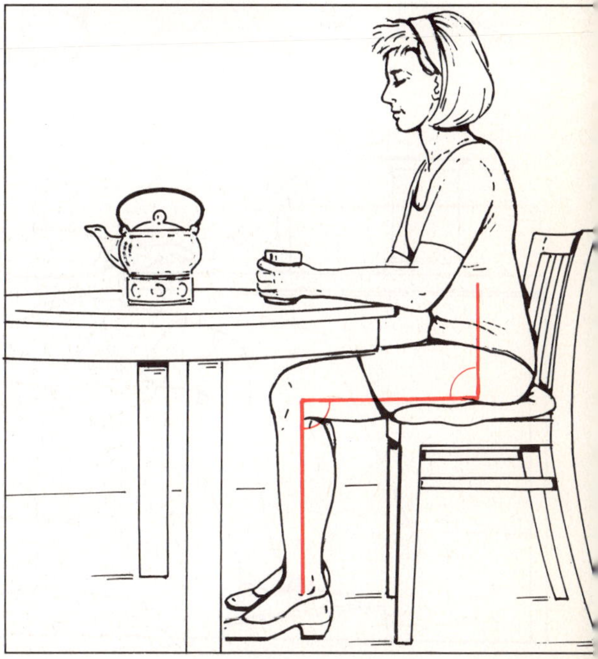

Richtiges Sitzen: *Am Tisch sitzen Sie richtig, wenn Wirbelsäule, Ober- und Unterschenkel rechte Winkel zueinander bilden. Der Tisch sollte so hoch sein, daß die Unterarme locker aufliegen können.*

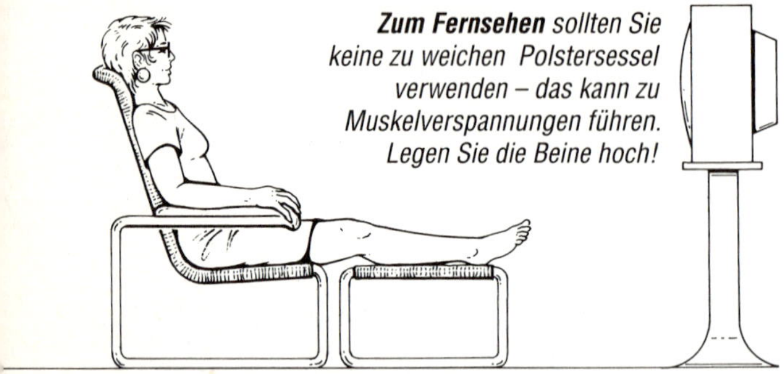

Zum Fernsehen sollten Sie keine zu weichen Polstersessel verwenden – das kann zu Muskelverspannungen führen. Legen Sie die Beine hoch!

Der ideale Bildschirmarbeitsplatz: *Am günstigsten sitzen Sie auf einem höhenverstellbaren Stuhl (1), der Ihre Bewegungen mitmacht und es erlaubt, die Arme fast waagerecht zu halten. Die Sitzfläche sollte leicht nach vorn geneigt sein, denn dann sitzen Sie automatisch gerader. Sie sollten genügend Beinfreiheit haben und je nach Höhe des Stuhls die Füße auf eine Stütze (2) stellen oder flach auf den Boden. Schreibvorlagen (3) sollten Sie möglichst auf eine abgeschrägte Auflage zwischen Tasttatur und Bildschirm legen können. Achten Sie auf einen flimmerfreien und strahlungsarmen Bildschirm (4)!*

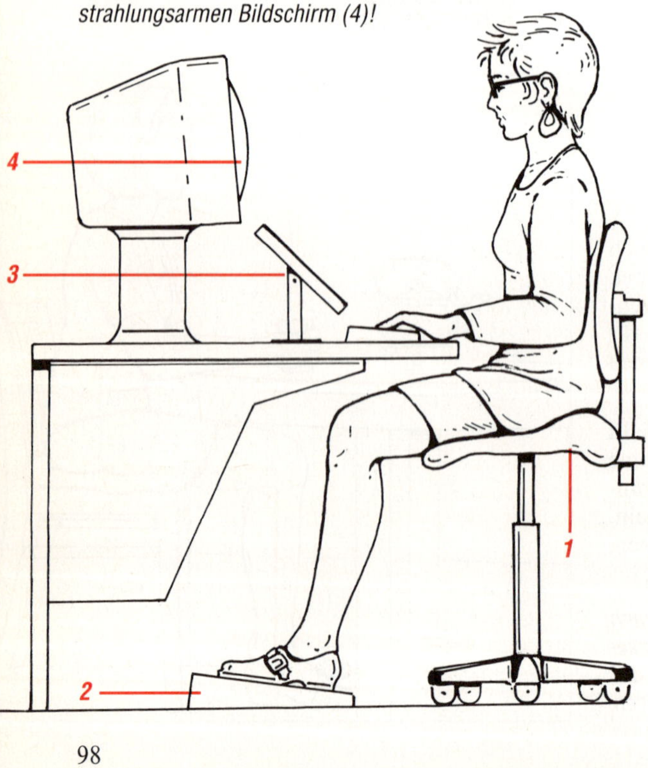

■ Tiefe Sessel im Wohnzimmer, noch dazu, wenn Sie weich sind, sind für die Wirbelsäule ungünstig, denn der Rükken „hängt durch“.

■ Die Rückenlehne Ihres Arbeitsstuhles sollte neigbar sein, federnd, in der Kreuzgegend leicht nach innen geschwungen, bis unter die Schulterblätter reichen und im unteren Drittel einen Lendenbausch haben, der die Lendenwirbelsäule und das Kreuzbein abstützt. Der Arbeitsstuhl sollte mindestens fünf Beine auf Rollen und nach Möglichkeit eine Vorrichtung zum Verstellen der Neigung der Sitzfläche haben. Er sollte in der Höhe verstellbar sein. Auch die Rückenlehne sollte sich in der Höhe verstellen lassen. Die Höhe Ihres Stuhles ist dann richtig, wenn die Füße flach auf dem Boden stehen, Ober- und Unterschenkel einen rechten Winkel bilden und die Unterarme waagrecht auf der Tischfläche beziehungsweise auf der Tastatur aufliegen. Wenn Sie mit den Füßen über dem Boden schweben, sollten Sie sich eine in der Höhe und im Winkel verstellbare Fußstütze anschaffen (am ehesten in EDV-Zubehörgeschäften erhältlich).

Setzen Sie sich so weit auf den Stuhl zurück, daß der Rücken an die Lehne stößt, und verändern Sie öfter die Sitzposition, „wetzen“ Sie hin und her. Stehen Sie zwischendurch immer wieder auf, zum Beispiel beim Telefonieren. Sitzen ist für die Wirbelsäule sehr viel belastender als Stehen.

■ Verwenden Sie zum Lesen ein schräggestelltes Lesepult und beim Arbeiten am Computer eine bewegliche Papierhalterung. Dadurch ist die Kopfhaltung günstiger und die Gefahr von Nackenverspannnungen geringer. Die vorderste Tastenreihe soll etwa fünf bis zehn Zentimeter hinter der Tischkante angeordnet sein. Wenn die Tastatur höher als drei Zentimeter ist, sollten Sie eine Handballenauflage benutzen.

Richtiges Tragen

Tragen Sie, wenn möglich, Lasten nicht einseitig, also mit einer Hand. Verteilen Sie die Last auf beide Hände, verwenden Sie einen Rucksack oder eine Einkaufstasche auf Rollen. Tragen Sie nicht zu schwer, wenn es sich vermeiden läßt.

Beim Heben und Tragen eines Gegenstandes sollten Sie ihn möglichst nahe am Körper halten. So wird er Ihnen nur halb so schwer erscheinen. Wenn Sie Besorgungen machen, sollten Sie lieber einmal öfter gehen, als zu schwer zu tragen.

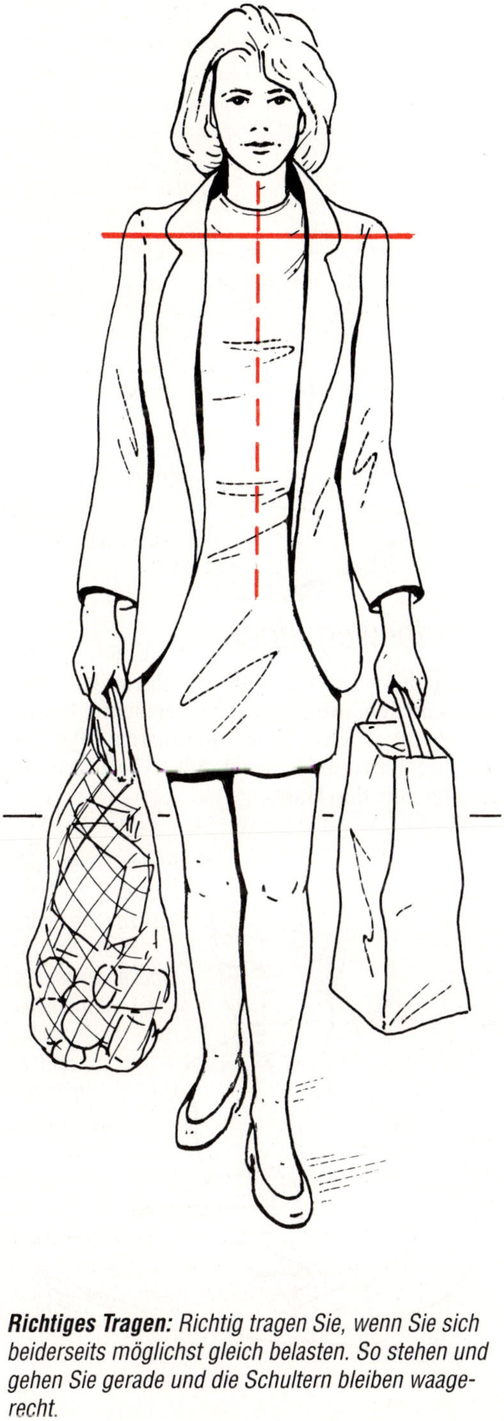

Richtiges Tragen: *Richtig tragen Sie, wenn Sie sich beiderseits möglichst gleich belasten. So stehen und gehen Sie gerade und die Schultern bleiben waagerecht.*

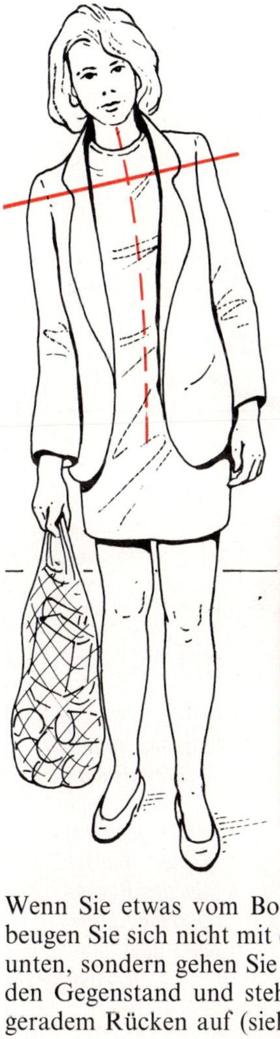

Falsches Tragen: *Einseitige Belastungen haben Verspannungen zur Folge, weil Sie ständig gegenhalten müssen, um die Wirbelsäule einigermaßen geradehalten können.*

Wenn Sie etwas vom Boden aufheben wollen, beugen Sie sich nicht mit dem Oberkörper nach unten, sondern gehen Sie in die Knie, ergreifen den Gegenstand und stehen Sie mit möglichst geradem Rücken auf (siehe Seite 100).

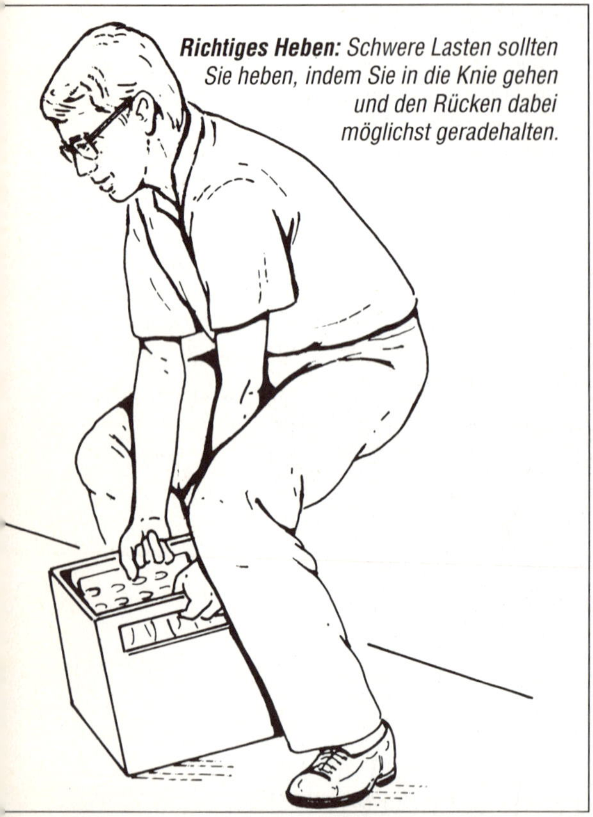

Richtiges Heben: *Schwere Lasten sollten Sie heben, indem Sie in die Knie gehen und den Rücken dabei möglichst geradehalten.*

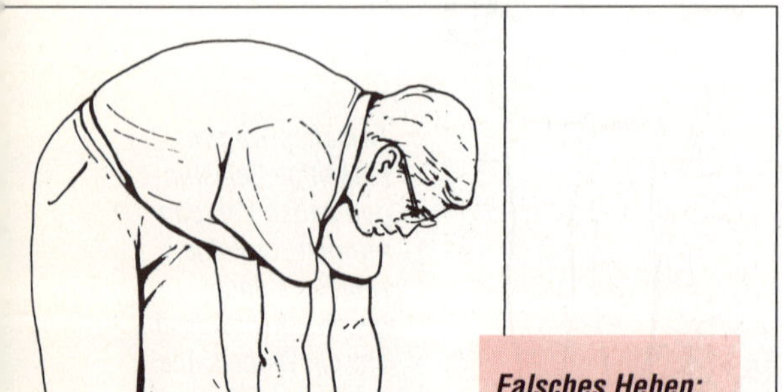

Falsches Heben: *Wenn Sie die Beine beim Heben gestreckt lassen, müssen Sie den Rücken und die Hüftgelenke übermäßig belasten.*

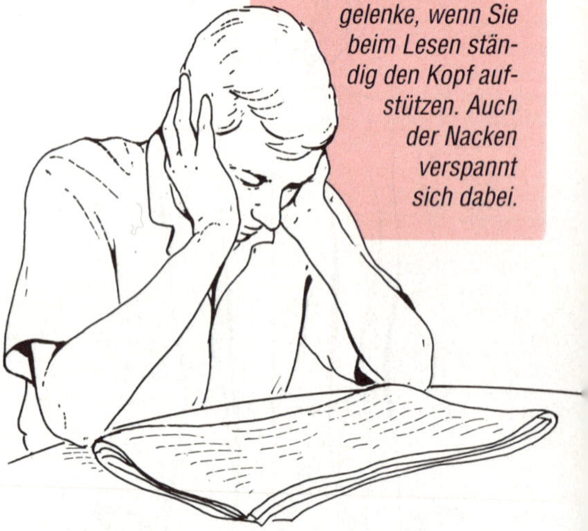

Falsches Sitzen beim Lesen: *Es überlastet die Ellenbogen- und Handgelenke, wenn Sie beim Lesen ständig den Kopf aufstützen. Auch der Nacken verspannt sich dabei.*

Handbewegungen

Vermeiden Sie es, die Handgelenke stark abzuknicken, weil das sehr belastend für die Handwurzel ist. Eine ungünstige Alltagshaltung ist zum Beispiel das Abstützen des Kopfes mit der Hand.

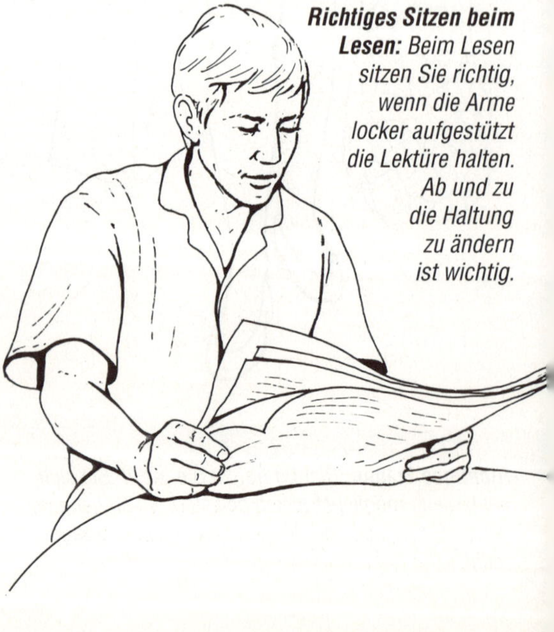

Richtiges Sitzen beim Lesen: *Beim Lesen sitzen Sie richtig, wenn die Arme locker aufgestützt die Lektüre halten. Ab und zu die Haltung zu ändern ist wichtig.*

Falsches Öffnen von Schubläden: Nur mit den Fingern an Schubläden zu ziehen, überlastet die Fingergelenke. In der abgeknickten Haltung wird auch das Handgelenk strapaziert.

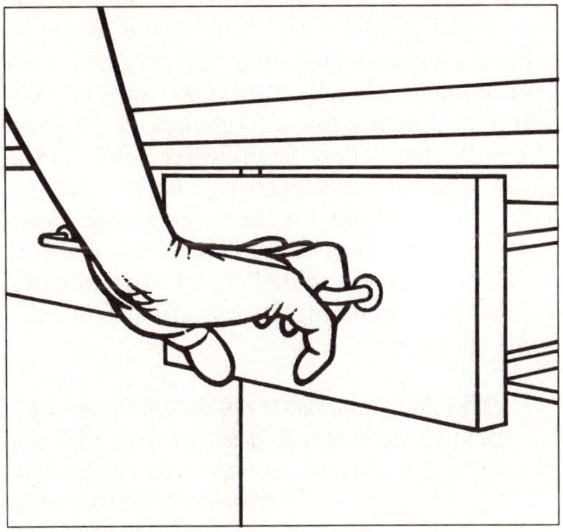

Falsches Tragen einer Schale: Wenn Sie mit verkrampften und abgeknickten Händen eine schwere Schale greifen, überlasten Sie Ihre Gelenke. Auch das Tragen weiter weg vom Körper verhindert die gleichmäßige Verteilung des Gewichts.

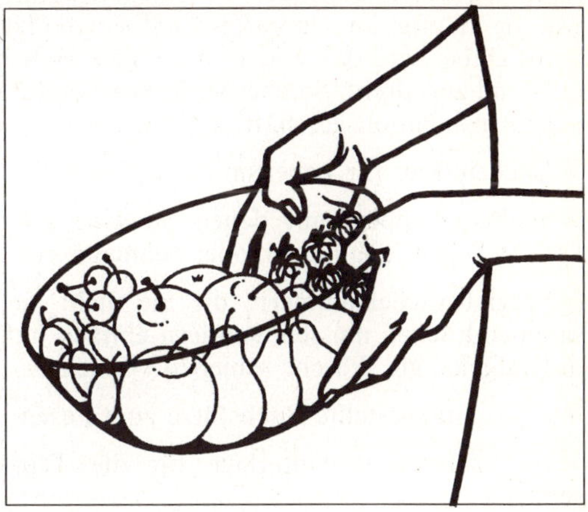

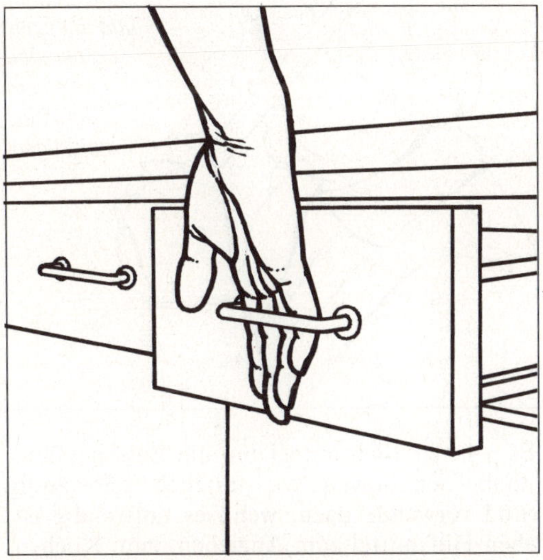

Richtiges Öffnen von Schubläden: Beim Öffnen einer Schublade sollte man die Hände möglichst gerade halten, um die Gelenke nicht übermäßig zu belasten.

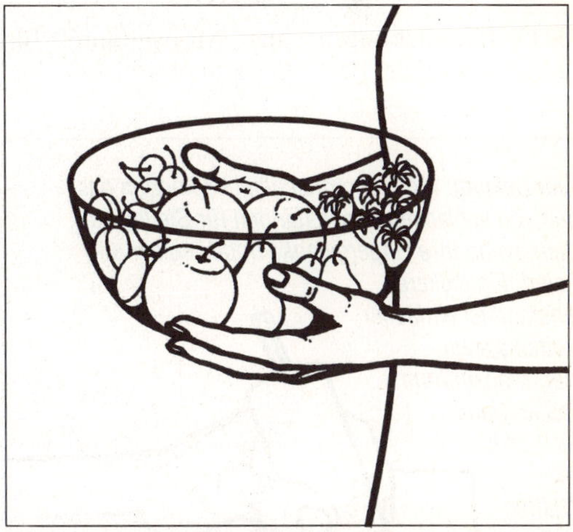

Richtiges Tragen einer Schale: Eine Schale tragen Sie richtig, wenn Sie mit beiden Händen darunter greifen und dabei die Handgelenke möglichst gestreckt halten. So verteilt sich das Gewicht der Schale gleichmäßig auf die Hände und Unterarme.

Wenn durch die Rheuma-Krankheit die Beweglichkeit oder die Kraft der Hände eingeschränkt ist, können Sie simple Hilfsmittel benutzen:

- Einen Spezialgriff zum Öffnen und Schließen von Wasserhähnen. Auch der Handwerker benutzt schließlich Schraubenschlüssel! Noch günstiger ist eine Armatur, wie sie häufig im Operationssaal eingesetzt wird: Dabei wird das Wasser mit einem Hebel auf- und zugedreht. Solche Armaturen sind in jedem Installationsgeschäft erhältlich
- Deckelöffner für Lebensmittel in Gläsern
- Schlüsselkappen, mit denen Sie eine größere Hebelwirkung haben, oder Schlüsselgriffe
- Spezialwäscheklammern, die Sie nicht zusammendrücken müssen, sondern einfach auf die aufgehängte Wäsche schieben können
- eine schräggestellte Buchstütze zum Lesen
- eine rutschfeste Unterlage für die Teigschüssel
- einen elektrischen Dosenöffner
- eine Brotschneidemaschine
- eine Einkaufstasche auf Rollen
- Griffverdickungen aus Moosgummi für Kugelschreiber, Bestecke, Kochlöffel usw.

Griffverdickung: *Moosgummischläuche können das Greifen von schlanken Gegenständen für Sie leichter machen, wenn Ihre Fingergelenke unbeweglich und steif sind. Ein dickerer Gegenstand ist einfacher zu greifen als ein dünner. Moosgummi gibt es in Handwerks- oder Bastelgeschäften zu kaufen.*

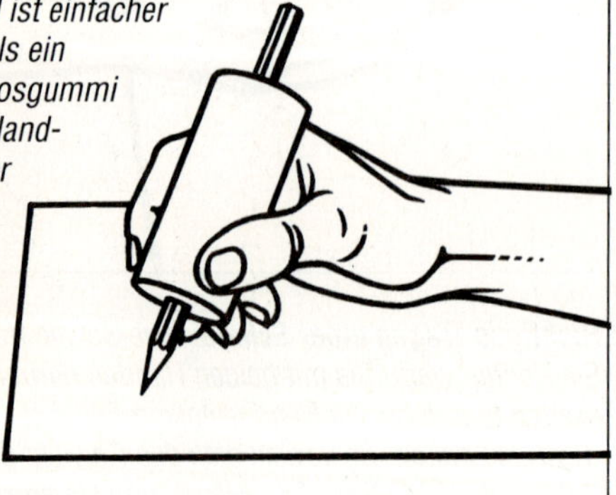

Hilfsmittel für Gesunde und Rheumakranke

Hilfsmittel – nein danke? Viele Menschen – vor allem junge – lehnen die Verwendung von Hilfsmitteln ab, weil sie das Gefühl haben, damit als invalid abgestempelt zu sein. Dabei dienen Hilfsmittel nicht einfach der Bequemlichkeit, sondern behüten die Gelenke vor übermäßigen Hebelbelastungen und erleichtern den Umgang mit alltäglichen Problemen. Auch Brillen oder Schuhlöffel sind Hilfsmittel, ebenso wie elektrische Mixer, die das Rühren von Hand ersparen, oder die Fernbedienung des Fernsehers. Selbst das Auto ist ein Hilfsmittel zur schnelleren Fortbewegung, und die Servolenkung ist ein Hilfsmittel, das Kraft spart.

Hilfsmittel „Haarbürste mit Griffverlängerung“: *Wenn Sie steife Schultergelenke haben, kann eine Griffverlängerung an der Haarbürste das Frisieren erleichtern. Sie können sie leicht selbst machen, indem Sie den Griff einer Haarbürste durchbohren und mit einer Schraube an einem Rundholz befestigen.*

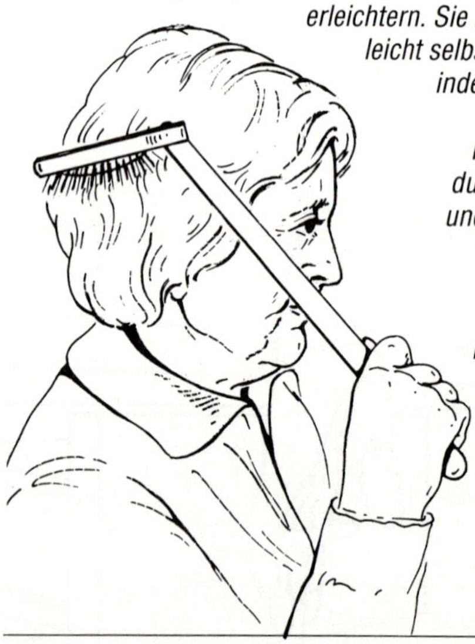

Es geht letztlich immer um die Entscheidung: Bleibe ich soweit wie möglich selbständig (und verwende dazu, wenn es notwendig ist, eben Hilfsmittel zum Anziehen, zum Kochen, zur Fortbewegung usw.) – oder lasse ich mich in meinen Aktivitäten und Möglichkeiten einschränken, weil ich mich schäme, bestimmte Hilfsmittel zu benutzen?

Leider zeichnen sich viele Hilfsmittel dadurch aus, daß sie teuer und häßlich sind, daß sie Konstruktionsfehler haben, und daß sie – man glaubt es kaum – schwer zu handhaben sind. Es hilft nichts, als daß Sie ausprobieren, mit welchen Sie gut umgehen können, und die unpraktischen Hilfsmittel meiden.

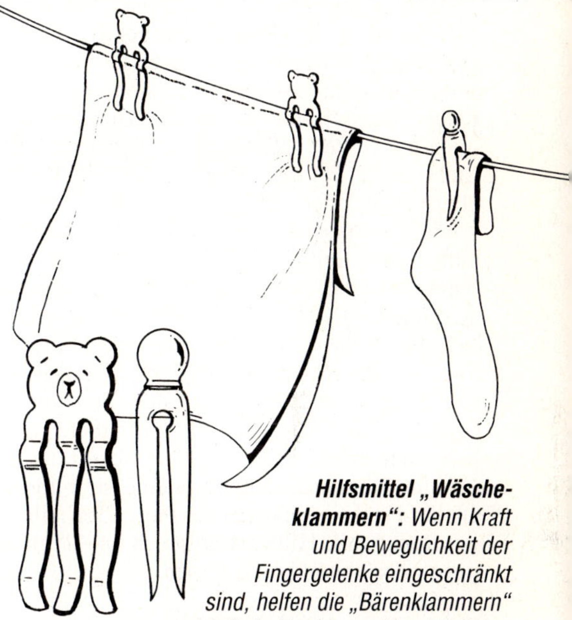

Hilfsmittel „Wäscheklammern": *Wenn Kraft und Beweglichkeit der Fingergelenke eingeschränkt sind, helfen die „Bärenklammern" und die in Norddeutschland üblichen stabilen Holzklammern, die Wäsche sicher auf der Leine zu befestigen. Sie werden einfach aufgesteckt.*

Hilfsmittel „Sitzerhöhung der Toilette": *Wenn Ihnen wegen steifer Knie das Aufstehen und Hinsetzen schwer fällt, kann eine Toilettensitzerhöhung Ihnen das tiefe Beugen der Knie ersparen. Solche Hilfsmittel werden einfach auf die herkömmliche Toilettenmuschel aufgesetzt. Griffe erleichtern das Aufstehen.*

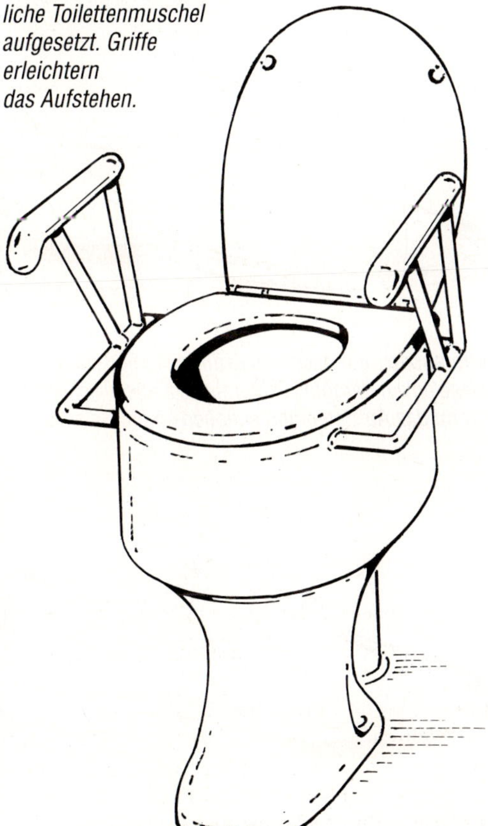

Hilfsmittel zum Auswringen: *Um schmerzende oder unbewegliche Hand- und Fingergelenke nicht noch mehr zu beanspruchen, können Sie zum Auswringen eines Tuches dieses einfach um den Wasserkran schlingen. So kostet es viel weniger Kraft.*

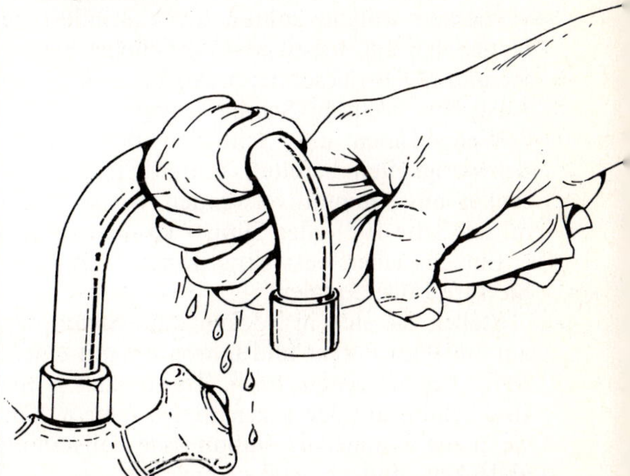

Manche Hilfsmittel – zum Beispiel An- und Ausziehhilfen für Kleidungsstücke – werden von den Krankenkassen ersetzt. Bevor Sie etwas kaufen, sollten Sie sich bei Ihrer Krankenkasse oder bei der zuständigen Beratungsstelle der „Deutschen Rheuma-Liga" (siehe Seite 27) erkundigen, wer die Kosten übernimmt, oder ob Sie selbst zahlen müssen.

Viele körperlich behinderte Menschen benutzen als Greifhilfen Grill-, Aquarium- oder Gurkenzangen. In einer Untersuchung der Stiftung Warentest hat sich herausgestellt, daß dies praktikable und preiswerte Alternativen zu den extra für Behinderte angebotenen Geräten sind. Wer das Glück hat, im Bekanntenkreis einen Bastler zu haben, kann sich auch eigene Hilfsmittel entwickeln lassen.

Jeder Rheumapatient hat eine sehr individuelle Funktionseinschränkung. Deshalb ist es oft sinnvoll, Hilfsmittel „nach Maß" anfertigen oder anpassen zu lassen.

Schuhe

Schlechtes Schuhwerk führt zu unnötig starken Belastungen von Hüft-, Knie- und Fußgelenken. Es scheint so, als ob bequemes Schuhwerk und Mode sich nicht miteinander vertragen. Dieses Entweder-Oder führt vor allem bei Frauen oft dazu, daß sie sich für das Modische und gegen die Gesundheit entscheiden: meist sind die Schuhe zu schmal, zu spitz und haben zu hohe Absätze.

Wenn Sie nicht völlig auf modischen Chic verzichten wollen, sollten Sie zumindest zu Hause und am Arbeitsplatz möglichst bequeme und nur bei besonderen Anlässen und zum Ausgehen modische Schuhe tragen.

Wenn Ihnen das Schließen der Schuhe Schwierigkeiten bereitet, sollten Sie Schnürsenkel aus Gummi verwenden (siehe Hilfsmittel, Seite 105) oder Slipper kaufen.

Ein einfacher Test zeigt Ihnen, wie stark Sie Ihre Füße „quälen":

Stellen Sie sich in Socken oder Strümpfen auf ein Blatt Papier und fahren Sie mit einem Stift den Umrissen nach. Dann stellen Sie Ihre Schuhe auf den gezeichneten Umriß. Nur wenn die Schuhe die Fußumrisse vollständig abdecken, sind sie groß genug.

Welche Schuhe?

- Wählen Sie Schuhe, die Ihre Füße möglichst nicht einengen
- Wählen Sie möglichst leichte Schuhe
- Schuhe sollten auch „Stoßdämpfer" für die Gelenke sein. Das heißt: dicke Sohlen, zum Beispiel aus Krepp, Luftpolstersohlen, weiche Schuheinlagen, Pufferabsätze
- Bei schmerzhaften Zehengrundgelenken sollten Sie Schuhe mit steifen, unflexiblen Sohlen tragen
- Personen mit eingeschränkt beweglichem Sprunggelenk können besser gehen, wenn auf die Sohle eine „Ballenrolle" aufgeklebt wird

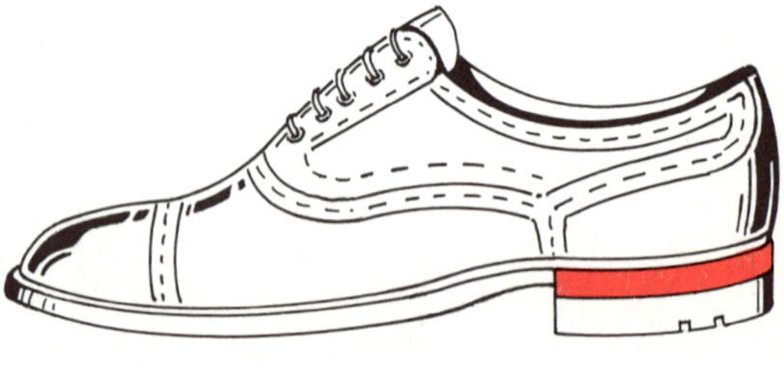

Pufferabsatz: *Vor allem bei Arthrose in Fuß- und Kniegelenken dämpfen Pufferabsätze aus weichem Gummi das Auftreten und schonen so die Gelenke.*

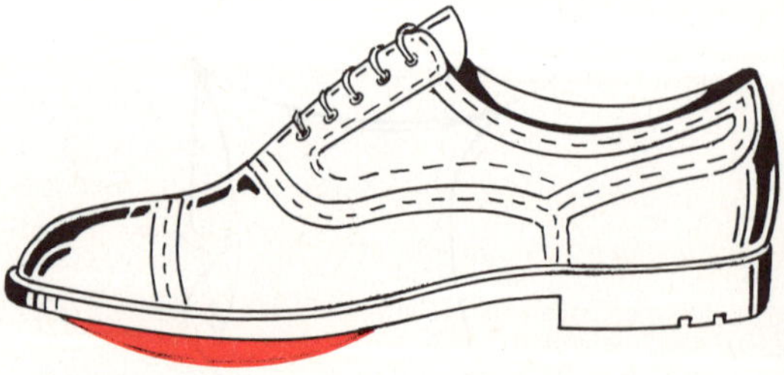

Abrollsohle: *Die Abrollsohle erleichtert bei steifen Fußgelenken das Gehen.*

■ Viele Fehlhaltungen und Fehlformen der Füße können durch Einlagen oder individuelle Anpassung von Konfektionsschuhen (zum Beispiel seitliche Absatzerhöhung bei Instabilität im oberen Sprunggelenk) ausgeglichen werden. Kaufen Sie nicht einfach in Schuhgeschäften oder Drogerien irgendwelche Einlagen, sondern lassen Sie sich – wenn notwendig – von einem Orthopäden die richtigen verschreiben. Viele Einlagen sind falsch gepolstert oder haben nicht die richtige Form und führen langfristig zu weiteren Fußschäden. Bei starken Fußbeschwerden oder Fußverformungen müssen unter Umständen orthopädische Maßschuhe angefertigt werden

■ Niedrige Absätze sind zwar meistens, aber nicht immer sinnvoll. Bei eingeschränktem Streckvermögen im Knie- oder Hüftgelenk sind höhere Absätze von Vorteil

■ Mit Schuhen, die über das Sprunggelenk reichen (sogenannte Arthrodese-Stiefel), kann das Sprunggelenk stabilisiert und das Gehvermögen verbessert werden. Ein guter Orthopäde wird solche Schuhe so herstellen, daß sie sich von normalen Schuhen im Aussehen kaum unterscheiden.

Empfehlung zum Kauf von Hilfsmitteln

Da es eine verwirrende Zahl verschiedener Artikel mit teilweise sehr hohen Preisen gibt, sollte man das Hilfsmittel, das man benötigt, auf alle Fälle vorher ausprobieren und keineswegs nach Katalog kaufen. Lassen Sie sich auch genau erklären, wie Geräte verwendet werden!

Die Deutsche Rheuma-Liga hat einen „Demonstrations-Koffer" zusammengestellt, in dem die wichtigsten Hilfsmittel für den Alltag enthalten sind, z. B.: Badewannensitz, Stielkamm, Lappenhalter, langer Schuhlöffel, Strumpfanzieher, Lesegestell, Spezialschere, spezielle Wäscheklammern, spezielle Büchsen- und Flaschenöffner, spezielle Schraubdeckelöffner, Eßbestecke mit verdicktem Griff, Greifzangen, Moosgummi zur Griffverdickung, Schlüsselgriffe, Universalgriffe usw.

Erkundigen Sie sich beim zuständigen Landesverband der „Deutschen Rheuma-Liga", wo die nächstgelegene Beratungsstelle ist (Adressen und Telefonnummern siehe Seite 107). Auch das „Deutsche Rote Kreuz" bietet „Hilfsmitteldienste" mit Schauräumen an, in denen Sie Geräte ausprobieren und sich beraten lassen können. Diese Hilfsmitteldienste bestehen in 20 Orten Deutschlands (Ost und West).

Einen umfassenden Überblick über Hilfsmittel (mit Fotos, Beschreibung und Handelsadressen, aber ohne Preise) bieten elf Hefte der „Stiftung Rehabilitation" – Postfach 10 14 09 in W-6900 Heidelberg 1. Die Themen dieser Hefte:

1 Haushalt/Alltag/Mahlzeiten/Kleidung
2 Körperpflege
3 Kommunikation
4 Geh- und Mobilitätshilfen
5 Fahrgeräte/Rollstühle
6 Auto und Verkehr
7 Physiotherapie/Ergotherapie/Freizeit/Sport
8 Möbel
9 Bauen/Wohnen
10 Arbeitsplatz/Ausbildung
11 Stichwortverzeichnis/Quellen

Jedes Heft kostet zwischen zehn und 20 DM und enthält außer den abgebildeten Hilfsmitteln auch allgemeine, sinnvolle Ratschläge zur Gestaltung der Arbeits- und Wohnumwelt von Behinderten.

Ein umfangreicher Katalog an Hilfsmitteln – mit Preisangaben – kann auch bei folgender Institution bestellt werden:

Deutsche Vereinigung für
die Rehabilitation Behinderter e.V.
Friedrich-Ebert-Anlage 9
W-6900 Heidelberg.
Der Katalog kostet 48 DM.

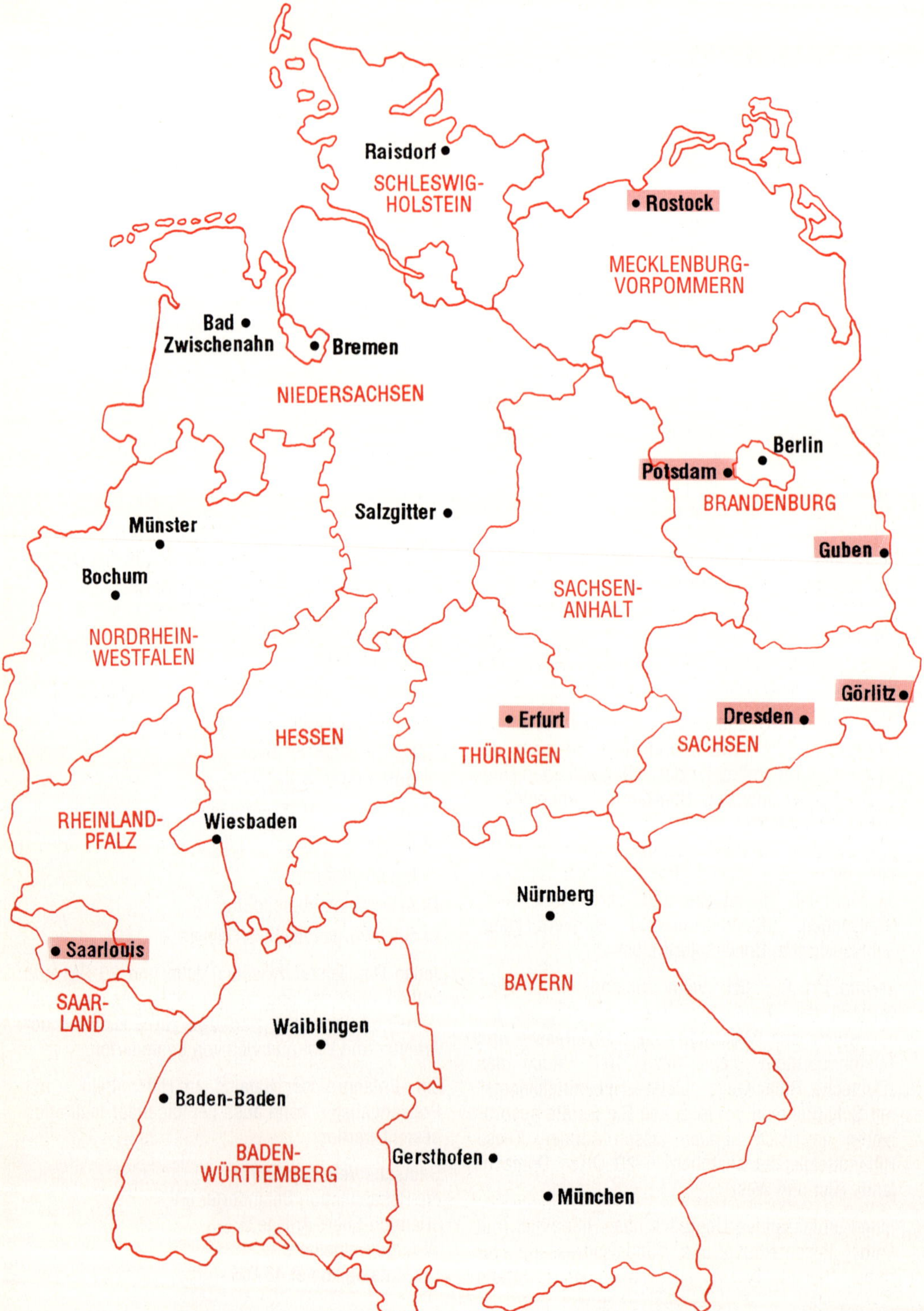
Raisdorf
SCHLESWIG-
HOLSTEIN
Rostock
MECKLENBURG-
VORPOMMERN
Bad
Zwischenahn
Bremen
NIEDERSACHSEN
Berlin
Potsdam
BRANDENBURG
Salzgitter
Münster
Bochum
Guben
SACHSEN-
ANHALT
NORDRHEIN-
WESTFALEN
Görlitz
Erfurt
Dresden
HESSEN
THÜRINGEN
SACHSEN
RHEINLAND-
PFALZ
Wiesbaden
Nürnberg
Saarlouis
BAYERN
SAAR-
LAND
Waiblingen
Baden-Baden
BADEN-
WÜRTTEMBERG
Gersthofen
München

Hilfsmitteldienste des Deutschen Roten Kreuzes (Stand Februar 1992):

- *bestehende Dienste*
- *im Aufbau befindliche Dienste*

DRK Oldenburg
Wilhelmstr. 6
W-2903 Bad Zwischenahn
Tel. 0 44 03/5 99 22

DRK Im Badischen
Schweigrotherstr. 8
W-7570 Baden-Baden
Tel. 0 72 21/12 12 und 12 13

DRK Berlin
Bundesallee 73
W-1000 Berlin 41
Tel. 0 30/8 50 05-4 22

DRK Bochum
An der Holtbrügge 8
W-4630 Bochum/Westfalen
Tel. 02 34/45 29-1 45

DRK Bremen
Mathildenstr. 2
W-2800 Bremen
Tel. 04 21/7 21 72

DRK Sachsen (im Aufbau)
Goetheallee 22
O-8053 Dresden
Tel. 00 37 51/3 43 61

DRK Thüringen (im Aufbau)
Mühlhäuserstr. 76
O-5026 Erfurt
Tel. 00 37 61/2 31 10
oder 60 10 40

DRK Kreis Augsburg
Daimlerstr. 1
W-8906 Gersthofen
Tel. 08 21/90 01-0

DRK Görlitz (im Aufbau)
Damianplatz 54
O-8900 Görlitz
Tel. 00 37 55/58 93 oder 54 86

DRK Guben (im Aufbau)
Forsterstr. 12
O-7560 Guben
Tel. 00 37 57/41 08

DRK Bayern
Seitzstr. 8
W-8000 München 22
Tel. 0 89/2 37 31

DRK Westfalen-Lippe
Zumsandestr. 27–29
W-4400 Münster
Tel. 02 51/3 01 91-95

DRK Nürnberg
Sulzbacherstr. 42
W-8500 Nürnberg 20
Tel. 09 11/53 01-2 29

DRK Brandenburg (im Aufbau)
Hebbelstr. 1
O-1561 Potsdam
Tel. 00 37 33/2 11 25
oder 2 19 20

DRK Schleswig-Holstein
Henry-Dunant-Straße
W-2313 Raisdorf
Tel. 04 07/90 91 56

DRK Mecklenburg-Vorpommern
(im Aufbau)
Nikolai-Kusneszow-Ring 56-57
O-2520 Rostock 26
Tel. 00 37 81/71 73 33

DRK Saarland (im Aufbau)
Hauptstr. 31
W-6630 Saarlouis
Tel. 0 68 31/6 01 51 13

DRK Niedersachsen
Thiestr. 37
W-3320 Salzgitter
Tel. 0 53 41/4 40 41 und 4 40 42

DRK Baden-Württemberg
Henry-Dunant-Straße 1
W-7050 Waiblingen
Tel. 0 71 51/20 02-25

DRK Hessen
Carl von Ossietzky-Straße 3
W-6200 Wiesbaden
Tel. 06 11/4 68 08-35

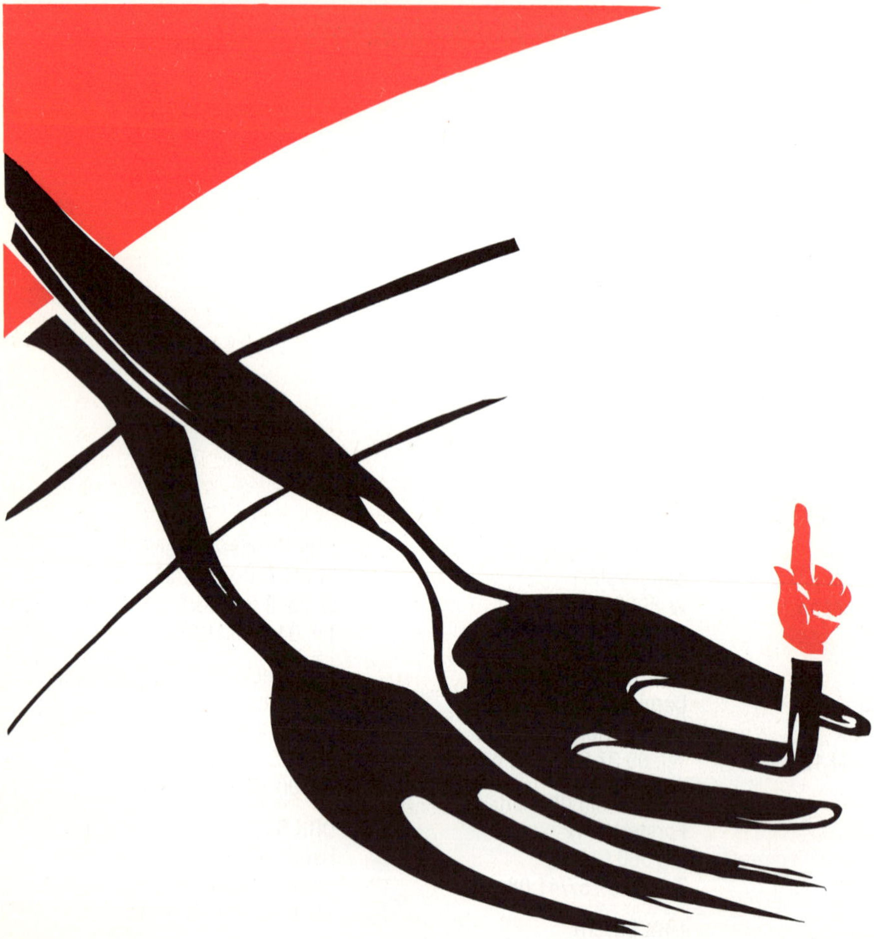

Ernährung

Die Vorstellung, daß mit Hilfe der richtigen Ernährung die Krankheit gelindert oder sogar geheilt werden kann, hat etwas Verführerisches an sich.

Nulldiät, Molkefasten, Schroth-Kur, Mayr-Kur, Trennkost, Schnitzer-Kost, Eiweißreduktion, Diät nach Bircher-Benner, Brukerdiät, lacto-vegetabile Kost – es gibt inzwischen eine Unzahl von Diäten und Ernährungsempfehlungen, die zwar sehr verschiedene Inhalte haben und doch dasselbe versprechen: Heilung durch Ernährungsumstellung. Fast alle Rheuma-Patienten probieren im Laufe ihrer Erkrankung eine oder sogar mehrere Diäten aus.

Die Fachliteratur zu diesem Thema ist inzwischen fast unüberschaubar geworden. Wer sich eingehend damit beschäftigt, erhält den Eindruck, es sei so wie mit der Mode: Heute wird dieses empfohlen, und morgen das Gegenteil. Je nachdem, an welchen Mediziner oder Heilpraktiker ein Patient gerät, gibt es unterschiedliche, oft sogar sich widersprechende Ratschläge.

Ernährungsempfehlungen bei entzündlich-rheumatischen Erkrankungen

Wir essen zu viel tierische Fette.

> „Laß ab vom Fett, denn wisse, daß ansonst das Grab dir dreimal breiter gähnt."
>
> So beschrieb schon William Shakespeare die Folgen in seinem Theaterstück Heinrich IV..

Gesichert sind folgende Erkenntnisse:

Mischkost?

Sinnvoll ist – auch aus allgemeinen gesundheitlichen Gründen – eine ausgewogene Mischkost: Wechselnde Speisen, Nahrungsmittel aus naturnahem Anbau, frisch zubereitet statt Fertignahrung aus Dosen und Packungen, viel frisches Obst und Gemüse, hin und wieder Fisch, Vollkornprodukte, Fett- und Fleisch-, Alkohol- und Zuckerkonsum einschränken.

Nulldiät?

Es gibt lediglich eine einzige Ernährungsart, bei der eine antirheumatische Wirkung gut belegt ist – bei der „Nulldiät". Dadurch läßt sich die chronische Polyarthritis, allerdings nur für kurze Zeit, aufhalten. Sobald man beginnt, wieder Nahrung zu sich zu nehmen, schreitet die Krankheit fort. Für den Gichtkranken ist die Nulldiät allerdings reines Gift: sie kann einen Anfall hervorrufen (siehe Seite 111)!

Übergewicht?

Wer übergewichtig ist, sollte abnehmen (siehe Seite 111). Denn zu hohes Gewicht stellt eine zusätzliche Belastung der Gelenke dar. Patienten mit Polyarthritis haben jedoch häufig das Problem, daß sie nicht übergewichtig, sondern untergewichtig sind.

Eiweiß?

Eiweißarme oder eiweißhaltige Ernährung? An dieser Frage scheiden sich die „Rheuma-Geister". Es gibt bisher keine seriösen Untersuchungen, anhand derer man eine eindeutige Empfehlung abgeben kann. Sicher ist nur, daß es in der umfangreichen Fachliteratur sehr widersprüchliche Ergebnisse gibt.

Von Heilpraktikern und Naturheilmedizinern wird meist eine eiweißarme Kost mit wenig oder gar keinem Fleisch empfohlen. Manche eiweißreduzierte Diäten bedeuten zum Beispiel: kein Fleisch, keine tierischen Fette, geringer Gehalt an Eisen, Kochsalz, Vitamin B_{12}, Folsäure und Vitamin D, hoher Anteil an unverdaulichen Nahrungsbestandteilen. Dies steht jedoch im Widerspruch zu der schulmedizinischen Erkenntnis, daß ein Mangel an Eiweiß (Protein) zu einer erhöhten Infektionsgefährdung führt und daß der Körper gerade während der aktiven Entzündungsphase verstärkt Eiweiß braucht – wenn dieses nicht in Form von Nahrung zugeführt wird, werden im Körper vorhandene Reserve-Proteine abgebaut und verursachen ein allgemeines Schwächegefühl.

Diese Widersprüche zeigen, daß es derzeit unmöglich ist, eindeutige Empfehlungen abzugeben.

Kalzium?

Um zu verhindern, daß sich zusätzlich zu Rheuma Muskelschwund und Knochenabbau (Osteoporose) entwickeln, sollte man auf eine kalziumreiche Ernährung achten: Milchprodukte – vor allem Quark und Hartkäse – und Vollkornbrot enthalten ausreichend Kalzium.

Eisen?

Normalerweise reicht eine ausgewogene Mischkost aus, um den täglichen Eisenbedarf zu decken. Bestimmte Rheuma-Medikamente wie nicht-steroidale Antirheumatika (siehe Seite 74) können als Nebenwirkung Mikroblutungen im Magen-Darm-Bereich und damit langfristig Eisenmangel verursachen. Um das zu verhindern, sollte man in diesem Fall auf eine eisenreiche Ernährung achten. Eisen ist besonders in Fleisch, Fisch und Leber enthalten, aber auch in Getreide, Gemüse und Milch. Eisen aus tierischer Nahrung wird vom Körper zehn- bis 20mal besser aufgenommen als Eisen aus pflanzlicher Nahrung. Aus allgemeinen gesundheitlichen Gründen ist es jedoch günstig, den Fleischverzehr einzuschränken. Innereien enthalten besonders viele Schadstoffe und bei Kälbern und Schweinen ist das Risiko, daß sie unter unnatürlichen und damit ungesunden Bedingungen aufgezogen werden, besonders groß. Wer nicht die Möglichkeit hat, sich Kalb- oder Schweinefleisch aus biologisch arbeitenden Betrieben zu besorgen, sollte deshalb eher Rind-, Pferde- oder Lammfleisch essen.

Zuckerfreie Ernährung?

Es gibt bis jetzt keinen Beweis, daß eine zuckerfreie Ernährung einen Einfluß auf die Polyarthritis hat. Sicher ist, daß zu viel Zucker vom Körper in Fett umgewandelt wird und unter Umständen zu Übergewicht führen kann.

Rharbarber, Sauerkrautsaft, Zink, Schwefel, Histidin, Vitamin C?

Es gibt keinen Nachweis, daß sich diese Nahrungsmittel oder Nahrungsmittel-Bestandteile auf rheumatische Krankheiten günstig auswirken.

Nahrungsmittelallergie?

Es gibt Hinweise, daß in seltenen Fällen bestimmte Nahrungsmittel oder Nahrungsmittelzusätze, zum Beispiel Milch, Milchprodukte, Getreide, Hülsenfrüchte, Fleisch, Müsli, der gelbe Farbstoff Tartrazin (E 102), bei Polyarthritis Krankheitsschübe verursachen und daß die Vermeidung dieser Nahrungsmittel eine Besserung bringt. Derzeit wissen die Mediziner aber noch zu wenig darüber, um Empfehlungen abgeben zu können.

Eine Nahrungsmittel-Allergie kann man nur feststellen, indem man etwa zwei bis drei Wochen lang das verdächtigte Lebensmittel meidet und nach dieser Zeit wieder zu sich nimmt: Sollte dann ein Entzündungsschub auftreten, ist die Wahrscheinlichkeit groß, daß es sich tatsächlich um eine Nahrungsmittel-Allergie handelt.

Auf keinen Fall können solche Allergien jedoch durch alternative Diagnoseverfahren wie die Elektroakupunktur oder die BICOM-Analyse festgestellt werden (siehe Seite 87).

Ernährungsempfehlungen bei Gicht

Ein altösterreichisches Abendessen

Suppe mit Fleischstrudel

Marinierte Heringe mit Apfelkren

Gekochtes Rindfleisch, garniert mit Kartoffel-Croquetten und Kapern-Sauce

Saure Rüben mit gedünsteter Gans-Leber, garniert mit gebackenen Semmelstücken

Karpfenpastete

Gebratene Rebhühner mit Apfel, Kastanienpurré und Salat

Schlagobers mit Kaffeeschaum

Sachertorte - Obst - Käse - Kaffee.

Dazu Wein, Bier, Fruchtsaft, Mineralwasser.

Wer so ißt wie nach diesem Speiseplan aus einem österreichischen Kochbuch des Jahres 1910, läuft Gefahr, an Gicht zu erkranken. Nicht zufällig galt die Gicht – „Podagra“ oder „Zipperlein“, wie sie früher genannt wurde – als das „Rheuma der Reichen“ (siehe Seite 59). Viele berühmte Menschen litten darunter: Martin Luther, Leonardo da Vinci, Alexander der Große, Charles Darwin, Isaac Newton. Gicht ist die einzige rheumatische Erkrankung, bei der Naturheilkundler und Schulmediziner darin übereinstimmen, daß eine Diät zur Behandlung sinnvoll ist.

Wer an Gicht leidet, sollte:

- Viel trinken, das heißt zwei bis drei Liter Flüssigkeit am Tag, zum Beispiel Tee, natriumarmes Mineralwasser, alkoholfreies Bier, Fruchtsäfte, Milch, Schokolade, Kaffee, Kakao. Viel trinken ist als Vorbeugungsmaßnahme gegen Gichtanfälle wichtiger, als fleischarm zu essen.
- Weniger essen. Festmahlzeiten und Völlereien können Gichtanfälle verursachen.
- Bei Übergewicht abnehmen. Das senkt bei den meisten Patienten – nicht bei allen – den Harnsäurespiegel. In der Zeit der Gewichtsabnahme kann er jedoch vorübergehend erheblich ansteigen.
- Keine Fastenkur durchführen, weil dies einen Gichtanfall auslösen kann.
- Möglichst wenig Alkohol trinken.
- Sich purinarm ernähren.
- Fachkundige Diät-Beratung suchen.

Folgende purinarme Nahrungsmittel sind für Gichtkranke sinnvoll

Alle Brotsorten, alle Getreidesorten, Nudeln, alle Arten von Käse, alle Fettsorten (wer abnimmt, sollte jedoch möglichst wenig Fett essen), Kaviar, alle Arten von Früchten, alle Arten von Milch, alle Arten von Nüssen, Zucker und Süßigkeiten (wer abnimmt, sollte jedoch möglichst wenig Süßes essen), alle Gemüse (mit Ausnahme von Erbsen, Spargel, Bohnen, Linsen – diese Gemüse enthalten einen mäßig hohen Gehalt an Purin), Tee, Kaffee, Schokolade, Kakao, Fruchtsäfte

Folgende purinreiche Nahrungsmittel sollten Gichtkranke gar nicht oder nur eingeschränkt essen

Hefe, Sardinen, Hering, Muscheln, Sardellen, Forellen, Kabeljau, Makrelen, Schellfisch, Lachs, Truthahn, Gans, Innereien, Fleischextrakt, Kalbfleisch, Speck

Ernährungsempfehlungen bei Arthrosen

Es gibt keine Diät oder Ernährung, die eine bereits bestehende Arthrose rückgängig machen kann.

Übergewicht trägt sicher zur Entstehung von Arthrosen bei, ist jedoch nie alleinige Ursache. Meist ist es die durch Übergewicht verursachte Inaktivität, die – im Zusammenhang mit natürlichen Alterungsprozessen und vererbten Anlagen – zu Arthrosen führt.

Sicher ist, daß die Gelenke durch Übergewicht stärker als notwendig belastet werden. Es gibt keine Untersuchungen darüber, ob Abnehmen die Schmerzen in arthrotischen Gelenken vermindert oder sogar den arthrotischen Prozeß aufhalten kann.

Trotzdem sind sich die meisten Mediziner darüber einig, daß übergewichtige Patienten mit Arthrose, vor allem der tragenden Gelenke, abnehmen sollten.

Weil das Abnehmen nicht nur ein Frage des Wollens ist, sondern unter Umständen die Veränderung von Lebensgewohnheiten und der gesamten Lebenssituation verlangt, schaffen das nur Wenige, und meist nur dann, wenn sie dabei unterstützt werden. Die meisten Rheuma-Zentren (Adressen siehe Seite 140), viele Kurkliniken (Adressen siehe Seite 149), die AOK und Volkshochschulen führen Ernährungsberatungen durch.

Eine Hilfe kann die Teilnahme in einer Gruppe sein, die unter demselben Problem leidet und dasselbe will, zum Beispiel die „Weight-Watchers“. Unter der Düsseldorfer Telefonnummer 02 11/96 86-2 20 erhält man nähere Informationen dazu. Gegen eine einmalige Einschreibgebühr von 35 DM und eine Wochengebühr von derzeit 22 DM kann man Mitglied einer Gruppe werden und an regelmäßigen Gesprächen, Ernährungsberatungen und Kontrollen teilhaben.

Auf lange Sicht abzunehmen gelingt nur, wenn man seine Ernährung dauerhaft auf eine gesunde Mischkost umstellt. Nicht sinnvoll sind Abmagerungskuren, Fasten, Appetitzügler und Entschlackungskuren. Sie senken das Gewicht nur kurzfristig und zum Teil auf Kosten der Gesundheit.

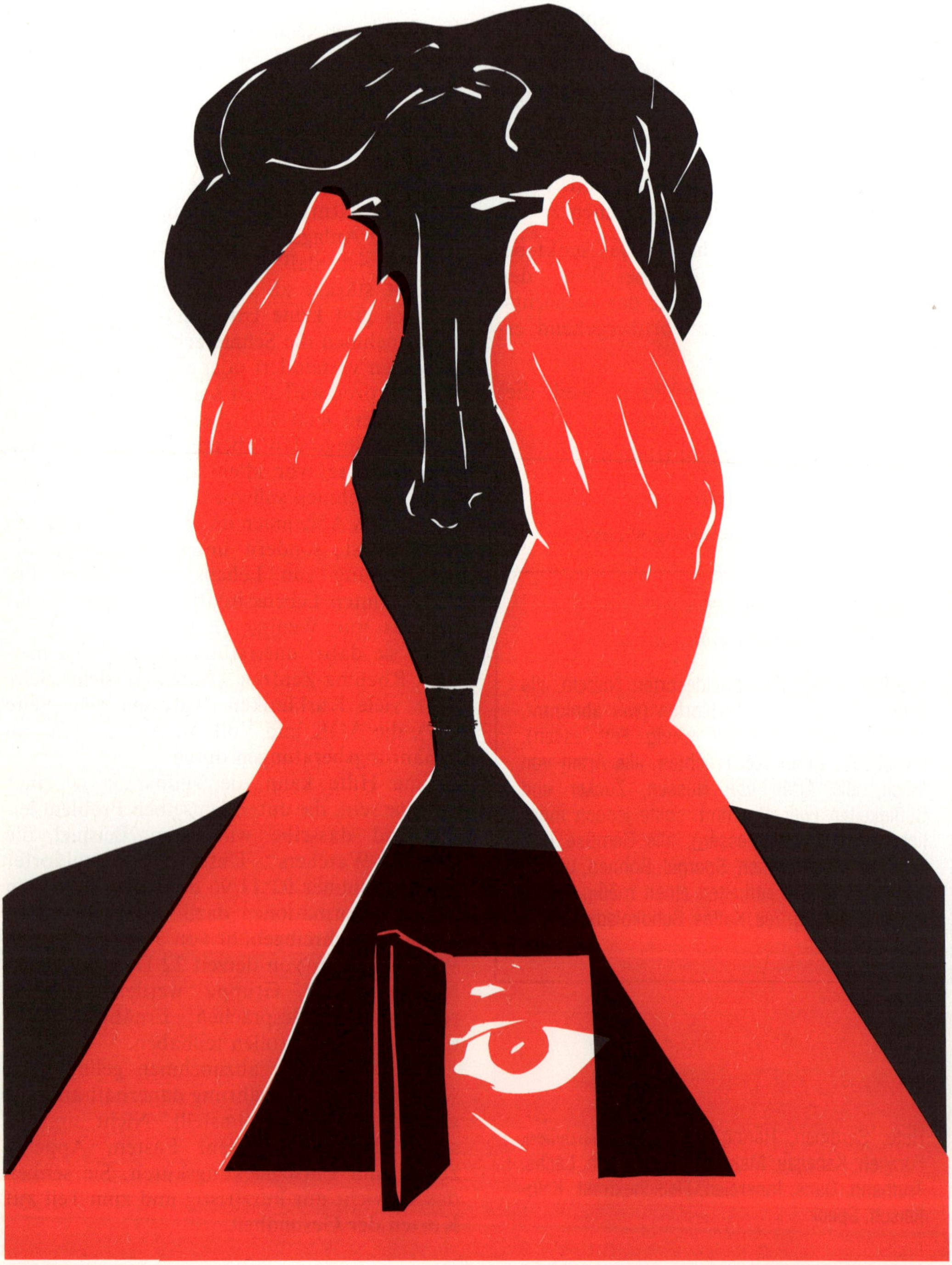

Und wo bleibt die Seele?

Obwohl jeder weiß, daß ein Körper ohne Seele nicht vorstellbar ist, leben wir viel zu oft so, als seien wir eine Maschine, deren kranke Teile mit Ersatzteilen ausgewechselt werden können. Erst wenn es uns einmal „richtig erwischt“, wenn wir längere Zeit krank sind, merken wir wieder, wie Krankheit nicht nur den Körper, sondern auch die Seele betrifft. Bis dahin können sich aber innere Anspannungen schon in körperliche Verspannungen umgesetzt haben.

Seelische Probleme und die Folgen im Körper

Seelische Zustände können sich im Körper zeigen, sich gleichsam in bestimmten Organen ausdrücken. Umgekehrt kann es aber auch so sein, daß eine schwere körperliche Krankheit einen Menschen angespannt, mutlos oder wütend macht. Weichteilrheuma kann durch Streß und unverarbeitete frühere Erlebnisse – Kränkung, Verlust, Konkurrenz – verursacht sein. Ständige Angespanntheit kann dazu führen, daß sich die Muskeln verkrampfen. Und irgendwann haben Sie „vergessen“, was eigentlich die Ursache für Ihr krampfhaftes „Haltung bewahren“, „Kontrolle ist besser“, „stocksteif Stillstehen“, „Kopf hoch“, „Faust ballen“ oder „Aushalten“ ist. „Es“ sitzt Ihnen im Nacken oder im Kreuz und Sie wissen gar nicht mehr, was „es“ ist.

Chronische Krankheiten und die seelischen Folgen

Sie werden sich vielleicht noch gut erinnern, wie Ihre erste Reaktion darauf war, zu erfahren, daß Sie Rheuma haben. Zu hören, daß man, besonders bei der chronischen Polyarthritis, eine Krankheit hat, die einen das Leben lang begleiten wird, löst die verschiedensten Gefühle aus. Vielleicht werden Sie sich erschreckt haben, wie nun die Zukunft aussehen wird. Aber vielleicht waren Sie auch erleichtert, endlich zu wissen, was Sie bisher geplagt hat, oder Sie waren wie gelähmt und spürten „nichts“, taten so, als ob nichts wäre.

All diese Reaktionen sind völlig normal. Eine chronische Krankheit hat viele Folgen, nicht nur die körperlichen. Sie werden Änderungen in Ihrem Leben vornehmen müssen (siehe Seite 129), an denen Sie nicht vorbeikommen. Auch seelische Umstellungen wird es geben. Sie müssen mit Ängsten, Schuldgefühlen, Niedergeschlagenheit und vielleicht Depressionen fertigwerden. Jedes dieser Gefühle ist in der jeweiligen Lebenssituation verständlich und fast immer auch angemessen. Wenn es Ihnen jedoch so geht, daß dieses Gefühl Sie nicht mehr losläßt, zum Beispiel der Neid auf die Gesunden Ihnen alles andere vergällt, ist es Zeit, sich damit auseinanderzusetzen (siehe die folgenden Seiten).

Wieder zu sich selbst finden

- Der erste Schritt, Körper und Seele wieder einander zu nähern, ist immer der Versuch, die Ursache für seine persönlichen Eigenarten zu finden. Manche „Haltung“ scheint geradezu zu einem speziellen Charakterzug zu werden, je länger man sie behält.
- Einmal entdeckt, können Probleme sich scheinbar verschlimmern. Je genauer Sie wissen, worum es geht, desto öfter fällt es Ihnen auf. Das kann ärgerlich oder auch mutlos machen. Es ist aber ein gutes Zeichen und hilft Ihnen, etwas dagegen zu unternehmen.
- Vielleicht geht es um eine andere Lebenseinstellung, positiver, freundlicher von sich selbst zu denken? Vielleicht kann es Ihnen helfen, Dinge, die Ihnen das Leben schwermachen, einfach zu lassen, sich zu erlauben, sich fallenzulassen? Vielleicht brauchen Sie auch einmal Hilfe und es kostet Überwindung, danach zu fragen?

Sie werden erstaunt sein, wie leicht es mit einem Mal werden kann, wenn Sie die ersten Schritte erst versucht haben (siehe die folgenden Seiten).

Psychologische Beratung und Hilfe

Wenn Sie merken, daß es für Sie allein immer schwerer wird, mit Ihrer Rheumakrankheit, mit Schmerzen und mit Anspannungen fertigzuwerden, sollten Sie sich nicht scheuen, Hilfe bei anderen zu suchen. Das kann eine psychologische Beratung sein, eine Psychotherapie, Entspannungsverfahren zur besseren Schmerzbewältigung und zum Abbau von Anspannungen oder Körpertherapien für den bewußteren Umgang mit Bewegungsabläufen. Weil es eine große Zahl unterschiedlicher Therapierichtungen gibt, werden auf den folgenden Seiten nur die wichtigsten dargestellt.

Wo finden Sie Hilfe bei seelischen Problemen?

Fragen Sie Ihren behandelnden Arzt oder wenden Sie sich an die psychosomatische oder psychiatrische Abteilung im nächstgelegenen Krankenhaus. Sie können sich auch bei Rheumazentren (Adressen siehe Seite 140), Rheuma-Selbsthilfegruppen (Adressen siehe Seite 139), Volkshochschulen, Ehe- und Familienberatungsstellen oder den psychotherapeutischen Institutionen erkundigen, deren Adressen wir bei den einzelnen Verfahren anführen.

Beratung

Es kann sein, daß gerade Menschen, die Ihnen nahestehen, selbst viel zu sehr in Ihre Krankheit mit eingebunden sind, als daß sie Ihnen durch eine etwas „objektivere" Sicht weiterhelfen könnten. Rheuma kann nicht nur für den Betroffenen, sondern auch für die Familienangehörigen große Sorgen und Belastungen mit sich bringen, die man, um Ärger und Streß zu vermeiden, nicht miteinander besprechen möchte. In einer solchen Situation ist es gut, einen weniger Beteiligten zu Rate zu ziehen.

Das kann Ihr Arzt sein, oder Sie wenden sich an eine der Familien-, Ehe- oder Konfliktberatungsstellen. In den meisten Orten gibt es solche, von der Stadt, den Kirchen oder einem Wohlfahrtsverband getragenen Beratungsstellen. Sie finden die Adressen im Telephonbuch, über die Stadtverwaltung (Gesundheitsamt) oder Ihre Krankenkasse. Wenn Sie akute Probleme haben, ist auch die Telephonseelsorge jederzeit zu erreichen. An all diesen Beratungsstellen arbeiten Mitarbeiter/innen, die speziell darin ausgebildet sind, sich auf die seelische Situation von Ratsuchenden einzustellen und zu helfen. Vielleicht wird Ihnen auch empfohlen, eine Psychotherapie zu beginnen.

Hilfreich sind auch die Selbsthilfegruppen (siehe Seite 139), die es in zahlreichen Orten gibt. Dort erhalten Sie wichtige Ratschläge und Unterstützung vor allem in praktischen Alltagsproblemen. Die Gruppentreffen fördern Ihre persönlichen Kontakte und stellen eine wichtige Bereicherung durch den Austausch mit ebenfalls Betroffenen dar.

Psychotherapie

Eine Psychotherapie kann für Sie dann in Frage kommen, wenn Sie merken, daß Unterstützung und Rat von anderen allein nicht ausreicht und Sie auch in Ihren eigenen Überlegungen nicht weiterkommen. Mit Hilfe von Gesprächen mit einem Psychotherapeuten oder einer Psychotherapeutin allein oder in einer Gruppe können Sie sich selbst besser verstehen lernen.

Daß es Ihnen vielleicht besonders schwer fällt, sich mit einer chronischen Krankheit abzufinden, kann beispielsweise seine Wurzeln in Erlebnissen haben, durch die Sie in Ihrer Kindheit gekränkt und verletzt wurden. Unbewußt wünschen Sie sich, nicht nochmals so gekränkt zu werden und sich so hilflos zu fühlen. Durch Ihr Rheuma werden Sie nun wieder in eine ähnliche Situation „wie früher" gebracht und müssen zwangsläufig sehen, wie Sie damit fertig werden.

Je weniger gut die „Lösung" ist, in die Sie sich hineingelebt haben, desto größer wird der „Leidensdruck", der Sie schließlich zu einem Psychotherapeuten führen kann. Das können

Ärzte, Psychologen oder auch andere speziell ausgebildete Personen sein. Es gibt eine Vielzahl verschiedener Therapierichtungen, die nicht alle als „wissenschaftlich anerkannt“ gelten. Es sollen hier nur die wichtigsten anerkannten Verfahren vorgestellt werden.

Psychoanalytische Verfahren

Die psychoanalytische Theorie besagt, daß auf Grund von Lebensumständen und der Erlebnisse, die ein Mensch im Laufe seines Lebens hat, sich bestimmte Eigenarten im Verhalten formen.

In der Psychoanalyse wird versucht, die Wurzeln des Verhaltens und Erlebens zu entdecken. Durch diese Erkenntnis wird es möglich, aktiv etwas zu verändern und sich dadurch wohler zu fühlen. Diese Behandlung findet meistens als Einzeltherapie statt. Im Schnitt werden Sie in einer ambulanten Therapie zwei bis fünf Therapiestunden in der Woche haben, die jeweils 50 Minuten dauern.

Aus der klassischen Psychoanalyse wurden verschiedene andere Gesprächstherapieformen entwickelt, die aber alle mehr oder weniger die gleiche theoretische Grundlage haben. Bei diesen Methoden wird nicht nur auf das geachtet, was Sie sagen und verschweigen, sondern auch auf Ihre Körpersprache und die Gefühle, die Sie vermitteln. Es geht mehr um aktuelle als um Kindheitsprobleme. Diese Behandlungen können als Einzel-, Paar- oder Gruppentherapie stattfinden, meistens in ein bis zwei Sitzungen in der Woche und über ein bis vier Jahre. Spezielle Kurztherapien, die nur ein Problem behandeln (Fokaltherapie, Krisenintervention), dauern 30 bis 40 Stunden. In diesen Kurztherapien geht es nicht nur um die Einsicht in Ihr Problem, sondern speziell darum, sich akzeptieren und schätzen zu lernen.

Einzeltherapien kosten pro Stunde zwischen 90 und 150 DM, Gruppentherapien zwischen 30 und 50 DM. Die Krankenkassen übernehmen in begründeten Fällen die Kosten (siehe nebenstehenden Kasten).

Kosten einer psychotherapeutischen Behandlung

Die gesetzlichen Krankenkassen übernehmen die Kosten nur unter bestimmten Bedingungen:

- Ein Arzt muß vor der Behandlung eine genaue Diagnose stellen, begründen, warum die psychotherapeutische Behandlung notwendig ist, und Art und Umfang der geplanten Therapie beschreiben.
- Der Patient muß vor Beginn der Behandlung bei der Krankenkasse einen Antrag stellen.
- Die Kasse bezahlt nur, wenn die Psychotherapie der Heilung oder Besserung einer Krankheit sowie der medizinischen Rehabilitation dient. Psychokurse zur Erziehungs- und Sexualberatung werden nicht bezahlt.
- Es werden nur Verfahren bezahlt, die wissenschaftlich begründet und hinreichend erprobt sind. Das sind: psychoanalytisch fundierte Verfahren, Verhaltenstherapie (siehe Seite 116) und Entspannungstechniken (siehe Seite 117) wie autogenes Training und das Verfahren nach Jacobsen.
- Nicht bezahlt werden von den gesetzlichen Krankenkassen Körpertherapien wie die konzentrative Bewegungstherapie (siehe Seite 118), die Feldenkrais-Methode (siehe Seite 118), die Alexander-Methode (siehe Seite 118), Entspannungstechniken wie aktives Imaginieren (siehe Seite 117), Biofeedback (siehe Seite 117) und Verfahren wie etwa Gestalttherapie, Psychodrama, Logotherapie und Gesprächspsychotherapie (Ausnahme: Die Techniker Krankenkasse bezahlt auch für Gesprächstherapien).
- Manche privaten Krankenversicherungen bezahlen auch Verfahren und Psychokurse, die von den gesetzlichen Krankenkassen abgelehnt werden.
- Erkundigen Sie sich vorher genau, wie viele Behandlungsstunden von der Kasse übernommen werden. In begründeten Fällen sind Verlängerungen möglich.

> ***Adressen***
> *(siehe auch Seite 114):*
>
> Deutsche Gesellschaft für Psychotherapie, Psychosomatik und Tiefenpsychologie e.V.
> Heimhuderstr. 69,
> W-2000 Hamburg 13
>
> Deutsche Psychoanalytische Vereinigung
> Sulzaerstr. 3,
> W-1000 Berlin 33
>
> Deutsche Psychoanalytische Gesellschaft e.V.
> Institut für Psychoanalyse und Psychotherapie
> Kaiser-Josef-Str. 239,
> W-7800 Freiburg
>
> Deutsche Gesellschaft für psychoanalytische Psychologie e.V.
> C.G. Jung-Gesellschaft
> Wedellstr. 16–18,
> W-1000 Berlin 46
>
> Alfred-Adler-Institut
> Bismarckstr. 26,
> oder Adelleidestr. 15,
> W-2870 Delmenhorst
>
> Gesellschaft für wissenschaftliche Gesprächspsychotherapie e.V.
> Richard Wagnerstr. 12,
> W-5000 Köln 1
>
> Deutsche Gesellschaft für Transaktionsanalyse
> Samerbergweg 7,
> W-8269 Burgkirchen
>
> Fritz-Perl-Institut für Integrative Therapie und Gestalttherapie
> Brehmstr. 9,
> W-4000 Düsseldorf 1

Verhaltenstherapie

In der Verhaltenstherapie geht es weniger um das Aufdecken unbewußter Konflikte, sondern um das Er- und Umlernen von Verhaltensweisen. Diese Therapie ist besonders hilfreich, um mit Schmerzen umgehen zu lernen. Sie lernen, Ängste abzubauen, die Sie vor dem nächsten Rheumaschub und vor Schmerzen haben, und können dadurch angstbedingte Verspannungen körperlicher und seelischer Art vermeiden (siehe auch Seite 113).

Die gesetzlichen Krankenkassen bezahlen in begründeten Fällen die Therapie (siehe auch Seite 115).

> ***Adresse*** *(siehe auch Seite 114):*
>
> Deutsche Gesellschaft für Verhaltenstherapie
> Neckarhalde 55, Postfach 13 43
> W-7400 Tübingen

Entspannung und Schmerzbewältigung

Entspannung bedeutet für jeden etwas anderes. Auch im hektischen Alltag ist Entspannung möglich. Schon allein sich Zeit zu nehmen, einmal die Füße hochzulegen oder etwas zu tun, was einem Spaß macht, kann guttun. Sie werden selbst am besten wissen, was das ist: Musikhören, Spazierengehen, Meditieren, Lesen, Bummeln, Schlafen und vieles mehr. Diese Vergnügungen lassen sich auch in den Arbeitsalltag als Pause einbringen. Solche „kleine Fluchten“ sind wirkungsvoller, als etwa Entspannung nur auf das Wochenende und den Urlaub verschieben zu wollen. Das bedeutet meistens neuen Streß und Enttäuschung.

Die im folgenden beschriebenen Entspannungsverfahren sind vor allem dann sinnvoll, wenn Sie unter chronischen Schmerzen leiden. Entspannung ist allerdings nicht in jedem Fall hilfreich. Sie kann auch von Problemen ablenken und diese auf die „lange Bank“ schieben. Manchmal kann eine besonders tiefe Entspannung bei Menschen mit schweren psychischen Problemen alles noch verschlimmern. Lassen Sie sich von Ihrem Arzt beraten, welches Verfahren für Sie richtig scheint, ob das von Ihrer Krankenkasse oder Privatversicherung bezahlt wird, und probieren Sie dann unter Betreuung durch einen erfahrenen Therapeuten aus, welchen Nutzen Sie spüren. Wenn Sie das Gefühl haben, es hilft Ihnen nicht, sollten Sie nicht weiter an dem Verfahren festhalten (siehe auch Seite 114).

Aktives Imaginieren (Aktives Sich-Vorstellen)

Beim aktiven Imaginieren lernen Sie, sich den Schmerz so bildlich wie möglich vorzustellen, zum Beispiel wie einen dicken Nagel, der sich in Ihr Gelenk bohrt. Wenn Sie dieses Bild ganz klar vor Augen haben, stellen Sie sich vor, wie Sie langsam den Nagel entfernen, eine heilende Salbe auftragen, und Sie können spüren, wie der Schmerz nachläßt. Mit einiger Übung gelingen Ihnen die Vorstellungen an jedem Ort – wann immer Sie sie brauchen. Die Technik des aktiven Imaginierens können Sie mit einem speziell ausgebildeten Therapeuten üben. Die Preise dafür sind sehr unterschiedlich. Die gesetzlichen Krankenkassen bezahlen diese Therapie nicht. Adressen siehe Seite 114.

Biofeedback (Biologische Rückkoppelung)

Biofeedback ist ein eher technisches Verfahren, bei dem Sie sich konzentriert entspannen und dabei über kleine Sensoren auf der Haut oder über verspannter Muskulatur ein sicht- oder hörbares Signal bekommen, wenn die Entspannung eingetreten ist. Sie lernen aktiv, diesen Zustand herbeizuführen und erleben die Kontrolle darüber an dem rückgekoppelten Signal.

Die Preise für solche Kurse sind sehr unterschiedlich. Die gesetzlichen Krankenkassen bezahlen diese Therapie nicht (siehe auch Seite 115). Adressen siehe Seite 114.

Autogenes Training

Das autogene Training ist eine Art von Selbsthypnose oder -suggestion. Durch starke Konzentration lassen sich nämlich verschiedene Körperfunktionen beeinflussen. In einer lockeren und bequemen Körperhaltung lernen Sie, sich auf Wärme und Schwere Ihres Körpers, die Atmung, den Puls und einen kühlen Kopf zu konzentrieren. Manchmal hilft es auch, sich eine angenehme und ruhige Umgebung vorzustellen. In der „Oberstufe" des autogenen Trainings lernen Sie, innere Bilder, die während der Übungen hochsteigen, zu verstehen und für sich zu nutzen (siehe auch Seite 113).

Das Ziel des autogenen Trainings ist es, sich selbst allein entspannen zu können. Kurse bieten die Volkshochschulen, Wohlfahrtsverbände und private Therapeuten an. Die Preise dafür sind sehr unterschiedlich. Die gesetzlichen Krankenkassen übernehmen in begründeten Fällen die Kosten des autogenen Trainings (siehe auch Seite 115).

Adresse *(siehe auch Seite 114):*

Deutsche Gesellschaft für ärztliche Hypnose
und autogenes Training
Kirchberg 4,
W-5100 Aachen

Progressive Muskelentspannung nach Jacobsen

Dieses Verfahren hilft Ihnen, sich durch Konzentration auf den Körper zu entspannen. Sie lernen, einzelne Muskelbereiche anzuspannen, sie dadurch intensiv zu fühlen und dann gezielt und konzentriert zu entspannen. Durch bewußtes Ausatmen und Unterstützung durch die Stimme wird die Entspannung noch stärker bewußt. So trainieren Sie, Ihren ganzen Körper weich und locker zu machen und dabei sehr bewußt wach zu sein. Als Folge der körperlichen Entspannung kommt es immer auch zu einer seelischen, durch die Sie lernen, die Dinge nicht so tragisch zu nehmen. Die Preise dafür sind sehr verschieden. Die gesetzlichen Krankenkassen übernehmen in begründeten Fällen die Kosten (siehe auch Seite 115). Adressen siehe Seite 114.

Körpertherapien

Therapien, die am Körper ansetzen, haben immer auch einen Rückkopplungseffekt auf die Seele. Vielleicht kann es Ihnen helfen, die durch das Rheuma hervorgerufenen seelischen Belastungen über den Körper auszuleben. Alle Körpertherapien können einzeln oder in der Gruppe durchgeführt werden.

Konzentrative Bewegungstherapie

Bei den mit hoher Konzentration durchgeführten Bewegungsabläufen, an die Sie Ihr Therapeut oder Ihre Therapeutin heranführen wird, lernen Sie sich in Ihrem Körper neu kennen. Sie können über diese Bewegungen ein neues und intensiveres Verständnis Ihrer selbst finden. Es kommt darauf an, sich nicht „einfach so" zu bewegen, sondern alles mit Konzentration und dem Bewußtsein dieser Bewegung zu tun. Diese Methode eignet sich vor allem auch für Patienten, die durch Schmerzen an bestimmten Bewegungen gehindert werden (siehe auch Seite 116).

Die gesetzlichen Krankenkassen übernehmen die Kosten dieser Therapie nicht (siehe auch Seite 115).

Adresse
(siehe auch Seite 114):

Geschäftsstelle des deutschen Arbeitskreises
für konzentrative Bewegungstherapie
Aulberstr. 8
W-7419 Reutlingen
Tel. 0 71 21/3 63 43

Feldenkrais-Methode

Die Feldenkrais-Methode ist weniger eine Therapierichtung als vielmehr eine Lebenseinstellung. Es geht darum, durch Bewußtwerden seiner eigenen Bewegungsmuster Klarheit über die innere Einstellung zu bekommen und diese, wenn man es möchte, zu verändern. Diese Grundsätze werden durch „Bewußtsein durch Bewegung" beschrieben. Alle Bewegungen, die Sie machen, sollten langsam und gemessen sein. Durch freundliche und zarte Körperberührungen hilft der Therapeut oder die Therapeutin, verschüttete Bewegungen aus der Kindheit wiederzufinden und Sie innerlich zu bewegen und zu bereichern (siehe auch Seite 113).

Die Feldenkrais-Methode wird von den gesetzlichen Krankenkassen nicht bezahlt, eine Einzelstunde kostet zwischen 80 und 120 DM, eine Gruppenstunde zwischen 15 und 30 DM.

Adresse
(siehe auch Seite 114):

Feldenkrais-Gilde
Theresienstr. 102/V
W-8000 München 2
Tel. 0 89/5 23 41 74

Alexander-Methode

Auch bei der Alexander-Methode geht es um eine Änderung der inneren Einstellung durch die äußere Haltung: Sie soll stolz und erhaben sein. Der Kopf ist dabei aufrecht, die Schilddrüse und die Kehle sind nicht gedrückt und eingeengt und der Nacken ist nicht verspannt. In dieser Position vermitteln Sie sich Selbstbewußtsein, und Gefühle von Angst und Niedergeschlagenheit vermindern sich. Die Alexander-Methode wird in einem mehrstündigen Unterricht erlernt. Die gesetzlichen Krankenkassen übernehmen die Kosten für diese Methode nicht (siehe auch Seite 115). Adressen siehe Seite 114.

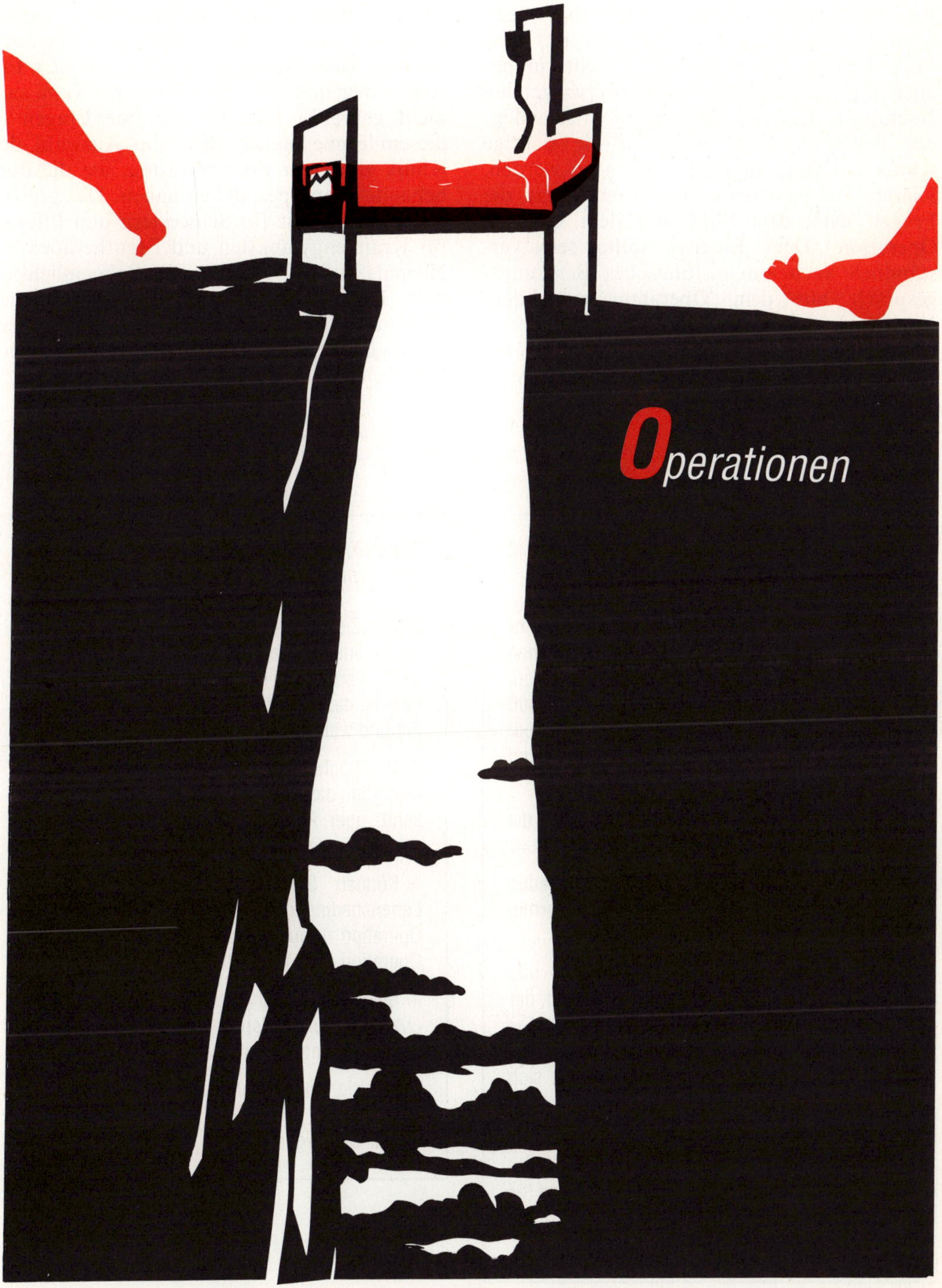
Operationen

Vor jeder Operation müssen Nutzen und Risiken sorgsam gegeneinander abgewogen werden. Jeder Eingriff kann nicht nur eine Verbesserung bedeuten, es besteht immer auch die Möglichkeit von schwerwiegenden Nachteilen. Es kann für Sie von entscheidender Bedeutung sein, auch an die richtige Klinik zur Operation überwiesen zu werden. Klären Sie rechtzeitig mit Ihrem Arzt die Fragen nach dem Sinn und dem Ort der Operation. Dem Eingriff sollte selbstverständlich auch ein ausführliches Beratungsgespräch mit dem Operateur und dem Narkosearzt vorausgehen. Wenn Sie sich unsicher fühlen, scheuen Sie sich nicht, bei einem anderen Operateur eine zweite Meinung einzuholen.

Sie sollten an die Klinik, in der Sie sich operieren lassen, einige Bedingungen stellen (Adressen von Rheumakliniken, an denen auch operiert wird, finden Sie auf Seite 140 ff.). Ein souveräner und versierter Spezialist kann sich nicht gekränkt fühlen, wenn Sie Fragen in diesem Sinne stellen. Für die Auswahl der Klinik zählt nur die Erfahrung, die die dort behandelnden Spezialisten haben. Das gilt für Ärzte ebenso wie für Schwestern und Pfleger, für Krankengymnasten und Ergotherapeuten. Niemals sollten Gründe der Bequemlichkeit (zum Beispiel Nähe zum Wohnort) oder der Name des Krankenhauses allein (zum Beispiel Universitätsklinikum) für Sie ausschlaggebend sein.

Welche Schritte sollten vor einer Operation durchlaufen werden?

- Sie vereinbaren in der Klinik, die Sie und Ihr Arzt ausgewählt haben (siehe Seite 121), einen Termin zur Untersuchung und zum Gespräch. Dort sprechen Sie mit einem Arzt – das muß nicht unbedingt der Operateur selbst sein – über den geplanten Eingriff, zum Beispiel warum und wie er gemacht wird.
- Informieren Sie Ihren Arbeitgeber über die voraussichtliche Dauer des Klinik-Aufenthalts.
- Wenn Sie sich zur Operation entschieden haben, werden Sie zu einem vereinbarten Termin stationär aufgenommen.
- In der Klinik besprechen der Stations- und Oberarzt – und oft auch noch zusätzlich der Chefarzt – nochmals die Operation mit Ihnen. Sie haben dabei Gelegenheit, alles zu fragen, was Ihnen noch ungeklärt erscheint. Wenn Sie sich aus irgendwelchen Gründen dann doch noch gegen den Eingriff entscheiden, können Sie einfach wieder nach Hause gehen.
- Wenn Sie zur Operation bleiben, informiert Sie der Narkosearzt über die Art der Betäubung und Sie klären alle noch ausstehenden Fragen.

Fragen, die Sie vor dem Eingriff mit dem Operateur klären sollten

- Das Ziel der Operation soll sein, die Schmerzen zu lindern, die Funktionsfähigkeit des Gelenkes zu verbessern und Behinderungen vorzubeugen. Ist dazu in Ihrem Fall eine Operation geeignet und wenn ja, welche?
- Wie hoch ist das Risiko, daß sich durch die Operation das bestehende Problem zwar bessern kann, aber Folgen auftreten können, die weit schlimmer sind?
- Können Sie sich unter den gegebenen Lebensbedingungen und in Ihrem Alter die Operation zumuten? Haben Sie das Gefühl, eine Operation auch verkraften zu können?
- Sind die zu erwartenden Verbesserungen (wenn es zum Beispiel nur kosmetische sind) überhaupt notwendig?
- Wie sieht die Nachbehandlung aus, wie können Sie sie unter den gegebenen Lebensumständen organisieren?

Was dürfen Sie von der Klinik Ihrer Wahl erwarten?

- Es sollte eine enge fachliche Zusammenarbeit mit Rheumatologen bestehen, die eine internistische Ausbildung haben, damit Sie vor und nach Ihrer Operation sowohl von orthopädischen Chirurgen als auch von Internisten betreut werden können.
- Auch mit einer für Rheuma spezialisierten Reha-Klinik sollte enger Kontakt bestehen, damit Sie nach der Behandlung – wenn nötig – gleich dorthin überwiesen werden können.
- Die Sie versorgenden Narkoseärzte sollten Erfahrungen mit Rheumatikern haben.
- In der Klinik Ihrer Wahl sollten mehr als die Hälfte der betreuten Patienten Rheumatiker sein. So können Sie davon ausgehen, daß das Personal der Klinik ausreichende Erfahrungen mit Rheumakranken in allen Bereichen hat.

Wenn eine Gelenkspiegelung durchgeführt werden soll:

- In der Klinik Ihrer Wahl sollte ausreichend Erfahrung mit der Technik der Gelenkspiegelung bestehen – bei über 400 Eingriffen im Jahr kann man davon ausgehen. Die Klinik sollte nicht nur Erfahrungen mit Spiegelungen am Knie, sondern auch an anderen Gelenken haben und das sowohl zur Diagnose als auch als Operationsverfahren (zum Beispiel zur Entfernung der Gelenkinnenhaut).

Wenn es um eine Kniegelenkoperation geht:

- In der Klinik Ihrer Wahl sollten zur Versorgung der Kniegelenke unterschiedliche Ersatzteil-Systeme angewendet werden. Bei über 100 Eingriffen im Jahr kann man von genügend Erfahrung ausgehen.

Wenn Sie eine Hüftgelenkoperation durchführen lassen wollen:

- In der Klinik Ihrer Wahl sollten verschiedene Systeme der Versorgung mit einem künstlichen Hüftgelenk zur Verfügung stehen. Wenn an der Klinik über 250 solcher Eingriffe im Jahr gemacht werden, kann man davon ausgehen, daß die Operateure genügend Erfahrung haben.

In der Zeit nach Ihrer Operation sollten Sie so beweglich wie möglich bleiben können. Das bedeutet, daß Sie möglichst immer nur an einem Gelenk operiert werden sollten, um nicht unnötig behindert zu werden. Wenn innerhalb kurzer Zeit mehrere Eingriffe anstehen, sollten zunächst die Beine und dann erst die Arme behandelt werden, damit Ihr allgemeiner Bewegungsspielraum möglichst erhalten bleibt.

Unbedingt notwendige Operationen

In allen Fällen, in denen die konservative Behandlung (das heißt Selbsthilfe, Medikamente, Physiotherapie) allein nicht mehr ausreicht, um wesentlichen und dauerhaften Schaden für Sie zu vermeiden, oder wenn ohne Operation eine lebensgefährliche Situation entstehen würde, sollte unbedingt operiert werden.

Wirbelverblockung (Spondylodese)

Die dauerhafte Verblockung von Wirbelkörpern miteinander ist ein Eingriff, der dann durchgeführt wird, wenn zwei oder mehrere Wirbelkörper so instabil sind, daß sie verrutschen und dabei das Rückenmark oder die Spinalnerven quetschen können. Solche Quetschungen können im schlimmsten Fall eine Atemlähmung verursachen. Besonders häufig und gefährlich sind instabile Wirbel im Bereich der oberen Halswirbelsäule.

Es sollten immer so viele Wirbel wie nötig, aber so wenige wie möglich verblockt werden, damit die Beweglichkeit der Wirbelsäule möglichst erhalten bleibt. Das Wichtigste ist, eine stabile Verfestigung zu erreichen.

Wie wird operiert?

Versteifende Operationen im Bereich der Wirbelsäule können entweder von vorn oder von hinten oder von vorn und hinten durchgeführt werden. Die Auswahl des Operationsverfahrens im einzelnen muß man dem Operateur überlassen, mit dem Sie es besprechen sollten.

Normalerweise wird bei der Versteifung von hinten nach dem Hautschnitt die Muskulatur über den Quer- und Dornfortsätzen abgeschoben. Die zu versteifenden Wirbelknochen können dann mit Drahtschlingen oder auch mit Platten und Schrauben miteinander verbunden werden. Zusätzliche Festigkeit verschaffen körpereigene Knochenspäne, die aus dem Hüftknochen entfernt und zwischen die Wirbelknochen eingelegt werden, wo sie einwachsen.

Nach etwa zwölf Wochen sind die Knochen ausgeheilt und stabil.

Welche Risiken gibt es?

Es bestehen die generellen Risiken der Vollnarkose und einige für diesen Eingriff typische: Bespielsweise kann es zu Nachblutungen kommen, die durch Druck auf das Rückenmark sehr bald Symptome wie bei einer Querschnittslähmung hervorrufen. Diese werden aber schnell erkannt und durch Entfernen der Blutung behoben. Entzündungen sind selten. Manche Patienten reagieren allergisch auf den Knochenzement und stoßen ihn ab.

Was können Sie nach der Operation tun?

Schon nach ein bis zwei Tagen können Sie wieder aufstehen. Damit die Versteifung der Wirbelsäule nicht gefährdet wird, werden Sie für vier bis sechs Wochen eine feste Halskrawatte tragen müssen. Äußerlich ist die Haut nach einer Woche verheilt. Erst nachdem die operierten Knochen vollständig durchwachsen sind, also nach acht bis zwölf Wochen, dürfen Sie unter Anleitung stabilisierende und muskelkräftigende Übungen durchführen. Machen Sie keine übereilten „Selbstversuche", auch wenn Sie sich gut fühlen.

Was kann die Operation für Folgen haben?

Eine Versteifung von Wirbelkörpern miteinander bedeutet immer eine gewisse Einschränkung des Bewegungsspielraums. Das ist unvermeidlich und Sie werden sich schnell daran gewöhnen. In seltenen Fällen kann es auch zur Bildung eines Scheingelenks kommen, wenn die angerauhten Teile nicht miteinander verwachsen, sondern in sich abheilen. Der Eingriff muß dann möglicherweise wiederholt werden.

Wenn Sie vor dem Eingriff nur leichte Nervenstörungen hatten und frühzeitig genug operiert wurden, werden sich diese Störungen völlig zurückbilden. Bereits vorhandene längerdauernde Nervenstörungen vor der Operation können sich kaum noch zurückbilden.

Frühzeitige Entfernung der Gelenkinnenhaut (Frühsynovektomie)

Um die Funktion eines Gelenks langfristig zu erhalten, kann es nötig sein, schon sehr früh operativ in den Krankheitsprozeß einzugreifen. Viele Menschen sperren sich innerlich gegen eine Operation und sehen sie als letzte mögliche Maßnahme, doch kann diese Verzögerung in bestimmten Fällen zu einer irreparablen Verschlimmerung führen. Heute ist erwiesen: Wenn nach der Erstdiagnose einer chronischen Polyarthritis die Behandlung mit Medikamenten und Physiotherapie nach drei bis vier Monaten nicht greift, ist eine Frühsynovektomie sinnvoll. Wenn Sie also trotz Behandlung weiter und zunehmend unter Schwellungen der Gelenke leiden und die Gefahr besteht, daß die Gelenkinnenhaut Knorpel und Knochen schädigt, führt kein Weg an der Operation vorbei.

An welchen Gelenken kann die Synovektomie durchgeführt werden?

- Schultergelenk
- Ellenbogengelenk
- Kniegelenk
- Hüftgelenk
- Oberes Sprunggelenk
- Fingergrund- und Mittelgelenke
- Handwurzelnahe Mittelhandgelenke
- Handgelenk

Wie wird operiert?

Heute wird von allen erfahrenen Operateuren die Entfernung der Gelenkinnenhaut – soweit dies möglich und sinnvoll ist – über eine Gelenkspiegelung gemacht (siehe Seite 35). Dieser Eingriff ist je nach Gelenk unterschiedlich schwierig. Die kleinen Fingergelenke stellen den Operateur vor größere Probleme als die großen Gelenke. Es gibt aber sehr kleine Operationsinstrumente, um auch dort über eine Gelenkspiegelung arbeiten zu können. Der Vorteil liegt darin, daß das Gelenk nicht so weit geöffnet werden muß, später besser abheilt und seine normale Funktion wieder erfüllen kann. Durch diesen Eingriff werden Sie nahezu gänzlich von Ihren Schmerzen befreit.

Welche Risiken gibt es?

Da bei dieser Methode das Gelenk ständig gespült wird, ist das Infektionsrisiko geringer als bei der „offenen" Operationstechnik.

Was können Sie nach der Operation tun?

Der Vorteil dieser Methode ist, daß Sie bald nach der Operation wieder beweglich sind. Ihre Krankengymnasten und Ergotherapeuten werden Sie über ein passendes Übungsprogramm informieren und Ihnen helfen. Die kleinen und schnell verheilenden Wunden der Haut täuschen jedoch über die Tatsache hinweg, daß im Gelenk eine große Operationswunde vorhanden ist. Deshalb sollte man das Gelenk in den ersten vier bis acht Wochen nur vorsichtig belasten. Überwärmung bei Belastung ist ein Alarmsignal.

Was kann die Operation für Folgen haben?

Die Gelenkinnenhaut bildet sich nach der Entfernung innerhalb von acht bis zwölf Wochen neu. In seltenen Fällen kann es zu einem erneuten Befall des Gelenkes durch die Rheumakrankheit kommen. Dann können Schmerzen und Schwellungen des Gelenkes nach einiger Zeit wieder auftreten. Eine Nachoperation kann nötig werden.

Falls sich nach der Operation ein Bluterguß bildet, muß dieser unter Umständen über eine Spritze abgesogen werden.

Operationen zur Verhinderung von Nervenschäden und Sehnenrissen

Wenn durch entzündliche Wucherungen der Platz an verschiedenen „Engpässen" des Körpers knapp wird, kann es zu dauerhaften Druckschäden an den Nerven kommen. Das ist beispielsweise beim Karpaltunnelsyndrom (siehe Seite 40) der Fall. Eine erweiternde Operation wird unausweichlich. Auch wenn Sehnen in die Entzündungsprozesse einbezogen sind und sie dadurch brüchig werden, kann eine vorbeugende Operation nötig sein. Manchmal kann man sie nur auf diese Weise vor dem Reißen bewahren.

Lassen Sie sich vom behandelnden Arzt und vom Operateur genau erläutern, welcher Eingriff bei Ihnen wichtig wird, was er für Risiken und Folgen hat und wie Sie sich nach der Operation verhalten sollen.

Wichtige Operationen

Eine Operation ist wichtig und sinnvoll, wenn sie mehr als die bisher versuchten Behandlungen helfen kann, die Funktion Ihrer Gelenke zu verbessern und Ihnen die Schmerzen zu nehmen. Hier gilt wie immer, daß nur unter genauer Beachtung der Gründe für eine Operation (Indikationen) entschieden werden sollte.

Spätere Entfernung der Gelenkinnenhaut (Spätsynovektomie)

In Situationen, in denen die Innenhaut der Gelenke zwar schon stärker betroffen oder Teile der Gelenkstruktur bereits geschädigt sind, aber noch keine Fehlstellungen der Gelenke entstanden sind, ist es ratsam, die Synovialis dennoch zu entfernen. Dieser Zeitpunkt ist zwar „spät", aber nicht zu spät, um weitere Gelenkzerstörungen aufzuhalten.

Wie wird operiert?

Für die Technik, die Risiken, die Folgen und das Verhalten nach der Operation gilt das gleiche wie für die Frühsynovektomie (siehe Seite 122). Der Eingriff sollte möglichst immer über eine Gelenkspiegelung gemacht werden.

Gelenkersatz (Gelenkendoprothese)

Für viele Rheumatiker kann es nötig werden, ein Gelenk, das starke Schmerzen verursacht, nicht mehr richtig funktioniert oder eine deutliche Fehlstellung zeigt, durch ein künstliches Gelenk zu ersetzen. Besonders durch die chronische Polyarthritis (siehe Seite 38) und Arthrose (siehe Seite 47) können sie vor eine solche Situation gestellt sein.

Nicht alle Gelenke des Körpers können einfach durch ein Kunstgelenk ausgetauscht werden. Besonders gut gelingt der Ersatz beim Hüft- und Kniegelenk. Die Schulter bereitet hingegen mehr Probleme, da ihre bewegliche Stabilität von gesunden Muskeln abhängt. Gerade bei der Schulter aber sind auch die Sehnen und Muskeln oft vom Rheuma mitbetroffen, und der Gelenkersatz hilft nicht gegen kranke Muskeln.

Kindern und Jugendlichen sollten möglichst keine Endoprothesen eingesetzt werden. Die Lebensdauer dieser künstlichen Körperteile ist nicht immer sehr hoch und Nachoperationen können die Folge sein. Das eigene Gelenk sollte so lange wie möglich erhalten bleiben.

Wie wird operiert?

Am Beispiel des Hüftgelenkes läßt sich das Prinzip der Endoprothese gut beschreiben. Zunächst wird ein Hautschnitt über der Hüfte bis zum Oberschenkel gemacht und die Muskeln zur Seite geschoben. Dann trennt der Operateur den Schenkelhals ab, entfernt den Oberschenkelkopf und bearbeitet den Hüftknochen für einen Totalersatz des Hüftgelenkes mit speziellen Fräsen, damit eine neue Gelenkpfanne eingepaßt werden kann. Der Stiel des künstlichen Hüftgelenkes wird dann entweder mit oder ohne Zement eingepaßt, ein Hüftkopf aufgesetzt und das Bein wieder in die Gelenkpfanne eingefügt. Zum Schluß überprüft der Operateur, ob sich das Bein richtig bewegen läßt.

Welches Prothesenmodell der Operateur auswählt, ist immer von der Art und Form der Knochen abhängig, die behandelt werden.

Welche Risiken gibt es?

Es besteht wie für jeden anderen Eingriff in Vollnarkose das Narkoserisiko. Bei diesem Eingriff gibt es außerdem die Gefahr, daß durch Eindringen des Härtemittels in das Gewebe oder Blut Schockreaktionen auftreten. Nach dem Aushärten des Zements – das einige Minuten dauert – ist dieses Risiko vorbei. Blutergüsse und Infektionen können in seltenen Fällen ebenfalls auftreten. Bei ungünstiger Lagerung können durch Überdehnung von Beinnerven während der Operation später Schmerzen und Schwächeerscheinungen im Bein die Folge sein. Diese bilden sich aber

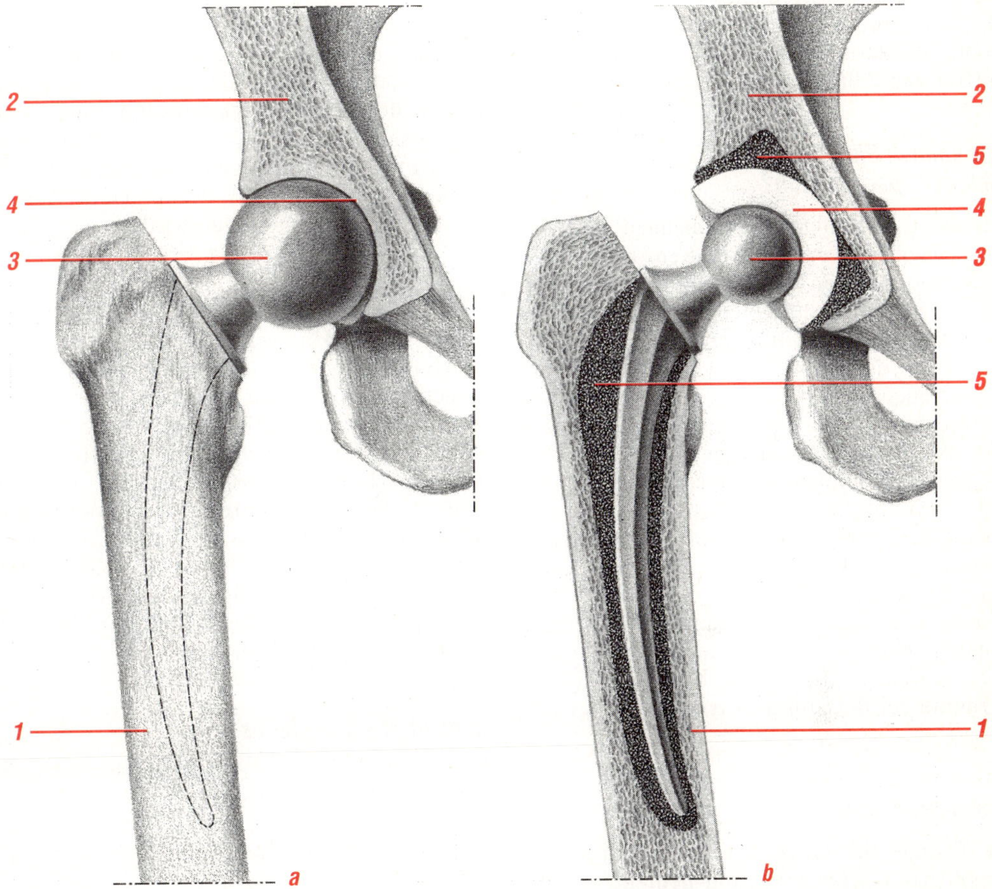

Künstliches Hüftgelenk: *Es gibt verschiedene Formen des Gelenkersatzes an der Hüfte. Der Gelenkersatz ist meistens aus Metall gefertigt.*

a) zeigt einen künstlichen Gelenkkopf (3) mit Schaft (gestrichelte Linie) im Oberschenkelknochen (1) und der natürlichen Gelenkpfanne (4) im Beckenknochen (2).

b) zeigt den künstlichen Gelenkkopf (3) mit einer passenden künstlichen Gelenkpfanne (4). Beide sind mit Knochenzement (5) in Oberschenkelknochen (1) und Beckenknochen (2) befestigt. In diesem Fall ist der Gelenkkopf kleiner.

ohne Schäden wieder zurück. Bei zwei bis vier Prozent der operierten Personen kann im Rahmen der Operation eine Venenentzündung oder Thrombose eintreten. Durch gerinnungsfördernde Medikamente und Kreislauftraining läßt sich dem vorbeugen.

Was können Sie nach der Operation tun?

Um einer Thrombose vorzubeugen und das neue Gelenk beweglich zu halten, müssen Sie schon in den ersten Tagen nach der Operation gezielte Bewegungsübungen machen. Sie dürfen das Bein aber noch nicht belasten. Je nach Bedarf wird Ihnen ein Übungsprogramm zusammengestellt, das Sie zu Hause fortführen müssen. Nach Entfernen der Klammern oder Nähte können Sie meistens nach drei Wochen nach Hause oder in eine entsprechende Rehabilitationsklinik gehen.

Zu Hause sollten Sie jedoch unbedingt ein speziell für Sie zusammengestelltes, krankengymnastisches Übungsprogramm durchführen. Und zur Vermeidung von Gelenkschäden ist es am Anfang notwendig, Stöcke oder Unterarmstützen zu benutzen (Überwärmung bei Belastung ist eine Alarmsignal!).

Was kann die Operation für Folgen haben?

Die Erfolge der Operationen zum Einsetzen künstlicher Hüftgelenke sind heutzutage sehr gut. Das größte Problem besteht in der Lockerung des künstlichen Gelenkes – das passiert nach einiger Zeit mit jeder Endoprothese, weil der Knochenzement schrumpft oder sich die Knochen verändern. Normalerweise hält die zementfrei eingesetzte Hüftgelenkpfanne länger als der zementfrei eingesetzte Hüftgelenkschaft.

Es kann also nach einigen Jahren notwendig werden, das Kunstgelenk zu ersetzen.

Gelenkneubildung (Arthroplastik)

Nicht immer ist es sinnvoll, ein zerstörtes Gelenk gegen ein Kunstgelenk auszutauschen. Die meisten Gelenke des Körpers sind auch gar nicht zufriedenstellend durch eine Endoprothese zu ersetzen. An den Ellenbogen-, allen Finger- und einigen Fußgelenken ist der Heilungserfolg besser, wenn eine Gelenkneubildung vorgenommen wird.

Wie wird operiert?

Durch einen Hautschnitt über dem betroffenen Gelenk wird der Knorpel vom Knochen abgetragen. Je nach Ausmaß der Gelenkzerstörung kann es dazu noch nötig werden, auch Teile des Knochens zu entfernen. Nun müssen künstliche Gleitflächen für das Gelenk geschaffen werden. Dazu stehen verschiedene Materialien zur Verfügung: Material aus Kunstfasern (zum Beispiel Nylongewebe) oder körpereigenes wie Muskelhaut von der Oberschenkelmuskulatur, Sehnenanteile oder sogar Haut.

Welche Risiken gibt es?

Außer Blutungen und Infektionen bestehen keine Operationsrisiken.

Was können Sie nach der Operation tun?

Nach der Operation sollten Sie – unter Anleitung von Ergotherapeuten und Krankengymnasten – so bald wie möglich mit Bewegungsübungen beginnen. Sie können damit rechnen, aus dem Krankenhaus entlassen zu werden, sobald die Fäden entfernt worden sind. Zu Hause sollten Sie jedoch unbedingt regelmäßig ein speziell für Sie zusammengestelltes, krankengymnastisches Übungsprogramm durchführen.

Besonders nach Handoperationen ist eine sorgfältige Betreuung durch einen Ergotherapeuten notwendig, um die Beweglichkeit wiederzugewinnen.

Was kann die Operation für Folgen haben?

Am Ellenbogen- und Handgelenk kann es in seltenen Fällen zu Lockerungen des Gelenkes kommen, die aber meistens durch ein angepaßtes Muskeltraining überspielt werden können.

Gelenkversteifung (Arthrodese)

Die Gelenkversteifung ist ein Eingriff, vor dem die meisten Patienten zurückschrecken, weil er so endgültig erscheint und das Gefühl gibt, künstlich zum Invaliden gemacht zu werden. Diese Operation ist auch nur dann angebracht, wenn Sie, so paradox es klingt, durch die Versteifung schmerzfrei und damit beweglicher werden.

Beispielsweise wird eine Arthrodese am unteren Sprunggelenk später kaum noch auffallen, da die anderen Fußgelenke die Funktion mit übernehmen. Eine Versteifung der kleinen Fingergelenke am Daumen kann Ihnen Schmerzfreiheit und einen stabilen „Spitzgriff“ ermöglichen. Und die Versteifung der Wirbelsäule kann Sie unter Umständen vor den Gefahren einer Nerven- oder gar Querschnittslähmung schützen.

Wie wird operiert?

Über einen Hautschnitt legt man das Gelenk frei, trägt alle Knorpelanteile ab, rauht den Knochen auf und fügt die Knochenteile fest aneinander. Um die Stabilität gegeneinander zu sichern, werden die Knochen über seitliche Platten miteinander verschraubt. Es gibt auch die Möglichkeit, diese Befestigungen von außen anzubringen. Dabei werden Nägel durch die Haut in den Knochen vorgeschoben und mit einem Spannmechanismus außen festgehalten.

Welche Risiken gibt es?

Außer Blutungen und Infektionen bestehen nur geringe Risiken.

Was können Sie nach der Operation tun?

Je nachdem wieviel Druck der operierte Körperbereich aushalten muß, kann mit einer Belastung früher oder später begonnen werden. Die Schulter kann nach sechs bis acht Wochen Ruhelagerung bewegt werden, das Handgelenk schon nach 14 Tagen. Das versteifte obere Sprunggelenk braucht aber mindestens zwölf Wochen Ruhe und danach für mindestens ein Jahr eine feste Stütze durch einen speziellen Stiefel.
Alle Bewegungsübungen und Ihr persönliches Programm sollten immer mit den Krankengymnasten und Ergotherapeuten abgesprochen sein. Wenn Sie schmerzfrei werden wollen, dann bleiben Ihnen Übungen nicht erspart!

Was kann die Operation für Folgen haben?

Selten kann es zur Bildung von Scheingelenken kommen, wenn die Knochen nicht gut miteinander verwachsen. Dann kann ein erneuter Eingriff nötig werden.

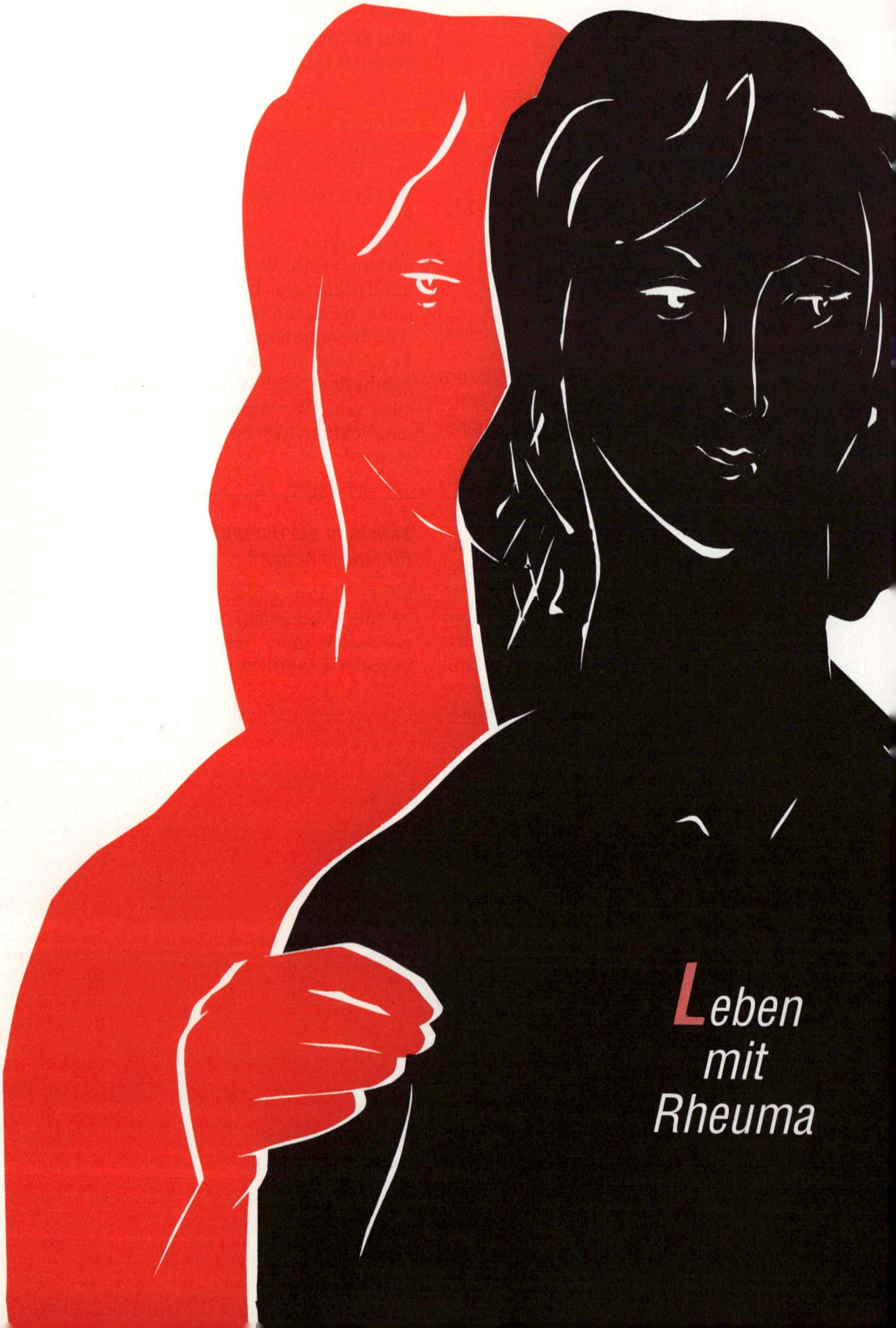
Leben
mit
Rheuma

Eine häufige Reaktion auf den Beginn einer schweren Erkrankung ist, daß man den Kopf in den Sand steckt, die Krankheit einfach nicht wahrhaben will, sie leugnet oder ignoriert. Gerade in dieser Phase der Erkrankung ist es wichtig, notwendige Therapien durchzuführen (Medikamente, physikalische Behandlungen und anderes). Aber wenn Sie weiterhin ein befriedigendes Leben führen wollen, genügt das meist nicht. Die wichtigste Maßnahme besteht darin, daß Sie sich überlegen, was Ihnen im Leben wichtig ist, welche Ziele Sie erreichen wollen:

Wollen Sie weiterhin berufstätig bleiben; trotz Behinderung Ihren Arbeitsplatz behalten; sich selbst im Haushalt versorgen können; selbst einkaufen können; befriedigende sexuelle Beziehungen haben?

Überlegen Sie, welche Schritte notwendig sind, um Ihre angestrebten Ziele zu erreichen. Das können bestimmte gymnastische Übungen sein, Veränderungen in der Wohnung oder am Arbeitsplatz, spezielle Einbauten im Auto, um es weiterhin selbst fahren zu können oder anderes.

Stellen Sie einen Zeitplan auf, bis wann Sie diese Ziele erreichen wollen. Überlegen Sie gemeinsam mit Ihrem Arzt, mit Ergotherapeuten, mit Freunden oder Bekannten, wie Sie sie am besten erreichen.

Auch wenn es schwerfällt: gehen Sie die Probleme aktiv an und suchen Sie Hilfe. Den Kopf in den Sand zu stecken, ist mit Sicherheit die falsche Methode, Ihr Leben in den Griff zu bekommen.

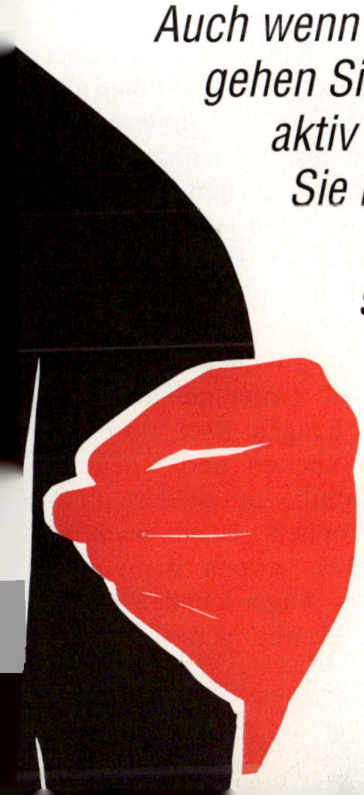

Wenn sich Ihnen ein Hindernis in den Weg stellt, das verhindert, daß Sie Ihr Ziel erreichen, sollten Sie sich überlegen, mit welchen Mitteln Sie es überwinden oder umgehen können. Bei welchen Tätigkeiten ist es unumgänglich, Hilfe von anderen zu haben? Wie können Sie sich diese Hilfe verschaffen? Vielleicht durch Bezahlung einer Haushaltshilfe? Was können Sie tun, wenn diese Dienste nicht bestehen? Verfügen Sie über genügend finanzielle Mittel, um diese Dienste selbst zu bezahlen? Wenn nicht – gibt es dafür finanzielle Unterstützung und von wem?

Lassen Sie sich nicht entmutigen. Resignation lähmt und kann Sie sogar bis ins Pflegeheim führen, wo Sie möglicherweise völlig von anderen Menschen abhängig sind.

Es ist zwar bequem, versorgt zu werden, sich um nichts oder wenig kümmern zu müssen, aber der Preis dafür ist, daß Sie immer von anderen abhängig sind, von deren Wohlwollen und deren Hilfe. Befriedigende soziale und sexuelle Beziehungen sind meist nur dann möglich, wenn es einen Austausch zwischen Partnern gibt. Mitleid ist keine tragfähige Grundlage für eine erfüllte Partnerschaft.

Belohnen Sie sich selbst für Erfolge. Wenn Sie zum Beispiel gerne Kaffee trinken und sich vorgenommen haben, zur Erhaltung der Beweglichkeit mehr zu gehen, dann gehen Sie täglich den Weg zum Café oder zur Konditorei. Vielleicht wählen Sie sich ein Café, das etwas weiter entfernt liegt und Sie zwingt, eine längere Strecke zu gehen.

Wenn Sie aktiv sind, arbeiten, Tätigkeiten ausüben, die Sie befriedigen, werden Sie ganz automatisch in Bewegung bleiben und damit Ihre Gelenke zur Beweglichkeit zwingen.

Rheuma bei Kindern und Jugendlichen

Wenn Eltern erfahren, daß ihr Kind an Polyarthritis leidet, löst das bei ihnen häufig schwere emotionale Krisen aus. Warum unser Kind? Haben wir etwas falsch gemacht? Hätten wir es verhindern können? Das sind Fragen, die sich Eltern oft stellen.

In Deutschland erkranken jährlich etwa 1000 Kinder – manchmal schon ab dem ersten Lebensjahr – an entzündlichen rheumatischen Erkrankungen.

Meist handelt es sich um akut entzündliches Rheuma, das durch Infektionen oder andere Faktoren (zum Beispiel bestimmte Darmerkrankungen) verursacht ist und nach einigen Wochen oder Monaten ohne bleibende Schäden wieder heilt (siehe Seite 44). Behandelt werden diese Formen von Rheuma mit Antibiotika und nichtsteroidalen Antirheumatika (siehe Seite 74), gelegentlich auch mit der kurzzeitigen Gabe von Kortison.

Wesentlich seltener sind chronische Formen von entzündlicher Arthritis (der Fachausdruck heißt „juvenile chronische Arthritis").

Bei dieser Erkrankung besteht die Gefahr von Knorpel-, Knochen- und Gelenkschäden. Die juvenile chronische Arthritis beginnt meist im Kleinkindalter und trifft Mädchen etwa so häufig wie Jungen. Mediziner unterscheiden fünf verschiedene Arten dieser Erkrankung:

- Frühkindliche Oligoarthritis (Typ I)
- Oligoarthritis der Schulkinder (Typ II)
- Rheumafaktor-negative Polyarthritis
- Rheumafaktor-positive Polyarthritis
- Systemische juvenile chronische Arthritis.

Je nach Art der Erkrankung kann nur ein Gelenk betroffen sein, mehrere oder alle. Häufig erkranken nicht nur die Gelenke, sondern auch innere Organe (zum Beispiel Leber, Milz, Herz), die Haut (wie bei der Psoriasis) und das Auge. Bei der systemischen juvenilen Arthritis kann es – besonders bei frühem Krankheitsbeginn und wenn der Krankheitsprozeß fortschreitet – zu Wachstumsschäden kommen.

Zur Verhinderung von Gelenkschäden wäre eine frühzeitige Behandlung notwendig. Diese Krankheit ist jedoch am Beginn oft schwierig zu erkennen, auch für den Haus- und Kinderarzt. Anzeichen dafür können sein:

- Fieber und starke Schmerzen in einem Gelenk
- Schwellung und Überwärmung eines oder mehrerer Gelenke.

Meistens klagen die Kinder nicht über Schmerzen, nehmen aber eine Schonhaltung der erkrankten Gelenke ein und ändern ihre Bewegungsmuster. Sie lassen sich zum Beispiel auffallend ungern anziehen, benutzen beim Spielen immer nur einen Arm, krabbeln und laufen nicht harmonisch. Besonders morgens ist die Beweglichkeit eingeschränkt.

Eine genaue Diagnose zu erstellen, ist nicht einfach. Notwendig ist auf alle Fälle eine gründliche körperliche Untersuchung von Kopf bis Fuß sowie Fragen über durchgemachte Infektionskrankheiten und Rheuma-Erkrankungen bei Familienmitgliedern. Laboruntersuchungen können zwar wichtige Hinweise geben, reichen jedoch nicht aus. Wegen der Gefahr von Augenschäden durch bestimmte Rheuma-Erkrankungen sollte das

Kind unbedingt von einem Augenarzt untersucht werden (siehe Seite 30).

Wenn der Verdacht besteht, daß es sich um Rheuma handelt, sollte man das Kind auf alle Fälle von einem niedergelassenen Rheumatologen, in einem Rheumazentrum (Adressen siehe Seite 140 ff.) oder von der Rheuma-Kinderklinik in Garmisch-Partenkirchen untersuchen lassen.

Bei Kindern besteht eine relativ große Chance, daß die Krankheit zum Stillstand gebracht werden kann, wenn eine sachgerechte Behandlung durchgeführt wird, die folgende Maßnahmen umfassen kann:

- Medikamente (nichtsteroidale Antirheumatika, siehe Seite 74; Basismedikamente, siehe Seite 78; in Ausnahmefällen Kortison, siehe Seite 77).

- Physikalische Therapien. Besonders wichtig ist die Anleitung für das Kind, wie es seine Gelenke richtig „gebraucht", sich richtig bewegt. Denn zur Vermeidung von Schmerzen gewöhnen sich Kinder normalerweise Haltungen an, die physiologisch falsch sind und langfristig zu Fehlstellungen der Gelenke und damit weiteren Gelenkschäden führen. Eine regelmäßige Krankengymnastik ist notwendig, um Muskelschrumpfungen zu verhindern und die Beweglichkeit zu erhalten. Als Grundsatz gilt: Befallene Gelenke wenig belasten, aber viel bewegen. Gymnastische Übungen sollten Sie mit dem Kind besser in der zweiten Tageshälfte durchführen, weil dann die Gelenke weniger schmerzhaft sind.

- Tragen von Schienen (siehe Seite 70), vor allem während der Mittagsstunden und nachts.

- Begleitende soziale und psychische Betreuung des Kindes und der Eltern (siehe Seite 114).

- Schulische Ausbildung und berufliche Förderung. Auch während einer stationären Behandlung sollte der Schulunterricht nicht unterbrochen werden. An der Rheuma-Kinderklinik in Garmisch-Partenkirchen sind mehrere Lehrer angestellt, die Grund-, Haupt- und Realschüler sowie Gymnasiasten unterrichten.

- In seltenen Fällen Operationen.

Für die Eltern kann es eine große Belastung sein, mitzuerleben, wie das Kind Schmerzen leidet. Die wichtigste Verhaltensregel lautet: Versuchen Sie, nicht überfürsorglich zu sein, erziehen Sie das Kind nicht anders, als wenn es gesund wäre – seien Sie also nicht strenger oder verwöhnen Sie das Kind nicht mehr, als Sie es bei einem gesunden tun würden.

Nichts ist schlimmer für das Kind, als wenn es ständig bemitleidet („das arme Kind!") und mit Geschenken überhäuft wird. Oft geschieht dies unbewußt zur Beruhigung des eigenen schlechten Gewissens. Sie tragen keine Schuld an der Krankheit des Kindes! Vermeiden Sie es, das Kind zu belohnen, wenn es die notwendige Behandlung durchführt. Belohnungen sollten besonderen Anlässen vorbehalten bleiben.

Wie gehen Kinder mit Polyarthritis um? Manche verhalten sich so, daß sie bestimmte Dinge, die mit der Krankheit zu tun haben, ignorieren: Sie führen die notwendigen Bewegungsübungen nicht durch, sie vergessen die Pillen zu schlucken und ähnliches. Sie reagieren also ebenso wie Erwachsene.

Oft sind Kinder weniger empfindlich als Erwachsene gegenüber Schmerzen oder anderen negativen Aspekte der Krankheit. Es kann sogar sein, daß das Kind selbst viel weniger Probleme mit der Krankheit hat als die Eltern. Das Kind sollte trotz seiner Krankheit die Möglichkeit bekommen, sich normal zu entwickeln, für sich selbst Dinge herauszufinden, auszuprobieren, Fehler zu machen, Risiken einzugehen, zu lernen, wie es in der Welt zurechtkommt. Versuchen Sie sich vorzustellen, wie Sie sich bei einem gesunden Kind verhalten würden. Wären Sie da ebenso ängstlich, schützend und fürsorglich? Zu viele Verbote oder Vorschriften bewirken meist das Gegenteil und führen dazu, daß das Kind aus Opposition das Gegenteil tut.

Eine Rheuma-Erkrankung kann auch Auswirkungen auf die Geschwister haben. Wenn die Aufmerksamkeit der Eltern vorwiegend dem Kind gilt, das Rheuma hat, erhalten die Geschwister unter Umständen zu wenig Zuwendung und werden eifersüchtig.

Jedes Kind muß sich die Welt „erobern", mit Händen und Füßen. Wenn aber durch

Rheuma die Möglichkeiten der Eroberung eingeschränkt werden – weil zum Beispiel durch ein erkranktes Knie das Laufen weitgehend vermieden werden muß –, dann kann das Auswirkungen auf die Entwicklung des Kindes haben. Auf den üblichen Turnunterricht oder Leistungssport müssen Kinder mit Rheuma meist verzichten, weil dadurch die Gelenke zu stark und zu einseitig belastet werden.

Chronische Polyarthritis ist nicht heilbar, aber bei entsprechender Behandlung können Beschwerden gemildert und das Fortschreiten der Erkrankung gebremst werden. Körperlich belastende Berufstätigkeiten können meist nicht ausgeübt werden. Deshalb ist eine intensive schulische Förderung besonders wichtig. Das Kind sollte, wenn möglich, eine normale Schule besuchen und versuchen, entstehende Fehlzeiten – durch Klinik-Aufenthalte und Krankheitsschübe – durch zusätzliche Förderungen wettzumachen. Probleme kann der Schulbesuch mit sich bringen, wenn das Kind beim Treppensteigen behindert ist und die Klassenräume nicht im Erdgeschoß liegen. Durch Verlegung des Klassenzimmers ins Erdgeschoß wäre das Problem gelöst. Aber: Was ist, wenn die Schule nicht mitspielen will?

Eltern sollten sich nicht gleich entmutigen lassen, wenn die Schulbürokratie sich zunächst weigert, organisatorische Veränderungen vorzunehmen, die notwendig sind, um einem rheumakranken Kind einen normalen Schulbesuch zu ermöglichen. Seien Sie hartnäckig!

Kinder und Jugendliche mit Rheuma können sich vom Sportunterricht befreien lassen, können Arbeits- und Klausurenzeitverlängerung beantragen. Wer aus Krankheitsgründen oder durch körperliche Behinderung länger als acht Wochen den Unterricht nicht besuchen kann, sollte einen Antrag auf zusätzlichen Förderunterricht (Sonderunterricht) stellen. Informationen dazu erteilen die Kultusministerien der Bundesländer.

Eltern werden gerade bei Kleinkindern auch zu Therapeuten – neben Arzt, Krankengymnasten und anderen. Sie müssen vor allem zu Hause darauf achten, daß das Kind die notwendigen Bewegungsübungen macht, seine Medikamente schluckt, Fehlhaltungen vermeidet und anderes mehr.

Das bedeutet, daß die Eltern Behandlungen und krankengymnastische Übungen lernen müssen. Auch das Anlegen von Schienen sollten Sie können. Eltern sollten jedoch vermeiden, rund um die Uhr Therapeuten ihres Kindes zu sein.

Bei Kindern mit juveniler chronischer Arthritis verzögert sich die Pubertät oft um ein bis zwei Jahre – für das Selbstwertgefühl bedeutet das meist eine zusätzliche schwere Belastung. Wenn Sie merken, daß Ihr Kind und vielleicht auch Sie damit nicht gut allein fertig werden, sollten Sie sich nicht scheuen, professionelle Hilfe in Anspruch zu nehmen (siehe Psychotherapie, Seite 113).

Hilfe für Eltern von rheumakranken Kindern

In allen Bundesländern gibt es Selbsthilfegruppen, die sich regelmäßig treffen, um Informationen auszutauschen, und über Sorgen und Nöte zu reden. Diese Selbsthilfegruppen beraten Sie auch bei Schulproblemen, bei der Auswahl von Behandlungsinstitutionen und Familienproblemen. Die nächstgelegene Adresse einer Selbsthilfegruppe können Sie erfragen bei:

Deutsche Rheuma-Liga
Sekretariat für
„Arbeitskreise Eltern rheumakranker Kinder“
Rheinallee 69
W-5300 Bonn
Telefon 02 28/35 54 25

Die Deutsche Rheuma-Liga vergibt auch finanzielle Zuschüsse an Eltern, damit sie während der Behandlung ihrer Kinder in der Rheuma-Kinderklinik Garmisch-Partenkirchen günstig am Ort wohnen und in den Behandlungsprozeß miteinbezogen werden können.

Hilfe für Jugendliche mit Rheuma

Wer Rat und Hilfe braucht – zur Bewältigung des Alltags, bei der Studienberatung, bei der Antragstellung für finanzielle Zuschüsse und berufliche Förderungsmöglichkeiten –, kann sich an die nächstgelegene örtliche Arbeitsgruppe der Deutschen Rheuma-Liga oder an eine der Gruppen von „jungen Rheumatikern" wenden (die Adresse kann bei der zuständigen Landesstelle, siehe Seite 27, erfragt werden). Die Gruppe der jungen Rheumatiker, die sich „Young Rheumis" nennt, hat auch eine Broschüre mit Tips und Informationen erstellt, die bei der „Deutschen Rheuma-Liga" erhältlich ist.

Rheuma bei Erwachsenen

Schwangerschaft

Birgt eine Schwangerschaft für Frauen mit Rheuma besondere Gefahren? Sicherlich bringt es mehr Schwierigkeiten mit sich als für gesunde Frauen, aber die Wahrscheinlichkeit, ein gesundes Kind zur Welt zu bringen, ist für die meisten Rheumatikerinnen fast ebenso groß wie für gesunde Schwangere. Bei den häufigeren Vorsorge- und Ultraschalluntersuchungen, die Ihnen Ihr Arzt empfehlen wird, kann man Probleme früher erkennen.

Eine chronische Polyarthritis der Mutter beeinflußt Wachstum und Entwicklung des Ungeborenen nicht. Es besteht jedoch ein etwas höheres Risiko von Fehl- und Frühgeburten sowie Schwangerschaftskomplikationen als bei gesunden Frauen. Ansonsten sprechen dieselben Gründe für oder gegen eine Schwangerschaft wie bei allen Frauen. In vielen Fällen gehen die rheumatischen Beschwerden während der Schwangerschaft zurück – um nach der Geburt aber wieder zurückzukehren. Bei Frauen mit chronischer Polyarthritis bessert sich die Krankheit während der Schwangerschaft in etwa 60 bis 80 Prozent der Fälle, bei Morbus Bechterew nur in etwa zehn bis 20 Prozent.

Bei systemischem Lupus erythematodes (siehe Seite 46) kann man nicht vorhersagen, wie sich die Krankheit während einer Schwangerschaft verändert. Etwa 60 Prozent der Schwangerschaften verlaufen normal, bei etwa 25 bis 40 Prozent kommt es zu Fehl-, Früh- und Totgeburten.

Kann Rheuma vererbt werden? Gibt es für Frauen mit Rheuma einen Grund, keine Kinder zu bekommen? – Es gibt bis jetzt keinen Beweis dafür, daß Rheuma vererbt wird. Es gibt lediglich Hinweise, daß bei bestimmten rheumatischen Erkrankungen (zum Beispiel bei Morbus Bechterew) erbliche Anlagen eine gewisse Rolle spielen. Die Krankheit tritt jedoch nur dann auf, wenn noch andere Faktoren – welche, weiß man aber nicht – zusammenkommen.

Wenn Frauen mit Rheuma eine Schwangerschaft planen oder schwanger sind, sollten sie auf alle Fälle mit einem Rheumatologen anfallende Fragen besprechen: Welche Probleme auftreten können; wie Sie sich verhalten sollen; welche Risiken es gibt und ob Sie Ihr Kind stillen sollen. Vor allem sollten Sie klären, welche Medikamente eingenommen werden dürfen, in welcher Dosis und welche nicht. Denn auch in der Schwangerschaft werden Sie als Rheumatikerin auf Medikamente nicht verzichten können.

Im ersten Drittel und am Ende der Schwangerschaft sollten nach Möglichkeit keine Medikamente eingenommen werden, die zur Gruppe der nichtsteroidalen Antirheumatika (siehe Seite 74) gehören.

Basistherapeutika (siehe Seite 78), wie Gold, Chloroquin, D-Penicillamin, und Medikamente wie Methotrexat, die das Immunsystem und die Zellteilung beeinflussen, dürfen während der Schwangerschaft nicht eingenommen werden – sie bergen ein hohes Risiko für das Kind. Allerdings gibt es auch vereinzelt Berichte über Frauen, die trotz der Einnahme solcher Medikamente gesunde Kinder zur Welt gebracht haben.

Die Einnahme von Kortison sollte nach Möglichkeit vermieden werden. In manchen

Fällen ist sie jedoch trotz Schwangerschaft dringend erforderlich. Bei sachgerechter Behandlung ist das Risiko einer Schädigung für das Kind gering.

Eine Kortisonbehandlung der Mutter während der Schwangerschaft kann jedoch beim Neugeborenen eine Verringerung der körpereigenen Kortisonproduktion verursachen. Dies kann zu erheblichen Problemen nach der Geburt führen. Ein Kinderarzt sollte das Kind umgehend untersuchen und die erste Zeit intensiv mitbetreuen.

Die rheumatoide Arthritis macht sich nach der Entbindung häufig verstärkt bemerkbar. Es werden daher erneut Rheuma-Medikamente notwendig – diese können aber in die Muttermilch übergehen und damit auf den kindlichen Organismus übertragen werden. Deshalb sollte man sich gemeinsam mit dem Arzt überlegen, ob vielleicht ein sofortiges „Abstillen" für das Kind besser ist.

Berufsprobleme

Arbeit sichert nicht nur den Lebensunterhalt, sie ist meist auch – trotz aller Belastungen – ein Mittel zur Selbstverwirklichung, denn sie verschafft Anerkennung und soziale Kontakte. Für Menschen mit Rheuma ist es oft besonders schwierig, den Arbeitsplatz zu erhalten oder gar einen neuen zu suchen.

Man sollte zunächst auf alle Fälle versuchen, den Arbeitsplatz zu erhalten. Oft genügen schon kleinere Veränderungen in der Arbeitsorganisation oder im Arbeitsablauf oder auch kleinere Umbauten, um eine weitere Tätigkeit zu ermöglichen. Es hängt vom Arbeitgeber, vom Personalvertreter und von Ihrem Durchsetzungswillen ab, ob es Ihnen gelingt, Ihre Bedürfnisse zu verwirklichen. Vielleicht ist auch eine betriebsinterne Versetzung an einen weniger belastenden Arbeitsplatz, eine stufenweise Wiedereingliederung (mit zunächst verkürzter Arbeitszeit) oder eine Teilzeit-Beschäftigung möglich.

Die durch notwendige Umbauten entstehenden Kosten werden unter Umständen vom Arbeitsamt ersetzt. Erkundigen Sie sich noch in der Zeit des Krankenstandes nach den Möglichkeiten: bei der Rheuma-Liga (Kontakt-Adressen siehe Seite 27), beim zuständigen Rehabilitations-Berater am Arbeitsamt oder bei den Sozialberatern der großen Rheuma-Zentren (Adressen siehe Seite 140 ff.).

Wenn es notwendig ist, können Sie sich auf Kosten des Arbeitsamtes umschulen lassen – das bedeutet allerdings, noch einmal die Schulbank zu drücken, einen neuen Arbeitsplatz zu suchen und sich in einer völlig neuen Situation zurechtzufinden. Für die meisten Menschen ist das nicht einfach. Auch in einer Behindertenwerkstätte können Sie Arbeit finden.

Im ungünstigsten Fall – wenn Sie Ihren Arbeitsplatz aufgeben müssen und für eine Umschulung nicht in Frage kommen – können Sie um eine Rente ansuchen. Oft kommt die Anregung, einen Rentenantrag zu stellen, vom Hausarzt oder von der Krankenkasse. Stellen Sie keinen Antrag, wenn Sie nicht das sichere Gefühl haben, alles nur Mögliche getan zu haben, um doch noch zu einer Arbeit zu kommen.

Der ideale Arbeitsplatz weist folgende Merkmale auf – das gilt nicht nur für Menschen mit entzündlichem Rheuma und Arthrosen, sondern auch für Gesunde:

- Ergonomisch gestalteter Arbeitsplatz und ergonomisch gestaltete Sitzgelegenheiten.
- Wechselnde Arbeitshaltungen möglich (sitzen, gehen, stehen).
- Keine Akkord- oder Fließbandarbeit.
- Die Tätigkeit sollte es ihnen erlauben, öfter kurze Pausen einzulegen.
- Kein schweres Heben oder Tragen von Lasten.
- Gleitzeit.
- Gutes „Raumklima" mit wenig Kälte, Zugluft, Temperaturdifferenzen oder Nässe.

Autofahren

Viele Behinderte fahren Auto. Oft genügen einfache Zusatzeinrichtungen oder Veränderungen, um weiterhin auto-mobil zu bleiben. Bevor Sie ein Auto kaufen, sollten Sie genau prüfen, ob es tatsächlich zur Erhaltung Ihrer Mobilität wichtig ist, ob das Modell auch für Ihre Art der Behinderung geeignet ist, welche Veränderungen unter Umständen notwendig sind und wer die Kosten für Um- oder Einbauten bezahlt. Eine leichtgängige Servolenkung und automatische Gangschaltung erleichtern das Fahren. Achten Sie besonders darauf, ob das Öffnen und Schließen der Türen und das Ein- und Aussteigen problemlos möglich ist.

Bei Versteifung der Wirbelsäule (Morbus Bechterew) ist eine genaue Einstellung beider Außenspiegel besonders wichtig.

Schwerbehinderten-Ausweis

Wenn Ihre Behinderung durch die Krankheit sehr schwerwiegend ist, können Sie beim zuständigen Versorgungsamt um Anerkennung als Schwerbehinderter ansuchen. Der Grad der Behinderung wird mit Zahlenwerten zwischen 0 und 100 festgelegt. Wenn die Behinderung den Wert 50 erreicht, dann haben Sie Anspruch auf einen Schwerbehinderten-Ausweis. Das bedeutet:

- Sie haben am Arbeitsplatz Kündigungsschutz
- Sie haben Anspruch auf begleitende Hilfen am Arbeitsplatz
- einen Zusatzurlaub von fünf Tagen
- Steuervorteile
- Wenn Sie erheblich geh- und stehbehindert sind (in diesem Fall trägt Ihr Schwerbehinderten-Ausweis den Aufdruck G), dann haben Sie Anspruch auf Fahrpreisermäßigung im öffentlichen Nahverkehr. Dazu müssen Sie aber eine Halbjahreswert-Marke im Wert von 60 DM oder eine Jahreswert-Marke im Wert von 120 DM erwerben. Wenn Sie außergewöhnlich geh- und stehbehindert sind (in diesem Fall trägt Ihr Schwerbehinderten-Ausweis den Aufdruck aG), dann haben Sie Anspruch auf Freifahrt im öffentlichen Nahverkehr und auf Kfz-Steuerermäßigung.
- die Herabsetzung der Altersgrenze für das flexible Altersruhegeld der Rentenversicherung auf 60 Jahre

Unter Umständen haben Sie Anspruch darauf, daß eine Begleitperson von der Bundesbahn oder Lufthansa im Inland kostenlos befördert wird.

Wohnen

Wenn Sie durch Ihre Krankheit in irgendeiner Weise behindert sind, sollten Sie sich beraten lassen, welche Veränderungen in der Wohnung notwendig oder sinnvoll sind, um Ihnen das Leben zu erleichtern. Allgemeine Hinweise dazu finden sich beispielsweise in den Heften 1 oder 9 der „Stiftung Rehabilitation Heidelberg“ (siehe Seite 105, „Empfehlung zum Kauf von Hilfsmitteln“). Beratungen werden von niedergelassenen Ergotherapeuten (siehe Seite 93), von Rheuma-Zentren (Adressen siehe Seite 140), vom Deutschen Roten Kreuz (Adressen siehe Seite 105) oder von der Rheuma-Liga (Adressen siehe Seite 27) durchgeführt.

Überlegen Sie gemeinsam mit einem Ergotherapeuten, welche Umbauten in der Wohnung sinnvoll sind und welche Hilfsmittel Ihnen das Alltagsleben erleichtern können (zum Beispiel elektrische Dosenöffner, Griffverdickungen am Besteck). Wenn Sie nicht alleinstehend sind, können vielleicht Familienmitglieder besonders anstrengende Tätigkeiten – Tragen von Einkaufstaschen, bestimmte Putzarbeiten oder anderes – übernehmen.

- Vermeiden Sie einförmige und einseitige Belastungen.
- Verteilen Sie anstregende Tätigkeiten auf verschiedene Zeitabschnitte, Sie müssen nicht immer alles auf einmal erledigen (zum Beispiel die gesamte Wäsche auf einmal bügeln). Versuchen Sie, einen Rhythmus von Tätigkeit und Ruhe zu finden, der Sie zwar in Bewegung hält, aber nicht überanstrengt.

- Schaffen Sie sich in der Küche einen Arbeitsplatz, an dem Sie auch sitzen können.
- Benutzen Sie, um Kraft zu sparen, elektrische Geräte (zum Rühren, zum Mixen, zum Dosenöffnen). Informieren Sie sich vor dem Kauf bei Verbraucher-Zentralen oder bei der Stiftung Warentest über Qualität und leichte Handhabung.
- Verwenden Sie möglichst leichtes Eß- und Kochgeschirr und -besteck.
- Verwenden Sie ein verstellbares Bügelbrett, an dem Sie auch im Sitzen arbeiten können.
- Manche Handarbeiten, wie zum Beispiel Stricken, sind für Menschen mit Rheuma keine empfehlenswerte Tätigkeit, weil es die Fingergelenke stark beansprucht und zu Verspannungen der Arm-, Schulter- und Nackenmuskulatur führen kann.

Rheuma im Alter

Keiner entkommt ihm, und keiner ist froh darüber – jeder Mensch altert. Keines der angepriesenen Wundermittel, keine Zelltherapie und keines der Medikamente, die gegen das Altern helfen sollen, kann diesen Prozeß aufhalten.

Alter bedeutet meist: weniger Beweglichkeit, weniger soziale Kontakte, nicht mehr so gesund sein wie in jungen Jahren. Im Alter wird uns die Rechnung für den Umgang mit unserem Körper präsentiert: Starke Arbeitsbelastungen, Übergewicht, Muskelverspannungen durch Streß, schlechte Körperhaltungen, wenig Bewegung – all das wirkt sich im Alter aus und führt dazu, daß in fortgeschrittenen Jahren schmerzhafte Arthrosen oder Rückenschmerzen schon fast als normal gelten.

Aber für jedes Lebensalter gilt: Es ist nie zu spät, sein Leben so zu gestalten, daß sich Zufriedenheit einstellt. Die Medizin kann zwar keine Wunder wirken, Verschleißerscheinungen können nicht rückgängig gemacht, aber Schmerzen und Beschwerden meist so weit gemildert werden, daß sie erträglich werden.

Es hängt viel von Ihnen ab, ob Sie sich, wenn Sie aufhören zu arbeiten, „in die Ecke stellen lassen“, keine Aufgabe mehr haben, sich nutzlos vorkommen. Versuchen Sie, auch im Alter beweglich zu bleiben. Suchen Sie sich eine Freizeitbeschäftigung oder eine Arbeit, die Ihnen Befriedigung verschafft (eine handwerkliche Tätigkeit? Sport? Tanzen?). Langeweile kann schlimmer sein als eine Krankheit. Wenn Sie gerne soziale Kontakte haben, sollten Sie eine Betätigung suchen, bei der Sie die Möglichkeit haben, mit anderen Menschen zusammen zu sein. Vielleicht gibt es einen Club oder Verein in Ihrer Nähe. Oder vielleicht kann eine Rheuma-Selbsthilfegruppe (siehe Seite 139) von Ihrer Erfahrung profitieren. Örtliche Arbeitsgemeinschaften der Rheuma-Liga organisieren auch gemeinsame Ausflüge, Besichtigungen, Warmwasserschwimmen, Krankengymnastik, Bastelgruppen und Informationsveranstaltungen.

Wenn Ihr Rheuma Sie so behindert, daß Sie Hilfe brauchen, sollten Sie sich rechtzeitig überlegen, ob Sie lieber ins Alters- und Pflegeheim gehen oder ob es möglich ist, diese Hilfen für Ihr Zuhause zu organisieren. Es gibt inzwischen in den meisten Städten – und hin und wieder sogar auf dem Land – soziale Dienste, die es auch behinderten Personen ermöglichen, in der eigenen Wohnung zu bleiben (zum Beispiel „Essen auf Rädern“, die Gemeindeschwester, Zivildienstleistende). Darüber kann Sie das Sozialamt, „Abteilung Altenhilfe“ informieren. Viele Menschen nehmen Hilfsdienste oder finanzielle Zuschüsse nicht in Anspruch, weil sie nichts davon wissen, weil sie sich nicht genau genug auskennen oder weil sie sich schämen. Das sollte Ihnen nicht passieren.

Auch ohne großen finanziellen Aufwand kann man sich das Leben in den eigenen vier Wänden erleichtern:

- Verringern Sie die Gefahr zu stürzen durch rutschfeste Bodenbeläge, Entfernen von Schwellen und durch stabile Sessel, die nicht leicht umkippen; bringen Sie Haltegriffe im Bad an (siehe Hilfsmittel, Seite 105); führen Sie eventuell Umbauten durch (eine Dusche mit Sitzgelegenheit ist sicherer als eine Wanne; der Boden der Dusche sollte auf gleicher

Höhe mit dem Fußboden oder nicht mehr als fünf Zentimeter höher liegen).

- Sorgen Sie für ausreichende Beleuchtung – in Räumen mit schlechter Lichtquelle ist die Gefahr größer, daß Sie stürzen oder anecken.

- Ihr Bett sollte so hoch sein, daß Sie ohne Schwierigkeiten ein- und aussteigen können.

- Die Sitzgarnitur sollte nicht zu niedrig und nicht zu weich sein (sogenannte Clubsessel sind „Gift" für die Wirbelsäule). Sessel sollten Armlehnen haben.

- Arbeitsflächen in der Küche sollten die passende Höhe haben; hohe Regale sind ungünstig zum Ein- oder Ausräumen von Gegenständen.

- Ein Tastentelefon ist einfacher zu bedienen als eines mit Wählscheibe.

- Die Höhe des Toilettensitzes sollte der Art der Behinderung angepaßt werden.

- Lassen Sie sich von einem Ergotherapeuten beraten, welche Hilfsmittel sinnvoll sind (siehe Seite 93), und wie Sie – unter Berücksichtigung Ihrer finanziellen Möglichkeiten – Einrichtungen verändern können.

Medikamente im Alter

Der Stoffwechsel läuft bei älteren Menschen anders ab als bei jüngeren. Manche Medikamente werden verzögert abgebaut oder ausgeschieden. Dadurch ist das Risiko von Nebenwirkungen höher. So gelten in der Medikamententherapie nicht immer die selben Grundsätze wie bei jüngeren Rheumatikern.

- Lassen Sie sich vom Arzt genau erklären und eventuell aufschreiben, wann Sie welche Medikamente einnehmen müssen. Fragen Sie auch, ob Sie das Medikament vor, zum oder nach dem Essen schlucken sollen.

- Wenn Sie Schwierigkeiten haben, alles genau im Gedächtnis zu behalten oder die Tabletten aus der Verpackung herauszupressen, sollten Sie in der Apotheke eine Dosierschachtel kaufen. Lassen Sie sich in der Apotheke oder von Angehörigen oder Freunden für eine ganze Woche die Tabletten einfüllen, die Sie nehmen müssen.

- Wenn der Arzt Ihnen Medikamente verschreibt, sollten Sie ihn über alle weiteren Medikamente informieren, die Sie außerdem noch einnehmen.

- Lassen Sie sich vom Arzt genau erklären, welche Nebenwirkungen auftreten können und worauf Sie achten müssen. Bei älteren Menschen besteht ein höheres Risiko an Nebenwirkungen – weil sie häufig mehrere Krankheiten haben (zum Beispiel Stoffwechselkrankheiten, Funktionsstörungen der Nieren, der Leber) und oft mehrere Medikamente einnehmen müssen, die sich vielleicht wechselseitig verstärken oder abschwächen.

- Informieren Sie Ihren Arzt über alle Nebenwirkungen – wenn Sie plötzlich neue, bislang unbekannte Beschwerden haben, kann es sein, daß es sich um eine Nebenwirkung handelt.

Finanzielles

Krankheit und Behinderung sind meist mit finanziellen Belastungen verbunden. Es gibt jedoch eine große Zahl von Vergünstigungen und Zuschüssen. Für Betroffene ist es meist schwierig, sich da auszukennen.

- Wer ist zuständig für die Gewährung der Rente?

- Wo erhält man einen Behindertenausweis (siehe Seite 135)?

- Welche Vorteile hat man dadurch?

- Welche steuerlichen Vergünstigungen gibt es?

- Gibt es Erleichterungen für die Benutzung öffentlicher Verkehrsmittel?

- Gibt es Fahrdienste für Behinderte?

- Gibt es eine Befreiung von Rundfunk-, Fernseh- und Telefongebühren?

- Wer bekommt eine Haushaltshilfe?

- Gibt es eine häusliche Krankenpflege und wer bezahlt das?

- Gibt es einen Zuschuß für notwendige Wohnungsumbauten?
- Welche Hilfsmittel werden bezahlt?
- Gibt es einen Zuschuß für ein behindertengerecht ausgestattetes Auto?

Zur Beratung in solchen Fragen sollte man sich an die nächstgelegene örtliche Arbeitsgemeinschaft der Deutschen Rheuma-Liga wenden (auch Nichtmitglieder werden beraten; die Adresse kann Ihnen die zuständige Landesstelle mitteilen, siehe Seite 27) oder an den „Sozialberater" (solche Stellen gibt es bei manchen Kranken- und Rentenversicherungsträgern, an Arbeits- und Gesundheitsämtern und in manchen kommunalen Behörden). Lassen Sie sich nicht abwimmeln! Sie haben ein Recht auf Auskunft. Paragraph 15 des Sozialgesetzbuches verpflichtet alle Stellen, an die sich ein Ratsuchender wendet, zur Auskunft über eine erbetene Leistung – und zwar auch dann, wenn die befragte Stelle dafür nicht zuständig ist. Die Auskunft darf sich nicht darin erschöpfen, zu sagen, daß man dafür nicht zuständig sei.

Lust und Liebe mit Rheuma

Es ist nicht einfach auzuhalten, aus dem Rahmen zu fallen. Besonders in einer Gesellschaft, die auf reibungsloses „Funktionieren" und Äußerlichkeiten ausgerichtet ist, kann der einzelne mit der Umwelt und ihren Erwartungen, aber ebenso mit sich selbst Probleme haben. Eine äußerlich erkennbare Behinderung, gleich welcher Art, stempelt den Betroffenen schnell zum Außenseiter.

Daß solches Verhalten rücksichtslos über die Wünsche, Phantasien und Bedürfnisse des anderen hinweggeht, ist nur wenigen bewußt. Vielen Menschen ist es auch nicht klar, wie lieblos sie mit sich selbst umgehen, wenn sie sich wegen einer Einschränkung oder Behinderung häßlich finden und ablehnen.

Für alle Menschen fängt die Liebe mit einem liebevollen Umgang mit sich selbst an. Aufmerksamkeit, Zuwendung, Zärtlichkeit lernen sich am leichtesten, wenn man es an sich selbst erfahren hat und sich selbst geben kann. Dann ist es auch einfacher, selbstbewußt die eigene Art zu leben und sein Aussehen anzunehmen. Wenn es um Erotik und Sexualität geht, werden persönliche, manchmal geheime Wünsche angerührt, man wird verletzlich und hat Angst vor Kränkungen. Der sorgsame Umgang miteinander, der eigentlich selbstverständlich sein sollte, ist für einen Menschen, der mit sich nicht zufrieden ist oder sich innerlich ablehnt, ganz besonders wichtig. Dieser Mensch kann zum Beispiel eine beiläufig dahingesagte abfällige Äußerung persönlich nehmen und gekränkt sein.

Um ungetrübte Freude an der körperlichen Liebe zu haben, ist es für Sie als Rheumatiker besonders wichtig, keine oder so wenig wie möglich Schmerzen zu haben. Mittags und nachmittags sind die Tageszeiten, an denen die Schmerzen erfahrungsgemäß nachlassen. Wenn Sie können, richten Sie sich den Tag doch so ein, daß Sie mittags eine längere Pause haben, und wenn Sie Lust haben, diese zur Liebe nützen. Als Rheumatiker werden Sie für alles, was Sie tun, mehr Vorsorge treffen müssen, so auch für die Liebe. Ein – vielleicht gemeinsames – warmes Bad entspannt und macht Spaß. Sicher wird es Ihnen auch helfen, vorher ein Schmerzmittel einzunehmen, auf das Sie sich verlassen können.

Für manche Rheumatiker mag es schwer sein, sich unbehindert frei zu bewegen. Es gibt aber zum Glück für alle Menschen viele mögliche Stellungen, in denen sich die Liebe genießen läßt. Probieren Sie aus, was Sie anregt, Ihnen gefällt und angenehm ist. Auch die Möglichkeiten, sich durch Küssen (oral), Streicheln und gemeinsam oder allein selbst zu befriedigen, können die Formen Ihres Liebesspiels erweitern. In der Liebe gibt es keine Beschränkungen durch Verbote; erlaubt ist alles, was beiden gefällt. Wenn Sie sich nicht allein auf Ihre Phantasie verlassen wollen, können Sie auch nachlesen, was alles möglich sein kann (zum Beispiel Alex Comfort: Freude am Sex, Ullstein-TB). Wenn Sie (zum Beispiel als Nebenerscheinung der chronischen Polyarthritis) sehr empfindliche Schleimhäute haben, kann Ihnen eine

Gleitcreme (zum Beispiel *Femilind,* in jeder Apotheke oder Sex-Shops erhältlich) die Liebe lustvoller machen.

Vielleicht fällt es Ihnen auch schwer, über das zu sprechen, was Sie bei der Liebe empfinden und was Sie sich wünschen. Dabei kann ein Gespräch über Ihre Gefühle für Sie und Ihren Partner sehr befreiend sein. Sie können sich noch besser kennenlernen und sind nicht darauf angewiesen, zu raten, was der andere wohl meint und wünscht. Gegenseitiges Verstehen kann Ihre Bindung noch vertiefen. Wenn es Ihnen schwer fällt, kompliziertere Probleme miteinander zu besprechen, kann es Ihnen helfen, sich an eine Beratungsstelle oder einen Psychotherapeuten zu wenden (siehe Seite 114).

Wenn Sie jetzt oder überhaupt keine Kinder haben möchten, werden Sie Verhütung brauchen. Die Verhütung mit Kondom ist ohnehin als Infektionsschutz bei neuen Kontakten sinnvoll. Sprechen Sie miteinander darüber, wer in Ihrer Partnerschaft die Verhütung übernehmen soll und lassen Sie sich entsprechend – am besten vom Frauenarzt – beraten.

Hilfe- und Selbsthilfegruppen

Wenn das medizinische System nicht mehr zuständig ist, oder sich nicht mehr zuständig fühlt – bei Alltagsproblemen von chronischen Erkrankungen –, kann man sich an eine Organisation wenden, in der hauptsächlich Menschen arbeiten, die an rheumatischen Erkrankungen leiden: die Deutsche Rheuma-Liga.

Etwa 120 000 Mitglieder sind in Selbsthilfegruppen, Beratungsstellen und Arbeitskreisen organisiert. Die Deutsche Rheuma-Liga

- informiert über alle Fragen im Zusammenhang mit rheumatischen Erkrankungen (in der Zeitschrift „mobil“, in Informationsbroschüren und Merkblättern, in Veranstaltungen und Beratungsgesprächen)
- berät über soziale Leistungen und die zuständigen Stellen
- hilft beim Aufbau sozialer Kontakte
- macht Öffentlichkeitsarbeit
- berät beim Kauf von Hilfsmitteln und beim Einrichten funktionsgerechter Wohnungen
- leistet Hilfe bei der Organisierung von Selbsthilfe- und Therapiegruppen.

Die Adresse des nächstgelegenen Arbeitskreises kann man bei den Landesstellen erfragen (siehe Seite 27).

Außer der Zentralstelle in Bonn
Deutsche Rheuma-Liga,
Rheinallee 69,
5300 Bonn 2,
Tel. 02 28/35 54 25,
den Landesstellen und den
örtlichen Arbeitskreisen gibt es noch

„Deutsche Vereinigung Morbus Bechterew“,
Metzgergasse 16,
8720 Schweinfurt,
Tel. 0 97 21/2 20 33

„Lupus Erythematodes Selbsthilfegemeinschaft“,
Göllenkamp 3,
4600 Dortmund 15,
Tel. 02 31/37 02 86

Selbsthilfegruppe Sklerodermie in Deutschland,
Ringstr. 12,
6360 Friedberg 5,
Tel. 0 60 31/24 80

Sekretariat für
„Arbeitskreise Eltern rheumakranker Kinder“,
Deutsche Rheuma-Liga,
Rheinallee 69,
5300 Bonn 2,
Tel. 02 28/35 54

„Clubs junger Rheumakranker“ –
die Adressen sind bei der
zuständigen Landesstelle erfragbar.

Alle Informationen der Rheuma-Liga sind kostenlos, auch für Nichtmitglieder. Mit einem Jahresbeitrag von etwa 40 DM kann jeder Mitglied werden.

Rheuma-Zentren

Als Rheuma-Zentrum bezeichnen wir eine Klinik, die über alle diagnostischen Möglichkeiten verfügt, um rheumatische Erkrankungen umfassend zu diagnostizieren und fachgerechte Behandlungen durchzuführen. Nicht alle Rheuma-Zentren verfügen auch über die Möglichkeit, zu operieren. Allerdings beraten sie bei Bedarf, ob und welche Operationen sinnvoll sind, und wo diese fachgerecht durchgeführt werden können.

Die folgende Tabelle über die Rheuma-Zentren enthält keine Wertungen und erhebt keinen Anspruch auf Vollständigkeit. Die Liste, nach der wir beim Versand der Fragebogen vorgegangen sind, wurde aufgrund vorhandener Veröffentlichungen über Rheuma-Erkrankungen und Angaben der mitarbeitenden Experten zusammengestellt. Ein Kriterium für die Auswahl war, daß die Klinik ein zugelassenes Krankenhaus im Sinne des Paragraphen 108 Sozialgesetzbuch ist.

Von den angeschriebenen Rheuma-Zentren haben bis zu dem aus redaktionellen Gründen notwendigen Stichtag 24 unseren Fragebogen beantwortet (später eingegangene Antworten konnten wir leider nicht mehr berücksichtigen). Die Tabelle wurde anhand dieser Angaben zusammengestellt und von uns nicht auf ihre Richtigkeit überprüft. Die Tabelle enthält keine Merkmale, aus denen man auf die Qualität der Behandlung in einem Rheuma-Zentrum schließen kann. Eine erste Einschätzung läßt sich allerdings mit Hilfe der Kapitel „Untersuchungen“ (siehe Seite 24) und „Behandlungen“ (siehe Seite 62) vornehmen, so daß es sinnvoll ist, diese bei der Durchsicht des Verzeichnisses zu Rate zu ziehen.

Die Tabelle ist alphabetisch nach Ortsnamen geordnet. Die dazugehörige Graphik, anhand der man auf einen Blick feststellen kann, wo sich das nächstgelegene Rheuma-Zentrum befindet, ist auf der Seite 141 abgedruckt; die Anschriften finden Sie auf Seite 148.

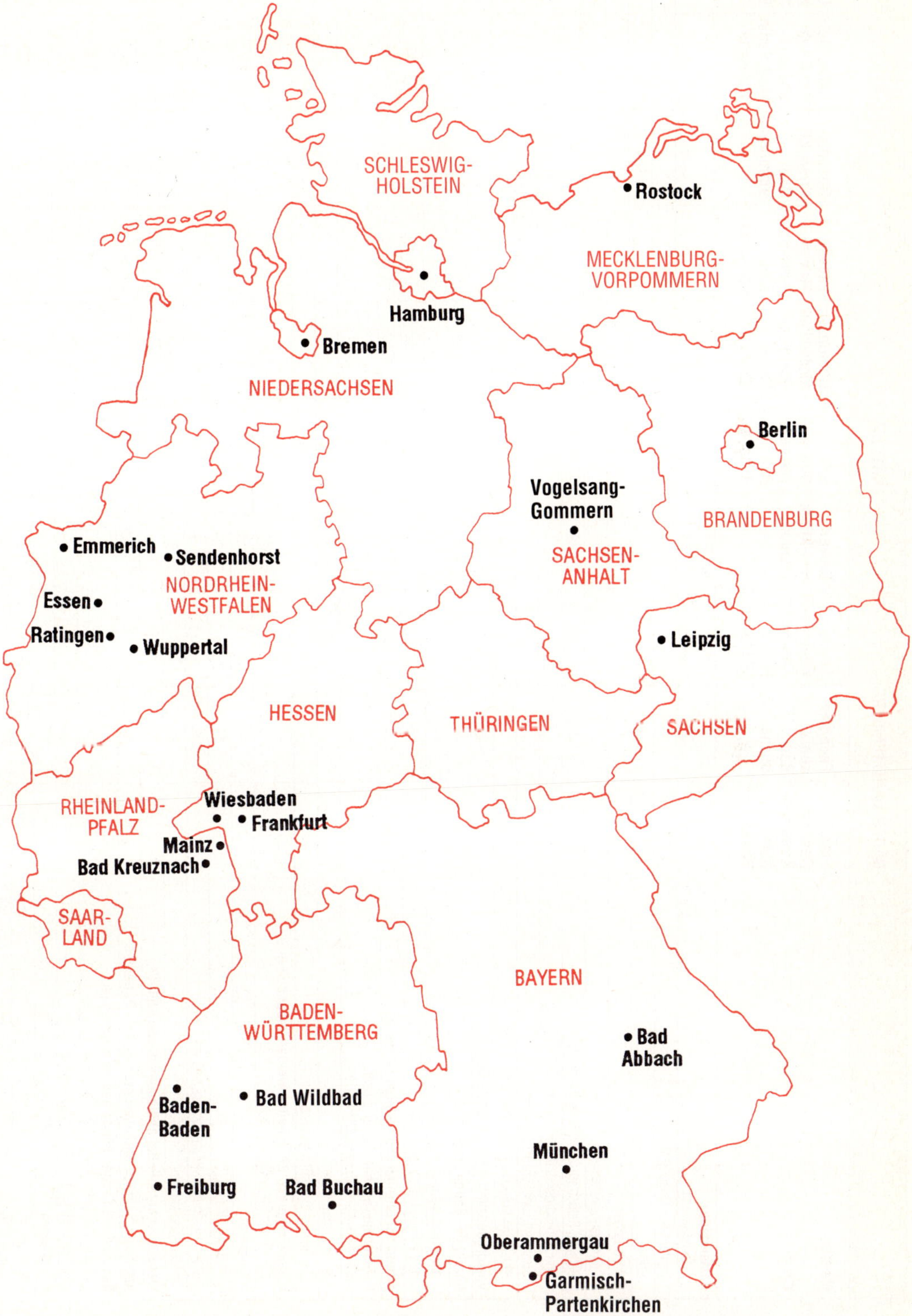
SCHLESWIG-
HOLSTEIN
Rostock
MECKLENBURG-
VORPOMMERN
Hamburg
Bremen
NIEDERSACHSEN
Berlin
Vogelsang-
Gommern
BRANDENBURG
SACHSEN-
ANHALT
Emmerich
Sendenhorst
NORDRHEIN-
WESTFALEN
Essen
Ratingen
Wuppertal
Leipzig
HESSEN
THÜRINGEN
SACHSEN
RHEINLAND-
PFALZ
Wiesbaden
Frankfurt
Mainz
Bad Kreuznach
SAAR-
LAND
BAYERN
BADEN-
WÜRTTEMBERG
Bad
Abbach
Baden-
Baden
Bad Wildbad
München
Freiburg
Bad Buchau
Oberammergau
Garmisch-
Partenkirchen

	BADEN-WÜRTTEMBERG				BAYERN				BERLIN	
Name **Ort**	**Staatl. Rheuma-Krankenh. Baden-Baden**	**Federsee-klinik Bad Buchau**	**Staatl. Rheuma-Krankenh. Bad Wildbach**	**Universi-täts-Klinik Freiburg**	**BRK-Rheuma-Zentrum Bad Abbach**	**Rheuma-Kinderklinik Garmisch-Parten-kirchen**	**Ludwig-Maximi-lians-Uni-Klinik München**	**Rheuma-Klinik KG Ober-ammergau**	**Immanuel-Krankenh. Rheuma-klinik Berlin Wannsee**	**Univ.-Klinikum Steglitz Berlin**
Kostenträger Krankenkassen	■	■	■	■	■			■	■	
Rentenvers. Träger (LVA)		■	■		■					
BfA		■	■		■			■		
Knappschaft										
Berufsgenossenschaften										
Beihilfe, Selbstzahler u. private Krankenkassen		■	■	■						
Bundesbehörden/Land *							■		■ *	
Sozialamt/Landschaftsverband										
Stiftungen/Freie Universität Berlin *				■		■				■ *
Versorgungsvertrag nach § 108 SGB	2)	■		●	■	■	●	■	■	■
Anzahl der Betten insgesamt	●	484	100	●	310	180	36	300	222	1200
davon orthopädisch geführt	–	160	–	64	160	128	20	60	142	20
davon internistisch geführt	228	324	100	18	150	52	16	240	80	20
Anzahl der jährlich behandelten Patienten	3000	6500	1400	11000	4900	3950	5000	3975	2500	980
Patientenaufnahme erfolgt durch Überweisung niedergelassener Ärzte	■	■		■	■	■	■		■	■
Krankenhaus-Einweisung			■	■				■	■	■
Zuweisung-Versicherungsträger					■			■		
Welche rheumat. Krankheiten werden behandelt in % chronische Polyarthritis u. a.	60	10	58,1	16	30	–	65	75	21	65
Arthrosen	30	40	16,3	43	25	–	5	2	39	20
Weichteilrheuma	5	30	6,2	10	25	–	10	5	15	5
Gicht und andere Stoffwechselkrankheiten	1	5	0,5	3	10	–	10	1	5	5
andere Krankheiten	5	20	18,9	35	10	–	10	17	20	5
Werden ambulante Behandlungen durchgeführt?	ja	ja	ja	ja	ja	ja	ja	ja	ja	ja
Anzahl der jährlich ambulant behandelten Patienten	2210	●	2100	12000	12 %	–	über 90 %	2500	●	600
Beschäftigte Fachärzte und andere Heilberufe Rheumatologen mit intern. Ausbildung fest/frei [1]	6/–	3/–	5/–	3/–	7/–	–	2/–	5/–	4/–	1/–
Rheumatologen mit orthop. Ausbildung fest/frei [1]	–	–	–/1	2/–	2/–	–/1	2/–	2/–	2/–	2/–
Orthopäden fest/frei [1]	–	2/–	–	14/–	6/–	–	1/–	2/–	1/–	–
Neurologen fest/frei [1]	–	–	–	●	–	–	–	–	–	–
andere Ärzte fest/frei [1]	10,5/–	16/–	3/–	●	34/–	16,5/–	6/–	17/–	15/–	3/–
Krankengymnasten fest/frei [1]	23/–	12/–	8/–	24/–	44/–	8/–	)	16/–	12/–	–

Masseure und Bademeister	fest/frei	[illegible]	[illegible]	[illegible]	[illegible]	[illegible]	[illegible]	interdisz.	17,5	[illegible]	
Elektrotherapeuten	fest/frei [1]	5/–	4/–	1/–	4/–	24	–	Zus.-arb.		–	–
Ergotherapeuten	fest/frei [1]	3,5/–	2/–	2/–	1/–		–	mit	3/–	3/–	–
Psychotherapeuten	fest/frei [1]	2/–	–	1/–	–		–	staatl.	2/–	1/–	–
Pädagogen	fest/frei [1]	–	1/–	–	–	2/–	1/–	Klinik	–	–	–
sonstige Therapeuten	fest/frei [1]	–	2/–	–	–	–	–		1/–	–	–
Operationen				●	■	■	in Zusammen-	■	■	■	■
orthopädische Chirurgie					■	■	arbeit mit	■	■	●	
Unfallchirurgie					■		Rheumaklinik	■		●	
Rheumachirurgie					■		Oberammergau	■	■	●	■
Konsiliarische Betreuung durch Operateure		■		■	■	■	■	■	■	■	■
	wie oft pro Woche ?	5 mal		2 mal	5 mal	1 mal	1 mal	1 mal	1 mal	1 mal	2 mal
Orthopädische Behandlungen											
Orthesen		■	■	■	■	■	■	■	■	■	●
Gehhilfen		■	■	■	■	■	■	■	■	■	●
Schuhversorgung		■	■	■	■	■	■	■	■	■	●
Spezielle medizinische Therapien											
Chirotherapie											
Neuraltherapie											
Akupunktur											
Homöopathie											
Physikalische Therapien		■	■	■	■	■	■	■	■	■	■
Gymnastik		■	■	■	■	■	■	■	■	■	■
Sport			■								
Massagen			■	■	■	■	■	■	■	■	■
Bäder		■	■	■		■					
Packungen		■	■	■	■	■	■		■	■	■
Elektrotherapie		■	■	■	■	■	■	■	■	■	■
Kältetherapie		■	■	■	■	■	■	■	■	■	■
Lichttherapie											
Ergotherapie		■	■	■	■	■	■	■	■	■	
Hilfsmittelberatung		■	■	■	■	■	■	■	■	■	■
Schienenversorgung, Orthesen		■		■	■	■	■		■	■	
Gelenkschutzberatung und -Übung		■	■	■	■	■	■	■	■	■	
Sozialtraining, Haushaltshilfen		■	■	■	■	■	■	■		■	
ergonom. Wohnungs- u. Arbeitsplatzberatung		■	■	■		■	■	■	■	■	
Psychotherapie		■	■	■	■	■	■	■	■	■	■
Einzeltherapie		■	■	■	■		■	●	■	■	●
Gruppentherapie		■	■	■		■	■	●	■	■	●
Ernährungsberatung		■	■	■	■	■		■	■	■	■
Ist die Einrichtung behindertengerecht?		ja	ja	ja	ja	ja	teilweise	nein	ja	ja	ja
Ist die Einrichtung rollstuhlgerecht?		ja	ja	ja	ja	ja	teilweise	nein	ja	ja	ja

■ = mit „ja" beantwortet
● = ohne nähere Angaben

[1] fest = festangestellt
frei = freiberuflich

[2] Krankenhausplan des Landes, § 108 Ziff. 2

	BREMEN	HAMBURG	HESSEN		MECKLEN-BG.-VORP.	NORDRHEIN-WESTFALEN				
Name **Ort**	**Rotes Kreuz Krankenh. Bremen**	**Allgem. Krankenh. Eilbeck Hamburg**	**Klinikum der J.-W.-Goethe-Universität Frankfurt**	**Rheuma-Klinik Wies-baden II Wiesbaden**	**Klinikum R.-Südstadt Abt. Rheu-matologie Rostock**	**St. Willi-brord-Spital Emmerich**	**Kathol. Krankenh. St. Josef Essen**	**Rheuma-klinik Evang. Krankenh. Ratingen**	**St. Josef-Stift Senden-horst**	**Kliniken Sankt Antonius Wuppertal**
Kostenträger Krankenkassen			■	■		●	■	■		
Rentenvers. Träger (LVA)				■		●	■	■		
BfA						●	■	■		
Knappschaft						●		■		
Berufsgenossenschaften						●		■		
Beihilfe, Selbstzahler u. private Krankenkassen						●	■	■		
Bundesbehörden/Stadt*/Senat**		■ *			■ **	●				
Sozialamt/Landschaftsverband						●				
Stiftungen/Krankenhaus/privat	■					●			■ *	■ *
Versorgungsvertrag nach § 108 SGB	●	■			●		■	●		■
Anzahl der Betten insgesamt	365	54	261	170	470	374	204	●	210	60
davon orthopädisch geführt	20	–	●	–	–	70	–	95	110	–
davon internistisch geführt	57	54	●	170	42	94	52	61	100	60
Anzahl der jährlich behandelten Patienten	1600	682	5688	2400	900	8200	6183	2500	5000	500
Patientenaufnahme erfolgt durch Überweisung niedergelassener Ärzte		■	■	■	■		■		■	■
Krankenhaus-Einweisung	■	■	■			■		■		■
Zuweisung-Versicherungsträger				■						
Welche rheumat. Krankheiten werden behandelt in % chronische Polyarthritis u. a.	65	65	45	55	95	45	60	85	70–80	51
Arthrosen	20	10	20	30	} 5	27	10	5	2–3	11
Weichteilrheuma	5	10	15	5		13	15	8	10	16
Gicht und andere Stoffwechselkrankheiten	5	10	5	5		8	5	2	8–10	6
andere Krankheiten	5	5	15	5		16	10	–	10–15	16
Werden ambulante Behandlungen durchgeführt?	ja	ja	ja	ja	ja	ja	ja	ja	ja	ja
Anzahl der jährlich ambulant behandelten Patienten	●	●	●	10/Tag	●	2000/Quart.	●	4500	●	●
Beschäftigte Fachärzte und andere Heilberufe Rheumatologen mit intern. Ausbildung fest/frei [1]	3/–	2/–	4/–	1/–	2/–	1/–	1/–	3/–	8/–	3/–
Rheumatologen mit orthop. Ausbildung fest/frei [1]	1/–	–	–	1/–	–	1/–	–	–	5/–	–
Orthopäden fest/frei [1]	1/–	–	–	–	–	–	–	–	13/–	–
Neurologen fest/frei [1]	–/1	–	–	–	1/–	–	–	–	–	1/–
andere Ärzte fest/frei [1]	3/–	4/–	2/–	6/–	2/–	2/–	6/–	4/–	7/–	6/–
Krankengymnasten fest/frei [1]	14/–	●	5/–	8/	3/	11/	3/	4,5/	20/	11/

Masseure und Bademeister	fest/frei 1)	14/–	●	[illegible]	[illegible]		[illegible]	[illegible]	[illegible]	[illegible]	[illegible]
Elektrotherapeuten	fest/frei 1)	–	●	–	2/–	–	–	–	–	4/–	1/–
Ergotherapeuten	fest/frei 1)	1/–	●	–	1/–	1/–	2/–	–	1/–	4/–	2/–
Psychotherapeuten	fest/frei 1)	–	●	–	1/–	1/–	1/–	–	–	2/–	–
Pädagogen	fest/frei 1)	–	●	–	–	–	–	–	–	–	–
sonstige Therapeuten	fest/frei 1)	–	●	–	–	1/–	3/–	–	–	2/–	–
Operationen		■				■	■		■	■	■
orthopädische Chirurgie		■					■		■		
Unfallchirurgie		■									
Rheumachirurgie		■				■	■			■	■
Konsiliarische Betreuung durch Operateure		■	■	■		■	■	■	■	■	■
	wie oft pro Woche ?	●	1 mal	1 mal		5 mal	n. Bedarf	1 mal	5 mal	5 mal	1–5 mal
Orthopädische Behandlungen Orthesen		■	■	■		■	■	■	■	■	■
Gehhilfen		■	■	■		■	■	■	■	■	■
Schuhversorgung		■	■	■		■	■	■	■	■	■
Spezielle medizinische Therapien Chirotherapie				■		■					
Neuraltherapie						■					
Akupunktur						■					
Homöopathie											
Physikalische Therapien		■	■	■	■	■	■	■	■	■	■
Gymnastik		■	■	■	■	■	■	■	■	■	■
Sport											
Massagen		■	■	■	■	■	■	■	■	■	■
Bäder			■	■	■			■	■		■
Packungen		■	■	■	■	■	■	■	■	■	■
Elektrotherapie		■	■	■	■	■	■	■	■	■	■
Kältetherapie		■	■	■	■	■	■	■	■	■	■
Lichttherapie				■							
Ergotherapie, Spiele, Tanzen *		■	■	■	■ *	im Aufbau	■	■	■	■	■
Hilfsmittelberatung		■	■	■	■	■	■	■	■	■	■
Schienenversorgung, Orthesen		■	■	■			■	■	■	■	■
Gelenkschutzberatung und -Übung		■	■	■			■	■	■	■	■
Sozialtraining, Haushaltshilfen		■						■	■ 3)	■	■
ergonom. Wohnungs- u. Arbeitsplatzberatung		■	■			im Aufbau	■	■		■	■
Psychotherapie			■	■	■	■	■			■	
Einzeltherapie			■	■	■	■	■			■	
Gruppentherapie			■	■	■					■	
Ernährungsberatung		■	■	■	■	■	■	■		■	■
Ist die Einrichtung behindertengerecht?		ja	ja	teilweise	ja	weitgehend	ja	teilweise	ja	ja	ja
Ist die Einrichtung rollstuhlgerecht?		ja	ja	ja	ja	weitgehend	ja	teilweise	ja	ja	ja

■ = mit „ja" beantwortet
● = ohne nähere Angaben

1) fest = festangestellt
frei = freiberuflich

3) Kreatio

	RHEINLAND-PFALZ		SACHSEN	SACHSEN-ANHALT		SPEZIALKLINIKEN				
Name **Ort**	**Klinik für Rheuma-kranke Bad Kreuz-nach**	**St. Vincenz- und Elisa-beth-Spital Mainz**	**Medizin.-Poliklinik Inst. der Universität Leipzig**	**Rheuma-Klinik Vogelsang-Gommern**		**Klinik für Orthopädie Offenburg**	**Simssee Klinik Bad Endorf**			
Kostenträger Krankenkassen	■						■			
Rentenvers. Träger (LVA)							■			
BfA							■			
Knappschaft							■			
Berufsgenossenschaften							■			
Beihilfe, Selbstzahler u. private Krankenkassen										
Bundesbehörden/Land*			■ *							
Sozialamt/Landschaftsverband/Magistrat Magdeburg *				■ *		■	■			
Stiftungen		■								
Versorgungsvertrag nach § 108 SGB		■	●			■	■			
Anzahl der Betten insgesamt	127	458	67	96		496	491			
davon orthopädisch geführt	–	72	–	48		60	491			
davon internistisch geführt	127	40	67	48		110	–			
Anzahl der jährlich behandelten Patienten	1800	800–1000	●	1200		4500	5693			
Patientenaufnahme erfolgt durch Überweisung niedergelassener Ärzte	■	■	■	■		■	■			
Krankenhaus-Einweisung	■	■		■		■	■			
Zuweisung-Versicherungsträger						■	■			
Welche rheumat. Krankheiten werden behandelt in % chronische Polyarthritis u. a.	55	25	●	90		40	}			
Arthrosen	20	35	●	}		40	}			
Weichteilrheuma	10	25	●	} 10		}	} 100			
Gicht und andere Stoffwechselkrankheiten	5	5	●	}		} 20	}			
andere Krankheiten	10	5	●	}		}	}			
Werden ambulante Behandlungen durchgeführt?	ja	ja	ja	ja		ja	ja			
Anzahl der jährlich ambulant behandelten Patienten	●	6000	10 800	3200		●	●			
Beschäftigte Fachärzte und andere Heilberufe Rheumatologen mit intern. Ausbildung fest/frei [1]	3/–	2/–	5/–	3/–		–	–			
Rheumatologen mit orthop. Ausbildung fest/frei [1]	–	–	–	1/–		3/–	–			
Orthopäden fest/frei [1]	–	–	–	4/–		3/–	3/–			
Neurologen fest/frei [1]	–	–	–	–		2/–	–			
andere Ärzte fest/frei [1]	10/–	4/–	25/–	–		7/–	20/–			
Krankengymnasten fest/frei [1]	9/–	16/–	6/–	7/–		21/–	55/–			

Masseure und Bademeister	fest/frei [1]	8/–	10/–	–	2/–		4/–	7/–			
Elektrotherapeuten	fest/frei [1]	1/–	–	–	1/–		2/–	13/–			
Ergotherapeuten	fest/frei [1]	2/–	–	–	3/–		–/2	2/–			
Psychotherapeuten	fest/frei [1]	1/–	–	1/–	1/–		–	–			
Pädagogen	fest/frei [1]	–	–	–	–		1/–	2/–			
sonstige Therapeuten	fest/frei [1]	3/–	–	–	–		–	–			
Operationen		–	■	–	■		■				
orthopädische Chirurgie		–	■	–	●		■				
Unfallchirurgie		–	■	–	●		–				
Rheumachirurgie		–	■	–	●		■				
Konsiliarische Betreuung durch Operateure		■	■	■	■						
	wie oft pro Woche ?	1 mal	14tägig	●	1 mal						
Orthopädische Behandlungen Orthesen		■	■	■	■		■	■			
Gehhilfen		■	■	■			■	■			
Schuhversorgung			■	■	■		■	■			
Spezielle medizinische Therapien Chirotherapie											
Neuraltherapie											
Akupunktur											
Homöopathie											
Physikalische Therapien		■	■	■	■		■	■			
Gymnastik		■	■	■	■		■	■			
Sport											
Massagen		■	■	■	■		■	■			
Bäder		■	■					■			
Packungen		■	■		■		■				
Elektrotherapie		■	■	■	■		■	■			
Kältetherapie		■	■	■	■		■	■			
Lichttherapie											
Ergotherapie		■		■	■		■	■			
Hilfsmittelberatung		■	■	■	■		■				
Schienenversorgung, Orthesen					■		■				
Gelenkschutzberatung und -Übung		■					■				
Sozialtraining, Haushaltshilfen		■ [3]			■		■				
ergonom. Wohnungs- u. Arbeitsplatzberatung			■		■		■				
Psychotherapie		■		■	■			■			
Einzeltherapie		■		■	■			■			
Gruppentherapie		■		■	■			■			
Ernährungsberatung		■	■	■	■		■	■			
Ist die Einrichtung behindertengerecht?		ja	teilweise	●	ja		ja	ja			
Ist die Einrichtung rollstuhlgerecht?		ja	teilweise	●	teilweise		ja	ja			

■ = mit „ja" beantwortet
● = ohne nähere Angaben

[1] fest = festangestellt
frei = freiberuflich

[3] Kreatio

Anschriften der in den Tabellen genannten Zentren

BADEN-WÜRTTEMBERG

Staatliches Rheumakrankenhaus
Klinik für Innere und
Physikalische Medizin
Rotenbachtalstraße 5
7570 Baden-Baden

Federseeklinik Bad Buchau
Bachgasse 13
7952 Bad Buchau

Staatliches Rheumakrankenhaus
König-Karl-Straße 5
7547 Bad Wildbad

Universitätsklinikum Freiburg
Abt. Rheumatologie
Medizinische Klinik
7800 Freiburg

BAYERN

BRK Rheuma-Zentrum
Am Markt 2
8403 Bad Abbach

Rheumakinderklinik
Gehfeldstraße 24
8100 Garmisch-Partenkirchen

Rheuma-Einheit der
Ludwig-Maximilians-Universitäts-
Klinik München
8000 München

Rheumaklinik KG
8103 Oberammergau

BERLIN

Immanuel-Krankenhaus
Rheumaklinik
Königstraße 63
1000 Berlin-Wannsee 39

Universitäts-Klinikum Steglitz
Hindenburgdamm 30
1000 Berlin 45

BREMEN

Rotes-Kreuz-Krankenhaus
Rheumatologische Abteilung
St. Pauli-Deich 24
2800 Bremen 1

HAMBURG

Allgemeines Krankenhaus Eilbek
Abteilung für Rheumatologie
Friedrichsberger-Straße 60
2000 Hamburg 76

HESSEN

J. W. Goethe-Universität
Frankfurt am Main
Rheumatologie
Zentrum der Inneren Medizin
Theodor-Stern-Kai 7
6000 Frankfurt am Main 7

Rheumaklinik Wiesbaden II
Leibnitzstraße 23
6200 Wiesbaden

MECKLENBURG-VORPOMMERN

Klinikum Rostock-Südstadt
Rheumatologische Abteilung
Südring 81
O-2500 Rostock 6

NORDRHEIN-WESTFALEN

St. Willibrord-Hospital
Emmerich-Rees GmbH
St. Willibrord-Straße 9
4240 Emmerich

Kath. Krankenhaus St. Josef
Probsteistraße 2
4300 Essen 16

Rheumaklinik
am Evangelischen Krankenhaus
Rosenstraße 2
4030 Ratingen

St. Josef-Stift
Westtor 7
4415 Sendenhorst

Kliniken St. Antonius GmbH
Carnaper Straße 48
5600 Wuppertal 2

RHEINLAND-PFALZ

Klinik für Rheumakranke
Dr. Alfons-Gamp-Straße 1–3
6550 Bad Kreuznach

Abteilung für Rheumatologie
St. Vincenz- und Elisabeth-Hospital
An der Goldgrube 11
6500 Mainz 1

SACHSEN

Medizinisch-Poliklinisches
Institut der Universität Leipzig
Härtelstraße 16–18
O-7010 Leipzig

SACHSEN-ANHALT

Rheumatologische Klinik
Klinikbereich Vogelsang
O-3301 Vogelsang-Gommern

SPEZIALKLINIKEN

Klinik für Orthopädie und
Orthopädische Rheumatologie
Ebertplatz 12
7600 Offenburg

Simssee Klinik GmbH
Postfach 264
8207 Bad Endorf

Vorsorge- und Rehabilitationskliniken

Für die folgende Tabelle haben wir an alle Kurkliniken einen Fragebogen geschickt, die mit den Krankenkassen einen Versorgungsvertrag nach Paragraph 111 Sozialgesetzbuch abgeschlossen haben und rheumatische oder orthopädische Krankheiten behandeln.

Die Liste der Adressen wurde aus einem veröffentlichten Verzeichnis der Stiftung Warentest (abgedruckt im „Ratgeber Rükkenschmerzen“, Berlin 1990), dem „Handbuch der Vorsorge- und Rehabilitationseinrichtungen“ (AOK-Verlag, Bonn, Stand: Dezember 1991), Angaben des „Forschungsinstituts für Balneologie und Kurortwissenschaft“ in O-9933 Bad Elster sowie Ergebnissen von Recherchen bei Ministerien der neuen Bundesländer zusammengestellt.

Von den Kliniken, die wir angeschrieben und denen wir Fragebogen zugeschickt haben, haben bis zu dem aus redaktionellen Gründen notwendigen Stichtag 154 geantwortet (später eingegangene Antworten konnten wir leider nicht mehr berücksichtigen). In die Tabelle wurden nur solche Kliniken aufgenommen, die Rheumatologen und/oder Orthopäden fest oder zumindest mit einem Teilzeitvertrag beschäftigen.

Die in den Tabellen enthaltenen Informationen sind Eigenangaben der befragten Kurkliniken. Die Richtigkeit wurde von uns nicht überprüft. Das Verzeichnis enthält keine Merkmale, aus denen man auf die Qualität der Behandlung in einer Rheuma-Klinik schließen kann. Eine erste Einschätzung läßt sich allerdings mit Hilfe der Kapitel „Untersuchungen“ (siehe Seite 24) und „Behandlungen“ (siehe Seite 62) vornehmen. Die Tabelle ist nach Bundesländern und alphabetisch nach Ortsnamen geordnet.

BADEN-WÜRTTEMBERG

Name Ort		Kur-sanatorium Ried Bad Dürrheim	Klinik Dr. Franz Dengler Baden-Baden	Rheuma-klinik Fürstenhof Baden-weiler	Rheuma-klinik Baden-weiler	Reha-Klinik Lazariter-hof Bad Krozingen	Reha-Klinik Sinnig-hofen Bad Krozingen	Rheintal-klinik Bad Krozingen	Klinik Hohenlohe Bad Mergent-heim	Kurklinik Bad Mer-gentheim	Kurklinik Dr. Vötisch-Erlenhof Bad Mer-gentheim
Kostenträger Krankenkassen		■	■	■	■	■	■	■		■	■
Rentenvers. Träger (LVA)					■	■		■	■	■	■
BfA			■	■	■		■		■	■	■
Knappschaft									■		■
Berufsgenossenschaften			■		■			■			■
Beihilfe, Selbstzahler u. private Krankenkassen				■	■	■	■	■	■	■	■
Bundesbehörden/Versorgungsämter *			■ *			■		■	■		
Sozialamt/Landschaftsverband						■		■			
AG Bochum											■
Anzahl der Betten insgesamt		56	260	100	165	219	376	296	209	96	388
davon orthopädisch geführt		●	120	●	–	75	130	●	164	–	–
davon internistisch geführt		●	140	●	–	144	246	●	45	–	–
Anzahl der jährlich behandelten Patienten		400	3500	1195	●	2500	4200	3980	2500	1000	130 000
Haupteinweisungsindikation rheum. und/oder orthopädische Krankheiten		■	■	●	■	■	■	■	■	■	■
Welche rheumat. Krankheiten werden behandelt in % chronische Polyarthritis u. a.		●	40	25	●	–	5	10	3	–	●
Arthrosen		●	30	25	●	65	60	40	80	10	●
Weichteilrheuma		●	10	25	●	–	30	30	80	10	●
Gicht und andere Stoffwechselkrankheiten		●	20	25	●	35	5	20	5	40	●
Beschäftigte Fachärzte und andere Heilberufe Rheumatologen mit intern. Ausbildung	fest/frei [1]	–	1/–	1/–	2/–	1/–	–	1/–	–	–	–
Rheumatologen mit orthop. Ausbildung	fest/frei [1]	–	1/–	–	–	2/–	1/–	–	–	1/–	–
Orthopäden	fest/frei [1]	1/–	1/–	–	1/–	3/–	1/–	1/–	3/–	–	1/1
Neurologen	fest/frei [1]	–	–	–	–	–	–	–	–	–	–
andere Ärzte	fest/frei [1]	2/–	5/–	3/–	3/–	6/–	17/–	15/–	6/–	2/–	11/2
Krankengymnasten	fest/frei [1]	–	12/–	3/–	6/–	10/–	10/–	10/–	6/–	1/–	6/–
Masseure und Bademeister	fest/frei [1]	1/–	14/–	} 6/–	} 9/–	10/–	12/–	9/–	} 6/–	3/–	9/–
Elektrotherapeuten	fest/frei [1]	1/–	4/–	}	}	3/–	–	1/–	}	–	–
Ergotherapeuten	fest/frei [1]	–	1/–	–	–	3/–	–	2/–	2/–	–	–
Psychotherapeuten	fest/frei [1]	–	1/–	1/–	–	2/–	3/–	1/–	1,5/–	–	3/–
Pädagogen	fest/frei [1]	–	–	–	–	–	–	–	1/–	–	–
sonstige Therapeuten	fest/frei [1]	–	2/–	3/1	–	5/–	8/–	3/–	4/–	–	3/–

Spezielle medizinische Therapien										
Chirotherapie					■	■	■	■		
Neuraltherapie										
Akupunktur								■		
Homöopathie										
Physikalische Therapien	■	■	■	■	■	■	■	■	■	■
Gymnastik	■	■	■	■	■	■	■	■	■	■
Sport					■	■	■			■
Massagen	■	■	■	■	■	■	■	■	■	■
Bäder	■	■	■	■	■	■	■	■	■	■
Packungen	■	■	■	■	■	■	■	■	■	■
Elektrotherapie	■	■	■	■	■	■	■	■	■	■
Kältetherapie	■	■	■	■	■	■	■	■	■	■
Lymphdrainage					■	■	■			
Ultraschall					■					
Therapien erfolgen innerhalb der Einrichtung	■	■	■	■	■	■	■	■	■	■
außerhalb der Einrichtung										
Ergotherapie		■	■		■		■	■		■
Hilfsmittelberatung					●			■		
Schienenversorgung					●			■		
Gelenkschutzberatung und -übung					●		■	■		
Sozialtraining, Kreativtherapie *		■			●		■ *			
ergonom. Wohnungs- u. Arbeitsplatzberatung					●					
Therapien erfolgen innerhalb der Einrichtung			■		■		■	■		
außerhalb der Einrichtung										■
Psychotherapie		■	■		■	■	■	■		■
Einzeltherapie		■	■		■	■	■	■		■
Gruppentherapie		■	■		■	■	■	■		■
durchschnittliche Zahl der psychotherapeutischen Sitzungen während des Kuraufenthaltes		8	n. Bedarf		12–20	12–20	5–12	6 Einzels. 12 Gruppens.		n. Bedarf
Therapien erfolgen innerhalb der Einrichtung		■	■		■	■	■	■		■
außerhalb der Einrichtung										
Ist die Einrichtung behindertengerecht? ja	■	■			■	■ z. T.	■	■	■ 2)	■
nein			■	■						
Ist die Einrichtung rollstuhlgerecht? ja	■	■			■	■ z. T.	■	■	■ 2)	■
nein			■	■						
Befindet sich ein Schwimmbad im Haus? ja	■	■	■	■	■	■	■	■	■	■
nein										
Können Mutter-Kind-Kuren durchgeführt werden? ja	■						■			■
nein		■	■	■	■	■		■	■	
Können Kinder-Reha-Kuren durchgeführt werden? ja										
nein	■	■	■	■	■	■	■	■	■	■

■ = mit „ja" bzw. im Sinne der vorgegebenen Rubrik beantwortet

● = ohne nähere Angaben

1) fest = festangestellt
frei = freiberuflich

2) bedingt

BADEN-WÜRTTEMBERG

Name Ort	Schmerz-therapie-zentrum Bad Mergentheim	Schlüssel-bad Klinik Bad Peterstal	Kraichgau-Klinik Bad Rappenau	Kurklinik Bad Rappenau	Rheuma-Klinik Bad Rappenau	Salinen-Klinik Bad Rappenau	Schwärz-berg Klinik Bad Rappenau	Kurklinik u. Sanatorien Bad Rip-poldsau	Eggberg-klinik Bad Säckingen	St. Rochus-Klinik Bad Schönborn
Kostenträger										
Krankenkassen	■	■	■	■	■		■		■	■
Rentenvers. Träger (LVA)	■			■	■	■		■	■	■
BfA		■	■			■	■	■		■
Knappschaft		■				■				
Berufsgenossenschaften	■			■				■		
Beihilfe, Selbstzahler u. private Krankenkassen		■	■			■		■		
Bundesbehörden/Versorgungsämter *		■		■			■			
Sozialamt/Landschaftsverband	■	■		■		■				
AG Bochum										
Anzahl der Betten insgesamt	●	170	180	270	200	106	225	288	110	250
davon orthopädisch geführt	●	135	●	30	●	●	80	●	●	130
davon internistisch geführt	●	35	●	160	●	●	145	●	110	80
Anzahl der jährlich behandelten Patienten	600	2300	2000	3000	2100	1100	2500	3000	1200	3000
Haupteinweisungsindikation rheum. und/oder orthopädische Krankheiten	●	■	■	■	■	■	■	●	■	■
Welche rheumat. Krankheiten werden behandelt in %										
chronische Polyarthritis u. a.	●	10	10–15	●	30	5–10	–	5	–	10
Arthrosen	●	70	30–40	●	30	30–40	60	70	15	55
Weichteilrheuma	●	10	40–40	●	30	40–50	–	5	–	20
Gicht und andere Stoffwechselkrankheiten	●	10	5	●	10	20–30	40	20	–	5
Beschäftigte Fachärzte und andere Heilberufe										
Rheumatologen mit intern. Ausbildung fest/frei [1]	–	1/–	1/–	1/–	3/–	1/–	1/–	–	1/–	–
Rheumatologen mit orthop. Ausbildung fest/frei [1]	–	1/–	–	–	1/–	–	–	–	–	2/–
Orthopäden fest/frei [1]	1/–	1/–	1/–	1/–	1/–	3/–	–	1/–	–	1/–
Neurologen fest/frei [1]	1/–	–	–	–	–	–	–	–	–	1/–
andere Ärzte fest/frei [1]	5/–	5/–	6/–	6/–	7/–	–	7/–	10/–	4/–	9/–
Krankengymnasten fest/frei [1]	1/–	12/–	3/–	2/–	7/–	2/–	2/–	6/–	2/–	18/–
Masseure und Bademeister fest/frei [1]	1/–	10/–	5/–	6/–	} 7/–	9/–	6/–	10/–	33/–	10/–
Elektrotherapeuten fest/frei [1]	–	2/–	–	2/–		–	2/–	–	–	1/–
Ergotherapeuten fest/frei [1]	–	1/–	1/–	–	1/–	1/–	1/–	–	–	5/–
Psychotherapeuten fest/frei [1]	1,5/–	3/–	2/–	2/–	1/–	1/–	1/–	2/–	–	2/–
Pädagogen fest/frei [1]	–	–	–	–	–	–	–	–	–	2/–
sonstige Therapeuten fest/frei [1]	¼/–	–	2/–	4/–	14/–	–	2/–	10/–	–	5/–

Chirotherapie							■		■	
Neuraltherapie		■								
Akupunktur		■								
Homöopathie										
Physikalische Therapien	■	■	■	■	■	■	■	■		■
Gymnastik	■	■	■	■	■	■	■	■		
Sport			■		■					
Massagen	■	■	■	■	■	■	■	■	■	■
Bäder		■	■	■	■	■	■	■	■	■
Packungen		■	■	■	■	■	■	■		■
Elektrotherapie	■	■	■	■	■	■	■	■	■	■
Kältetherapie		■	■	■	■	■	■	■	■	■
Lymphdrainage		■			■					
Ultraschall	■									
Therapien erfolgen innerhalb der Einrichtung	■	■	■	■	■	■	■	■	65 %	■
außerhalb der Einrichtung					■				35 %	
Ergotherapie			■		■	■	■	■	■	■
Hilfsmittelberatung					■	■				■
Schienenversorgung					■	■				■
Gelenkschutzberatung und -übung			■		■	■				■
Sozialtraining, Kreativtherapie *					■		■	■ *		
ergonom. Wohnungs- u. Arbeitsplatzberatung			■			■				■
Therapien erfolgen innerhalb der Einrichtung			■		■	■		■		■
außerhalb der Einrichtung							■		■	
Psychotherapie	■	■	■	■	■	■	■	■		■
Einzeltherapie	■	■	■	■	■	■	■	■		■
Gruppentherapie	■	■	■	■	■	■	■	■		■
durchschnittliche Zahl der psychotherapeutischen Sitzungen während des Kuraufenthaltes	4–5	7 Gruppens. 4 Einzels.	6–8	4–8	n. Bedarf	4	8–12	8		n. Bedarf
Therapien erfolgen innerhalb der Einrichtung	■	■	■	■	■	■	■	■		■
außerhalb der Einrichtung										
Ist die Einrichtung behindertengerecht? ja	■	■		■	■	■	■	■	■	■
nein			■							
Ist die Einrichtung rollstuhlgerecht? ja	■	■		■	■	■	■	■ 2)	■	■
nein			■							
Befindet sich ein Schwimmbad im Haus? ja		■	■	■	■	■	■	■		■
nein	■								■	
Können Mutter-Kind-Kuren durchgeführt werden? ja					■					
nein	■	■	■	■		■	■	■	■	■
Können Kinder-Reha-Kuren durchgeführt werden? ja										
nein	■	■	■	■	■	■	■	■	■	■

■ = mit „ja" bzw. im Sinne der vorgegebenen Rubrik beantwortet

● = ohne nähere Angaben

1) fest = festangestellt
frei = freiberuflich

2) bedingt

BADEN-WÜRTTEMBERG

Name / Ort		Klinik Maximilianbad Bad Waldsee	Schloß-park-Klinik Bad Waldsee	Kurklinik am Olgabad Bad Wildbad	Kurklinik a. Sommerberg Bad Wildbad	Kur- und Bäderverwaltung Bad Wimpfen	Sanatorium Maria Rosengarten Bad Wurzach	Städt. Kurhaus-Sanatorium Bad Wurzach	Städt. Moorsanatorium Bad Wurzach	Kneipp-Sanatorium Jordanbad Biberach/Riß	Mooswald-Klinik Freiburg
Kostenträger Krankenkassen		■	■	■	■	■	■	■	■		■
Rentenvers. Träger (LVA)			■		■	■	■		■	■	
BfA		■			■		■		■	■	
Knappschaft		■	■	■							
Berufsgenossenschaften				■	■						■
Beihilfe, Selbstzahler u. private Krankenkassen				■	■	■	■			■	
Bundesbehörden/Versorgungsämter *								■	■		
Sozialamt/Landschaftsverband											
AG Bochum/LAK *		■ *	■ *					■			
Anzahl der Betten insgesamt		190	418	47	50	360	90	80	182	150	72
davon orthopädisch geführt		190	209	●	50	120	●	●	●	–	72
davon internistisch geführt		–	209	●	–	240	●	●	●	150	●
Anzahl der jährlich behandelten Patienten		2400	●	479	537	6000	1000	931	2147	2000	780
Haupteinweisungsindikation rheum. und/oder orthopädische Krankheiten		■	■	■	■	■	■	■	■	■	■
Welche rheumat. Krankheiten werden behandelt in % chronische Polyarthritis u. a.		20	15	●	10	–	10	5	7	5	10
Arthrosen		60	40	●	80	90	50	60	30	70	65
Weichteilrheuma		10	40	●	5	–	30	25	40	20	20
Gicht und andere Stoffwechselkrankheiten		10	5	●	5	–	10	5	20	5	5
Beschäftigte Fachärzte und andere Heilberufe Rheumatologen mit intern. Ausbildung	fest/frei [1]	1/–	3/–	–	–	–	1/–	1/–	1/–	1/–	–
Rheumatologen mit orthop. Ausbildung	fest/frei [1]	1/–	–	–	1/–	–	–	–	–	–	–
Orthopäden	fest/frei [1]	1/–	2/–	1/–	–	2/–	1/–	1/–	1/–	–	1/–
Neurologen	fest/frei [1]	–/1	–	–/1	–	–	–	–	–	–	–
andere Ärzte	fest/frei [1]	5/–	15/–	1/–	1/2	3/–	1/–	–	3/1	2/–	5/–
Krankengymnasten	fest/frei [1]	16/–	24/–	9/–	1/–	8/–	1/–	1/5	4/–	1/–	16/–
Masseure und Bademeister	fest/frei [1]	15/–	28/–	–	5/–	14/–	6/–	6/–	6/–	10/–	3/–
Elektrotherapeuten	fest/frei [1]	15/–	–	–	–	–	1/–	1/–	1/–	2/–	–
Ergotherapeuten	fest/frei [1]	2/–	3/–	–	–	1/–	–	1/–	1/–	–	–
Psychotherapeuten	fest/frei [1]	2/–	2/–	–	–	2/–	1/–	1/–	1/–	–	–
Pädagogen	fest/frei [1]	–	–	–	–	–	–	–	–	–	–
sonstige Therapeuten	fest/frei [1]	5/–	–	3/–	–	10/–	–	–	5/–	6/–	5/–

		1	2	3	4	5	6	7	8	9	10
Chirotherapie		■			■						■
Neuraltherapie		■	■								
Akupunktur		■									
Homöopathie											■
Physikalische Therapien		■	■	■	■	■	■	■	■	■	■
Gymnastik		■	■	■	■	■	■	■	■	■	■
Sport						■				■	
Massagen		■	■	■	■	■	■	■	■	■	■
Bäder		■	■	■	■	■	■	■	■	■	■
Packungen		■		■	■	■	■	■	■		■
Elektrotherapie		■	■	■	■	■	■	■	■	■	■
Kältetherapie		■	■	■	■	■	■	■	■	■	■
Laserbehandlung					■						
Ultraschall											
Therapien erfolgen	innerhalb der Einrichtung	■	■	■	■	■	■	■	■	■	■
	außerhalb der Einrichtung				■						■
Ergotherapie		■	■	■		■	■	■	■		
Hilfsmittelberatung		■				●					
Schienenversorgung						●					
Gelenkschutzberatung und -übung		■				●					
Sozialtraining, Kreativtherapie*			■ *	■		●	■ *	■ *	■ *		
ergonom. Wohnungs- u. Arbeitsplatzberatung						●					
Therapien erfolgen	innerhalb der Einrichtung	■	■			■			■		
	außerhalb der Einrichtung						■	■			
Psychotherapie		■	■			■	■	■	■		
Einzeltherapie		■	■			■	■	■	■		
Gruppentherapie		■	■			■		■	■		
durchschnittliche Zahl der psychotherapeutischen Sitzungen während des Kuraufenthaltes		6–10	●			●	4	2–4	2–4		
Therapien erfolgen	innerhalb der Einrichtung	■	■			■	■	■	■		
	außerhalb der Einrichtung										
Ist die Einrichtung behindertengerecht?	ja	■	■	■	■	■			■	■	■
	nein						■	■			
Ist die Einrichtung rollstuhlgerecht?	ja	■	■	■	■	■			■		■
	nein						■	■		■	
Befindet sich ein Schwimmbad im Haus?	ja	■	■	■	■	■	■	■	■	■	
	nein										■
Können Mutter-Kind-Kuren durchgeführt werden?	ja			■							■
	nein	■	■		■	■	■	■	■	■	
Können Kinder-Reha-Kuren durchgeführt werden?	ja			■							
	nein	■	■		■	■	■	■	■	■	■

■ = mit „ja" bzw. im Sinne der vorgegebenen Rubrik beantwortet

● = ohne nähere Angaben

[1] fest = festangestellt
frei = freiberuflich

	BADEN-WÜRTTEMBERG							BAYERN		
Name / **Ort**	**Fachklinik Sonnenhof Höchenschwand**	**Argentalklinik Isny-Neutrauchburg**	**Kursanatorium Markgräflerland Müllheim-Vögisheim**	**Reha-Klinik Saulgau**	**Birkle-Klinik Überlingen**	**Reha-Krankenhaus Ulm**	**Fach- u. Kurklinik Sonnenhof Waldachtal**	**Zentrum f. Orthop. Rheum. u. Rehab. Augsburg**	**BRK-Rheuma-Zentrum Bad Abbach**	**Ghersburg Fachklinik Bad Aibling**
Kostenträger Krankenkassen	■	■	■	■	■	■	■	■	■	■
Rentenvers. Träger (LVA)	■	■		■	■	■	■	■	■	■
BfA		■		■	■	■	■	■	■	
Knappschaft										
Berufsgenossenschaften	■					■				
Beihilfe, Selbstzahler u. private Krankenkassen	■	■		■	■		■	■		
Bundesbehörden										■
Sozialamt/Landschaftsverband										
AG Bochum										
Anzahl der Betten insgesamt	198	380	15	206	197	232	280	56	310[3] 440[4]	142
davon orthopädisch geführt	85	380	8	●	117	134	120	56	160[3] 240[4]	142
davon internistisch geführt	85	–	7	●	80	98	160	–	150[3] 200[4]	
Anzahl der jährlich behandelten Patienten	2270	4000	230	●	2400	4000	8000	700–800	4900	1700
Haupteinweisungsindikation rheum. und/oder orthopädische Krankheiten	■	■	■	■	■	■	■	■	■	■
Welche rheumat. Krankheiten werden behandelt in % chronische Polyarthritis u. a.		20	5		40	20	25	60	30	●
Arthrosen	80	40	65	100	20	70	60	30	25	●
Weichteilrheuma	10	10	20		10	5	15	5	25	●
Gicht und andere Stoffwechselkrankheiten	10	10	10		30	5	10	5	20	●
Beschäftigte Fachärzte und andere Heilberufe Rheumatologen mit intern. Ausbildung fest/frei[1]	–	1/–	–/1	1/–	2/–	–	3/–	–/1	7/–	1/–
Rheumatologen mit orthop. Ausbildung fest/frei[1]	1/–	4/–	–/1	2/–	2/–	–	1/–	2/–	2/–	–
Orthopäden fest/frei[1]	2/–	1/–	1/–	2/–	2/–	27/–	2/–	2/–	6/–	–
Neurologen fest/frei[1]	–	–	–	–	–	12/–	–	–	–	–
andere Ärzte fest/frei[1]	5/–	9/–	1/–	8/–	2/–	12/–	6/–	3/–	34/–	5/–
Krankengymnasten fest/frei[1]	5/5	28/–	–/1	22/–	19/–	32/–	8/–	5/–	44/–	5/–
Masseure und Bademeister fest/frei[1]	9/–	16/–	1/–	10/–	11/–	7/–	4/–	3/–	38/–	5/–
Elektrotherapeuten fest/frei[1]	1/–	–	1/–	–	–	–	2/–		24/–	1/–
Ergotherapeuten fest/frei[1]	1/–	3/–	–	2/–	2/–	10/–	1/–	3/–		–
Psychotherapeuten fest/frei[1]	1/–	3/–	–/1	2/–	2/–	2/–	2/–	–		–
Pädagogen fest/frei[1]	–	–	–/1	–	–	6/–	–	–	–	1/–

Chirotherapie			■	■	■						
Neuraltherapie/Phytotherapie*			■	■ *							
Akupunktur				■	■						
Homöopathie				■							
Physikalische Therapien		■	■	■		■	■	■	■	■	■
Gymnastik		■	■	■	■	■	■	■	■	■	■
Sport					■	■	■			■	
Massagen		■	■	■	■	■	■	■	■	■	■
Bäder		■	■	■	■	■	■	■	■	■	■
Packungen		■	■		■	■	■		■	■	■
Elektrotherapie		■	■	■	■	■	■	■	■	■	■
Kältetherapie		■	■	■	■	■	■	■	■	■	■
Lymphdrainage				■							
Ultraschall				■	■						
Therapien erfolgen	innerhalb der Einrichtung	■	■ 90 %	■	■	■	■	■	■	■	■
	außerhalb der Einrichtung		■ 10 %								
Ergotherapie		■	■		■	■	■	■	■	■	
Hilfsmittelberatung		■	■		■	●	■		■	■	
Schienenversorgung		■	■		■	●	■		■	■	
Gelenkschutzberatung und -übung		■	■		■	■	■		■	■	
Sozialtraining, Kreativtherapie *		■ *	■			●	■	■ *	■	■	
ergonom. Wohnungs- u. Arbeitsplatzberatung						●	■		■		
Therapien erfolgen	innerhalb der Einrichtung	■	■		■	■	■	■	■	■	
	außerhalb der Einrichtung										
Psychotherapie		■	■	■	■	■		■		■	■
Einzeltherapie		■	■	■	●	■		■		●	■
Gruppentherapie		■	■	■	■	■		■		●	■
durchschnittliche Zahl der psychotherapeutischen Sitzungen während des Kuraufenthaltes		4–6	6	n. Bedarf	n. Bedarf	●		2–3/Woche		●	6
Therapien erfolgen	innerhalb der Einrichtung	■	■	■	■	■		■		■	■
	außerhalb der Einrichtung										
Ist die Einrichtung behindertengerecht?	ja	■	■		■	■	■		■	■	
	nein			■				■			■
Ist die Einrichtung rollstuhlgerecht?	ja	■	■		■	■	■	■	■	■	
	nein			■							■
Befindet sich ein Schwimmbad im Haus?	ja	■	■		■	■	■	■	■	■	■
	nein			■							
Können Mutter-Kind-Kuren durchgeführt werden?	ja			■	■			■		■	
	nein	■	■			■	■		■		■
Können Kinder-Reha-Kuren durchgeführt werden?	ja	■	■	■				■			
	nein				■	■	■		■	■	■

■ = mit „ja“ bzw. im Sinne der vorgegebenen Rubrik beantwortet

● = ohne nähere Angaben

[1] fest = festangestellt
frei = freiberuflich

[3] Planbetten

[4] AHB und Heilverfahren

BAYERN

Name Ort	Kurklinik Alpenland Bad Aibling	Blumenhof-klinik Bad Feilnbach	Vdk-Kurklinik Schwarzen-berg Bad Feilnbach	Reithof-park-Klinik Bad Feilnbach	Johannes-bad Reha-Kliniken Bad Füssing	Klinik Nieder-bayern Bad Füssing	Sanatorium Bauer Bad Füssing	Medizin. Reha-Klinik Bad Gögging	Sanatorium Altenberg Bad Kissingen	Sanatorium Max Uibeleisen Bad Kissingen
Kostenträger Krankenkassen	■	■	■	■	■		■	■	■	■
Rentenvers. Träger (LVA)		■		■	■			■		■
BfA					■	■		■		■
Knappschaft		■			■	■				
Berufsgenossenschaften					■	■				■
Beihilfe, Selbstzahler u. private Krankenkassen	■		■	■	■	■	■		■	
Bundesbehörden/Versorgungsämter *					■					
Sozialamt/Landschaftsverband	■				■					
AG Bochum										
Anzahl der Betten insgesamt	93	310	123	234	957	220	69	218	59	80
davon orthopädisch geführt	●	28	–	●	280	220	69	180	–	–
davon internistisch geführt	●	●	123	●	677	–	–	38	59	80
Anzahl der jährlich behandelten Patienten	1050	4500	3200	3200	12000	2500	●	●	395	650
Haupteinweisungsindikation rheum. und/oder orthopädische Krankheiten	■	■	■	■	■	■	■	■	■	■
Welche rheumat. Krankheiten werden behandelt in % chronische Polyarthritis u. a.	5	10	5	1–2	●	5	●	5	20	5
Arthrosen	40	50	75	80	●	85	●	75	40	5
Weichteilrheuma	5	20	5	20	●	5	●	10	1	–
Gicht und andere Stoffwechselkrankheiten	50	20	15	–	●	5	●	10	40	90
Beschäftigte Fachärzte und andere Heilberufe Rheumatologen mit intern. Ausbildung fest/frei [1)]	3/–	1/–	1/–	1/–	–/2	1/–	–	1/–	–/1	1/–
Rheumatologen mit orthop. Ausbildung fest/frei [1)]	–	–	–	–	–/4	–	–	–	–	–
Orthopäden fest/frei [1)]	–	–/1	–	1/–		3/–	–/1	1/–	–	–
Neurologen fest/frei [1)]	–	–	–	–	–/1	–	–	1/–	–	–
andere Ärzte fest/frei [1)]	3/–	9/3	–	8/–	–/25	6/–	–	8/–	–/1	–
Krankengymnasten fest/frei [1)]	3/–	7/–	1/–	4/–	–/22	10/–	–	14/–	2/–	1/–
Masseure und Bademeister fest/frei [1)]	7/–	11/–	7/–	16/–	28/–	–	3/–	9/–	2/–	2/–
Elektrotherapeuten fest/frei [1)]	1/–	2/–	–	4/–		2/–	–		2/–	1/–
Ergotherapeuten fest/frei [1)]	–	–	–	–	–/7	1/–	–	4/–	–	–
Psychotherapeuten fest/frei [1)]	–	–	–	1/–	–/8	2/–	–	2/–	–	–
Pädagogen fest/frei [1)]	–	2/–	–	–	–/2	–	–	1/–	–	–

		1	2	3	4	5	6	7	8	9	10
Chirotherapie		■				■			■		
Neuraltherapie		■									
Akupunktur						■			■		
Homöopathie											
Physikalische Therapien		■	■	■	■	■	■	■	■	■	■
Gymnastik			■	■	■	■	■	■	■	■	■
Sport					■	■			■		
Massagen		■	■	■	■	■	■	■	■	■	■
Bäder		■	■	■	■	■	■	■	■	■	■
Packungen		■	■	■	■	■	■	■	■	■	■
Elektrotherapie		■	■	■	■	■	■	■	■	■	■
Kältetherapie			■	■	■	■	■	■	■	■	
Lymphdrainage											
Ultraschall											
Therapien erfolgen	innerhalb der Einrichtung	■	■	■	■	■	■	■	■	■	■
	außerhalb der Einrichtung						■		■		
Ergotherapie						■	■		■		
Hilfsmittelberatung									■		
Schienenversorgung											
Gelenkschutzberatung und -übung							■		■		
Sozialtraining, Kreativtherapie *						■ *	■ *				
ergonom. Wohnungs- u. Arbeitsplatzberatung											
Therapien erfolgen	innerhalb der Einrichtung					■	■		■		
	außerhalb der Einrichtung										
Psychotherapie			■		■	■	■		■	■	
Einzeltherapie			■		■	■	■		■	■	
Gruppentherapie					■	■	■		■	■	
durchschnittliche Zahl der psychotherapeutischen Sitzungen während des Kuraufenthaltes			1–10		1–10	n. Bedarf	3		●	10–12	
Therapien erfolgen	innerhalb der Einrichtung		■		■	■	■		●		
	außerhalb der Einrichtung									■	
Ist die Einrichtung behindertengerecht?	ja			■	■	■	■		■		■
	nein	■	■					■		■	
Ist die Einrichtung rollstuhlgerecht?	ja			■		■	■		■		
	nein	■	■		■			■		■	■
Befindet sich ein Schwimmbad im Haus?	ja	■	■	■	■	■		■		■	■
	nein						■		■		
Können Mutter-Kind-Kuren durchgeführt werden?	ja										
	nein	■	■	■	■	■	■	■	■	■	■
Können Kinder-Reha-Kuren durchgeführt werden?	ja										
	nein	■	■	■	■	■	■	■	■	■	■

■ = mit „ja" bzw. im Sinne der vorgegebenen Rubrik beantwortet

● = ohne nähere Angaben

[1] fest = festangestellt
frei = freiberuflich

BAYERN										
Name / **Ort**	**Franken-klinik Bad Neustadt/S.**	**Klinik a. Park Bad Steben**	**Sanatorium z. Park-schlößchen Bad Steben**	**Kurklinik Prof. Max Lange Bad Tölz**	**Reha-Klinik Wiessee Bad Wiessee**	**Kurhotel Sommerruh Bad Wörishofen**	**Kurpension Marie-Luise Bad Wörishofen**	**Sanatorium Viktoria Bad Wörishofen**	**Klinik Herzog-höhe Bayreuth**	**Reha-Zentrum Roter Hügel Bayreuth**
Kostenträger Krankenkassen		■	■	■	■	■	■		■	■
Rentenvers. Träger (LVA)	■			■	■				■	
BfA	■	■		■					■	■
Knappschaft			■		■					■
Berufsgenossenschaften	■		■	■		■				■
Beihilfe, Selbstzahler u. private Krankenkassen			■	■	■					■
Bundesbehörden/Versorgungsämter										
Sozialamt/Landschaftsverband				■						
AG Bochum										
Anzahl der Betten insgesamt	178	80	153	150	186	35	32	71	250	216
davon orthopädisch geführt	●	●	●	51	25	5	●	●	–	116
davon internistisch geführt	●	●	●	99	161	30	●	●	250	100
Anzahl der jährlich behandelten Patienten	2534	950	●	1800	2200	350	400	550–600	3100	1642
Haupteinweisungsindikation rheum. und/oder orthopädische Krankheiten	■	■	■	■	■	■	●	■	■	■
Welche rheumat. Krankheiten werden behandelt in % chronische Polyarthritis u. a.	●	70	80	2	5	40	10	} 100	30	5
Arthrosen	●	30	80	48	40	40	40		60	80
Weichteilrheuma	●	–	80	3	50	5	10		3	10
Gicht und andere Stoffwechselkrankheiten	●	25	20	47	5	10	40		7	5
Beschäftigte Fachärzte und andere Heilberufe Rheumatologen mit intern. Ausbildung fest/frei[1)]	–	1/–	–/1	–	–	–/1	7/–	–	4/–	–
Rheumatologen mit orthop. Ausbildung fest/frei[1)]	–	–	–	–	–	–	–	1/–	–	2/–
Orthopäden fest/frei[1)]	1/–	–	–	1/–	1/–	–	–	–	1/–	–
Neurologen fest/frei[1)]	–	–	–	–	–	–	–	–	1/–	2/–
andere Ärzte fest/frei[1)]	7/–	2/–	1/–	5/5	7/–	1/–	–	1/–	10/–	9/–
Krankengymnasten fest/frei[1)]	6	2/–	1/–	2/–	10/–	–/1	–	–	9/2	15/–
Masseure und Bademeister fest/frei[1)]	7/–	3/–	–	9/–	11/–	3–4	2/–	–	6/2	8/–
Elektrotherapeuten fest/frei[1)]	–	3/–	1/–	–	–	1/–	–	–	–	2/–
Ergotherapeuten fest/frei[1)]	1/–	–	–	–	1/–	1/–	–	–	1/–	4/–
Psychotherapeuten fest/frei[1)]	1/–	–/1	1/–	–	2/–	–/1	–	–	1/–	3/–
Pädagogen fest/frei[1)]	–	–	–	–	–	–/1	–	–	–	3/–

Chirotherapie										■
Neuraltherapie								■		
Akupunktur								■	■	■
Homöopathie								■		
Physikalische Therapien	■	■	■	■	■	■	■	■	■	■
Gymnastik	■	■	■	■	■	■		■	■	■
Sport					■				■	■
Massagen	■	■	■	■	■	■	■	■	■	■
Bäder	■	■	■	■	■	■	■	■	■	■
Packungen		■	■	■	■	■	■		■	■
Elektrotherapie	■	■		■	■	■		■	■	■
Kältetherapie	■	■	■	■	■	■	■	■	■	■
Lasertherapie								■		
Ultraschall		■								
Therapien erfolgen innerhalb der Einrichtung	■	■	■	■	■	■	■	■	■	■
außerhalb der Einrichtung										
Ergotherapie	■		■	■	■				■	■
Hilfsmittelberatung			●		■				■	■
Schienenversorgung			●		■				■	■
Gelenkschutzberatung und -übung			●		■				■	■
Sozialtraining, Fahrradergometer *	■ *		●	■ *					■	■
ergonom. Wohnungs- u. Arbeitsplatzberatung			●							
Therapien erfolgen innerhalb der Einrichtung	■		■	■	■				■	■
außerhalb der Einrichtung										
Psychotherapie	■	■	■		■	■		■	■	■
Einzeltherapie	■	■	■		■	■		■	■	■
Gruppentherapie	■	■	■		■	■		■	■	■
durchschnittliche Zahl der psychotherapeutischen Sitzungen während des Kuraufenthaltes	n. Bedarf	9–12	n. Bedarf		0–6	8		●	4–7	6
Therapien erfolgen innerhalb der Einrichtung	■	■	■		■	■		■	■	■
außerhalb der Einrichtung			■							
Ist die Einrichtung behindertengerecht? ja	■	■	■	■			■	■	■	■
nein					■	■				
Ist die Einrichtung rollstuhlgerecht? ja		■	■	■					■	■
nein	■				■	■	■	■		
Befindet sich ein Schwimmbad im Haus? ja	■	■	■	■	■			■	■	■
nein						■	■			
Können Mutter-Kind-Kuren durchgeführt werden? ja			■				■			
nein	■	■		■	■	■		■	■	■
Können Kinder-Reha-Kuren durchgeführt werden? ja										●
nein	■	■	■	■	■	■	■	■	■	

■ = mit „ja“ bzw. im Sinne der vorgegebenen Rubrik beantwortet

● = ohne nähere Angaben

[1] fest = festangestellt
frei = freiberuflich

	BAYERN								BRANDENBURG	
Name / **Ort**	**Klinik Bavaria Freyung**	**Sanatorium Notburga Füssen-Bad Faulenbach**	**Fachklinik Enzensberg Hopfen am See**	**Klinik Haus Brunneck Kreuth**	**Kurklinik Ludwigsbad Murnau**	**Kneippkurhaus Christl. Hospiz Oberstorf**	**Kurklinik Kronprinz Prien a. Chiemsee**	**Kurhaus Seidl Teisendorf**	**Fachklinik u. Moorbad Bad Freienwalde**	**Kurklinik Bad Wilsnack**
Kostenträger										
Krankenkassen	■	■		■	■	■		■	■	
Rentenvers. Träger (LVA)	■	■	■	■	■	■	■	■	■	■
BfA		■	■		■	■	■	■	■	■
Knappschaft					■				■	
Berufsgenossenschaften					■		■			
Beihilfe, Selbstzahler u. private Krankenkassen		■		■	■	■	■	■		
Bundesbehörden/Versorgungsämter							■			
Sozialamt/Landschaftsverband										
AG Bochum										
Anzahl der Betten insgesamt	345	180	400	100	●	130	246	90	91	182
davon orthopädisch geführt	●	–	250	20	●	–	–	60	91	172
davon internistisch geführt	●	–	50	80	●	–	246	30	–	10
Anzahl der jährlich behandelten Patienten	3900	●	5000	1100	997	1300	3000	800	1100	2400
Haupteinweisungsindikation rheum. und/oder orthopädische Krankheiten	●	■	■	■	■	■	●	■	■	■
Welche rheumat. Krankheiten werden behandelt in % chronische Polyarthritis u. a.	5	70	10	10	●	25	10	40	15–20	30
Arthrosen	60	70	40	60	●	25	50	45	75–80	60
Weichteilrheuma	30	30	10	15	●	25	20	10	} 5	5
Gicht und andere Stoffwechselkrankheiten	5	20	10	15	●	25	20	5		5
Beschäftigte Fachärzte und andere Heilberufe Rheumatologen mit intern. Ausbildung fest/frei[1]	–	–	–	2/–	1/–	–	–	–/1	–	1/–
Rheumatologen mit orthop. Ausbildung fest/frei[1]	–	–	1/–	–	–	–	–	–/1	–	1/–
Orthopäden fest/frei[1]	3/–	1/–	3/–	–/1	–	–/1	1/–	–	1/–	2/–
Neurologen fest/frei[1]	–	–	3/–	–	–	–	–	–	–	–
andere Ärzte fest/frei[1]	11/–	2/–	21/–	4/–	1/–	2/–	10/–	–/1	3/–	5/–
Krankengymnasten fest/frei[1]	12/–	2/–	52/–	4/–	3/–	2–3/–	4/–	–/3	} 11/–	12/–
Masseure und Bademeister fest/frei[1]	15/–	} 14/–	22/–	7/–	5/–	12/–	10/–	–/6		9/–
Elektrotherapeuten fest/frei[1]	5/–		8/–	4/–	–	–	–	–/1		–
Ergotherapeuten fest/frei[1]	–	0,5/–	5/–	1/–	–	–	1/–	–/1	2/–	2/–
Psychotherapeuten fest/frei[1]	6/–	–	5/–	–/1	–	–	2/–	–/3	–	1/–
Pädagogen fest/frei[1]	6/–	–	5/–	–	–	–	–	–	–	1/–

Spezielle medizinische Therapien											
Chirotherapie			■							■	■
Neuraltherapie					■						
Akupunktur		■			■						
Homöopathie									■		
Physikalische Therapien		■	■	■	■	■	■	■	■	■	■
Gymnastik		■	■	■	■	■	■	■	■	■	■
Sport		■	■	■					■		■
Massagen		■	■	■	■	■	■	■	■	■	■
Bäder		■	■	■	■	■	■	■	■	■	■
Packungen		■	■	■	■	■	■	■	■	■	■
Elektrotherapie		■		■	■	■		■	■	■	■
Kältetherapie		■	■	■	■	■		■	■	■	■
Lymphdrainage										■	
Ultraschall											
Therapien erfolgen	innerhalb der Einrichtung	■	■	■	■	■	■	■	■	■	■
	außerhalb der Einrichtung										
Ergotherapie		■	■	■	■	■		■	■	■	■
Hilfsmittelberatung				■						■	
Schienenversorgung				■							
Gelenkschutzberatung und -übung		■		■		■				■	■
Sozialtraining, Kreativtherapie *		■	■ *	■	■			■ *		■ *	■ *
ergonom. Wohnungs- u. Arbeitsplatzberatung											
Therapien erfolgen	innerhalb der Einrichtung	■		■	■	■			■	■	■
	außerhalb der Einrichtung								■		
Psychotherapie		■		■	■	■	■	■	■		■
Einzeltherapie		■		■	■	■	■	■	■		■
Gruppentherapie		■		■	■	■	■	■	■		■
durchschnittliche Zahl der psychotherapeutischen Sitzungen während des Kuraufenthaltes		0–10		n. Bedarf	4–6	4	4–12	8	4–8		8
Therapien erfolgen	innerhalb der Einrichtung	■		■	■	■	■	■	■		■
	außerhalb der Einrichtung										
Ist die Einrichtung behindertengerecht?	ja	●	■	■	■	■	■				
	nein							■	■	■	■
Ist die Einrichtung rollstuhlgerecht?	ja	■	■	■	■	■	■		■		
	nein							■		■	■
Befindet sich ein Schwimmbad im Haus?	ja	■	■	■	■	■	■	■	■		■
	nein									■	
Können Mutter-Kind-Kuren durchgeführt werden?	ja	■				●			■		■
	nein		■	■	■		■	■		■	
Können Kinder-Reha-Kuren durchgeführt werden?	ja					●			■		■
	nein	■	■	■	■		■	■		■	

■ = mit „ja" bzw. im Sinne der vorgegebenen Rubrik beantwortet

● = ohne nähere Angaben

[1] fest = festangestellt
frei = freiberuflich

HESSEN

Name / Ort		Hohenfeld-Kliniken Bad Camberg	Kneipp-Badehaus Koch Bad Endbach	Wicker-Klinik Bad Homburg	Wirbelsäulen-Klinik Bad Homburg	Kaiserberg-Klinik Bad Nauheim	Sanatorium Regena Bad Orb	Reha-Klinik Naturana Bad Salzschlirf	Salztal-Klinik Bad Soden-Salmünster	Kinzigtal-Klinik Bad Soden-Salmünster	Klinik Lohrey Bad Soden-Salmünster
Kostenträger											
Krankenkassen		■	■	■	■	■	■	■		■	■
Rentenvers. Träger (LVA)		■	■	■		■		■	■	■	■
BfA		■		■	■	■					
Knappschaft				■							
Berufsgenossenschaften				■	■						■
Beihilfe, Selbstzahler u. private Krankenkassen		■		■			■	■			
Bundesbehörden/Versorgungsämter				■							
Sozialamt/Landschaftsverband				■			■				
AG Bochum											
Anzahl der Betten insgesamt		335	●	300	134	243	80	106	58	200	144
davon orthopädisch geführt		60		●	134	123	40	95	58	120	42
davon internistisch geführt		120		●	–	120	40	11	–	80	102
Anzahl der jährlich behandelten Patienten		3400	●	3200	●	3000	843	1008	700	2300	1500
Haupteinweisungsindikation rheum. und/oder orthopädische Krankheiten		■	●	■	■	■	■	■	■	■	■
Welche rheumat. Krankheiten werden behandelt in % chronische Polyarthritis u. a.		5	10	●	●	–	20	20	●	5	●
Arthrosen		70	75	●	●	90	60	50	●	80	●
Weichteilrheuma		20	10	●	●		10	15	●	10	●
Gicht und andere Stoffwechselkrankheiten		5	5	●	●	10	10	15	●	5	●
Beschäftigte Fachärzte und andere Heilberufe Rheumatologen mit intern. Ausbildung	fest/frei [1]	–	–	2/–	–	–	–/1	1/–	–	2/–	1/–
Rheumatologen mit orthop. Ausbildung	fest/frei [1]	–	–	–	–	–	–/1	–	–	–	–
Orthopäden	fest/frei [1]	2/–	1/–	–	2/–	1/–	–	1/–	1/–	1/–	1/–
Neurologen	fest/frei [1]	3/–	–	–	1/–	–	–	–	–	–	–
andere Ärzte	fest/frei [1]	17/–	–	11/–	6/–	10/–	–	3/–	1/–	8/–	4/–
Krankengymnasten	fest/frei [1]	9/–	1/–	14/–	16/–	14/–	–	2/–	3/–	3/–	3/–
Masseure und Bademeister	fest/frei [1]	12/–	4/–	16/–	3/–	10/–	2/–	7/–	2/–	9/–	7/–
Elektrotherapeuten	fest/frei [1]	–	–	–	1/–		1/–	2/–	1/–	–	–
Ergotherapeuten	fest/frei [1]	–	–	2/–	3/–	1/–	–	1/–	–	–	–
Psychotherapeuten	fest/frei [1]	19/–	–	1/–	2/–	3/–	–	1/–	–	–	2/–
Pädagogen	fest/frei [1]	–	–	1/–	2/–	–	–	–	–	–	–
sonstige Therapeuten	fest/frei [1]	4/–	–	–	–	2/–	–	11/–	–	1/–	4/–

Spezielle medizinische Therapien											
Chirotherapie				■						■	
Neuraltherapie								■			
Akupunktur											
Homöopathie											
Physikalische Therapien		■	■	■	■	■	■	■	■	■	■
Gymnastik		■	■	■	■	■	■	■	■	■	■
Sport		■		■	■			■			
Massagen		■	■	■	■	■	■	■	■	■	■
Bäder		■	■	■	■	■	■	■	■	■	■
Packungen		■	■	■	■	■	■	■			■
Elektrotherapie		■	■	■	■	■	■	■	■	■	■
Kältetherapie		■	■	■	■	■	■	■	■	■	■
Laserbehandlung							■	■			■
Ultraschall				■		■		■			
Heliotherapie											■
Therapien erfolgen	innerhalb der Einrichtung	■	■	■	■	■	■	■	■	■	■
	außerhalb der Einrichtung		■		■			■		■	
Ergotherapie				■		■				■	
Hilfsmittelberatung				■	■	■		■			
Schienenversorgung				■	■			■			
Gelenkschutzberatung und -übung				■	■	■		■			
Sozialtraining, Kreativtherapie *				■	■	■		■		■ *	
ergonom. Wohnungs- u. Arbeitsplatzberatung											
Therapien erfolgen	innerhalb der Einrichtung			■	■	■				■	
	außerhalb der Einrichtung										
Psychotherapie		■	●	■	■	■	■	■	–	■	■
Einzeltherapie		■		■	■	■		■			■
Gruppentherapie		■		■		■	■	■		■	■
durchschnittliche Zahl der psychotherapeutischen Sitzungen während des Kuraufenthaltes		8 Einzels. 9 Gruppens.		6	8	4–8	8–12	6		8	n. Bedarf
Therapien erfolgen	innerhalb der Einrichtung	■		■	■	■		■		■	■
	außerhalb der Einrichtung						■				
Ist die Einrichtung behindertengerecht?	ja	■		■	■	■		■		■	■
	nein		■				■		■		
Ist die Einrichtung rollstuhlgerecht?	ja			■	■	■		■		■	■
	nein	■	■				■		■		
Befindet sich ein Schwimmbad im Haus?	ja	■		■	■	■	■	■	■	■	■
	nein		■								
Können Mutter-Kind-Kuren durchgeführt werden?	ja		■		■						
	nein	■		■		■	■	■	■	■	■
Können Kinder-Reha-Kuren durchgeführt werden?	ja		■		■						
	nein	■		■		■	■	■	■	■	■

■ = mit „ja“ bzw. im Sinne der vorgegebenen Rubrik beantwortet

● = ohne nähere Angaben

[1] fest = festangestellt
frei = freiberuflich

HESSEN

Name Ort		Klinik Hoher Meissner Bad Sooden-Allendorf	Kliniken Hartenstein Bad Wildungen	Klinik Reinhardstal Bad Wildungen	Klinik Quellental Bad Wildungen	Ernst-Ludwig-Klinik Breuberg-Sandbach	Kurhaus Tannenhof Gladenbach	Klinik Hainerberg Königstein	Klinik Sonnenblick Marburg a. d. Lahn	Klinik u. Reha-Zentr. Lippoldsberg Wahlsburg
Kostenträger Krankenkassen		■	■			■	■	■	■	■
Rentenvers. Träger (LVA)				■	■	■		■	■	
BfA		■	■						■	
Knappschaft										
Berufsgenossenschaften		■								
Beihilfe, Selbstzahler u. private Krankenkassen						■	■			
Bundesbehörden/Versorgungsämter										
Sozialamt/Landschaftsverband										
AG Bochum, LAK *				■ *	■					
Anzahl der Betten insgesamt		296	255	175	241	190	50	183	190	220
davon orthopädisch geführt		180	110	90	90	60	–	●	●	30
davon internistisch geführt		116	30	75	20	130	50	73	●	28
Anzahl der jährlich behandelten Patienten		3500	3240–3500	2000	3200	2332	500	1950	2300	2668
Haupteinweisungsindikation rheum. und/oder orthopädische Krankheiten; internistische chronische Leiden *		■	■	■	■	■	■	■ *	■	■
Welche rheumat. Krankheiten werden behandelt in % chronische Polyarthritis u. a.		●	5	30	20	1	4	–	–	30
Arthrosen		●	80	50	40	20	50	40	70	60
Weichteilrheuma		●	40	10	30	5	8	10	10	10
Gicht und andere Stoffwechselkrankheiten		●	20	10	10	20	10	40	20	10
Beschäftigte Fachärzte und andere Heilberufe Rheumatologen mit intern. Ausbildung	fest/frei [1]	–	–/1	–	1/–	3/–	1/–	–	–	–
Rheumatologen mit orthop. Ausbildung	fest/frei [1]	1/–	–/1	1/–	–	–	–	–	–	–
Orthopäden	fest/frei [1]	4/–	3/–	1/–	3/–	–/2	–	–/1	–/2	4,5/–
Neurologen	fest/frei [1]	2/–	1/–	1/–	–	–/1	–	2/–	1/–	7/–
andere Ärzte	fest/frei [1]	10/–	5/–	6/–	4/–	7/–	18/–	12/–	10/–	8,5/–
Krankengymnasten	fest/frei [1]	25/–	6/–	7/–	4/–	–	–/1	4/–	3/–	11/–
Masseure und Bademeister	fest/frei [1]	} 20/–	10/–	} 13/–	9/–	11/–	3/–	5/–	6/–	11/–
Elektrotherapeuten	fest/frei [1]		5/–		4/–	–	3/–	–	–	–
Ergotherapeuten	fest/frei [1]	5/–	–	–	–	–	–	1/–	1/–	7/–
Psychotherapeuten	fest/frei [1]	4/–	1/–	1/–	1/–	1/–	–	6/–	–	2,25/–
Pädagogen	fest/frei [1]	1/–	–	–	–	–	–	–	–	2/–
sonstige Therapeuten	fest/frei [1]	5/–	1/–	2/–	1/–	1/–	–	1/–	–	4/–

Chirotherapie			■								
Neuraltherapie											
Akupunktur											
Homöopathie											
Physikalische Therapien		■	■	■	■	■	■	■	■	■	
Gymnastik		■	■		■	■	■	■	■	■	
Sport		■					■		■		
Massagen		■	■	■	■	■	■	■	■	■	
Bäder		■	■	■	■	■	■	■	■	■	
Packungen		■	■	■		■	■		■		
Elektrotherapie		■	■	■	■	■	■	■	■	■	
Kältetherapie		■	■	■	■	■	■	■	■	■	
Laserbehandlung				■							
Ultraschall											
Heliotherapie			■								
Therapien erfolgen	innerhalb der Einrichtung	■	■	■	■	■	■	■	■	■	
	außerhalb der Einrichtung										
Ergotherapie		■	■					■	■	■	
Hilfsmittelberatung		■						■		■	
Schienenversorgung		■								■	
Gelenkschutzberatung und -übung		■						■		■	
Sozialtraining		■	■							■	
ergonom. Wohnungs- u. Arbeitsplatzberatung		■								■	
Therapien erfolgen	innerhalb der Einrichtung	■	■					■	■	■	
	außerhalb der Einrichtung										
Psychotherapie		■	■	■	■	■	■	■	■	■	
Einzeltherapie		■	■	■	■	■	■	■	■	■	
Gruppentherapie		■	■	■	■	■	■	■	■		
durchschnittliche Zahl der psychotherapeutischen Sitzungen während des Kuraufenthaltes		n. Bedarf	4	2/Woche	n. Bedarf	4	8	●	12	7	
Therapien erfolgen	innerhalb der Einrichtung	■	■	■	■	■	■	■	■	■	
	außerhalb der Einrichtung										
Ist die Einrichtung behindertengerecht?	ja	■	■	■	■	■			■	■	
	nein						■	■			
Ist die Einrichtung rollstuhlgerecht?	ja	■	■	■	■	■		■	■	■	
	nein						■				
Befindet sich ein Schwimmbad im Haus?	ja	■	■	■	■	■	■	■	■	■	
	nein										
Können Mutter-Kind-Kuren durchgeführt werden?	ja	■ [5]			■		■				
	nein		■	■		■		■	■	■	
Können Kinder-Reha-Kuren durchgeführt werden?	ja										
	nein	■	■	■	■	■	■	■	■	■	

■ = mit „ja" bzw. im Sinne der vorgegebenen Rubrik beantwortet

● = ohne nähere Angaben

[1] fest = festangestellt
frei = freiberuflich

[5] in Ausnahmefällen

	MECKLENBURG-VORPOMMERN		NIEDERSACHSEN							
Name **Ort**	**Sanatorium Moorbad Bad Doberan**	**Reha-Klinik (Orth. + Rheumat.) Bad Sülze**	**Fachklinik Bad Bentheim**	**Diana-Kliniken Bad Bevensen**	**Marcus-Klinik Bad Driburg**	**Bückeberg Klinik Bad Eilsen**	**Klinik am Harrl Bad Eilsen**	**Charlottenburg-Klinik Bad Essen**	**Paracelsus-Osterberg-Klinik Bad Gandersheim**	**Kurklinik „Alter Römer“ Bad Grund/Harz**
Kostenträger										
Krankenkassen	■	■	■	■	■	■	■	■	■	■
Rentenvers. Träger (LVA)		■	■	■	■	■	■	■	■	■
BfA		■	■	■		■			■	■
Knappschaft						■				■
Berufsgenossenschaften				■		■			■	■
Beihilfe, Selbstzahler u. private Krankenkassen			■	■	■	■	■	■	■	■
Bundesbehörden/Versorgungsämter										
Sozialamt/Landschaftsverband										
AG Bochum										
Anzahl der Betten insgesamt	40	100	330	693	313	143	197	216	160	89
davon orthopädisch geführt	40	100	40	323	153	83	197	166	●	●
davon internistisch geführt	–	–	60	68	160	60	–	50	●	●
Anzahl der jährlich behandelten Patienten	500	●	1100	7482	1600	1600	2000	2500	●	1000
Haupteinweisungsindikation rheum. und/oder orthopädische Krankheiten	■	■	■	■	■	■	■	■	■	■
Welche rheumat. Krankheiten werden behandelt in % chronische Polyarthritis u. a.	15	6	60	} 40 (chron. Polyarthritis, Arthrosen, Weichteilrheuma, Gicht)	10	20	15	10	10	10
Arthrosen	70	30	25		70	60	70	50	70	80
Weichteilrheuma	5	60	10		5	16	10	30	5	5
Gicht und andere Stoffwechselkrankheiten	10	4	5		15	4	5	10	5	5–20
Beschäftigte Fachärzte und andere Heilberufe Rheumatologen mit intern. Ausbildung fest/frei [1]	1/–	–	1/–	1/–	1/–	–	–	1/–	1/–	–/1
Rheumatologen mit orthop. Ausbildung fest/frei [1]	1/–	–	–/1	1/–	3/–	–	1/–	–	1/–	–/1
Orthopäden fest/frei [1]	–	2/–	–/2	3/–	3/–	2/–	1/–	3/–	1/–	–/1
Neurologen fest/frei [1]	–	–	–	3/–	4/–	–	–	–	–	–
andere Ärzte fest/frei [1]	–	2/–	6/5	26/–	14,5/–	3/–	3/–	7/–	5/–	1/–
Krankengymnasten fest/frei [1]	8/–	6/–	9/–	29/–	32/–	7/–	8/–	14/–	8/–	1/–
Masseure und Bademeister fest/frei [1]	4/–	3/–	15/–	} 39/– (Masseure und Bademeister, Elektrotherapeuten)	9/–	7/–	8/–	8/–	6/–	4/–
Elektrotherapeuten fest/frei [1]	8/–	–	2/–		–	–	2/–	2/–	–	2/–
Ergotherapeuten fest/frei [1]	–	1/–	–	16/–	11/–	–	–	2/–	2/–	–/1
Psychotherapeuten/Psychologen * fest/frei [1]	–	–	1/–	7*/–	3/–	1/–	–	3/–	2/–	–
Pädagogen fest/frei [1]	–	8/–	1/–	1/–	1/–	–	–	–	–	–/1
sonstige Therapeuten fest/frei [1]	[illegible]	[illegible]	[illegible]	[illegible]	[illegible]	[illegible]	[illegible]	[illegible]	[illegible]	[illegible]

		1	2	3	4	5	6	7	8	9	10
Spezielle medizinische Therapien											
Chirotherapie			■			■	■				
Neuraltherapie			■								■
Akupunktur			■				■				
Homöopathie											
Physikalische Therapien		■	■	■	■	■	■	■	■	■	■
Gymnastik		■	■	■	■	■	■	■	■	■	■
Sport			■		■		■	■	■	■	
Massagen		■	■	■	■	■	■	■	■	■	■
Bäder		■	■	■	■	■	■	■	■	■	■
Packungen			■	■	■	■	■	■	■	■	■
Elektrotherapie		■	■	■	■	■	■	■	■	■	■
Kältetherapie		■	■	■	■	■	■	■	■	■	■
Laserbehandlung											■
Ultraschall											
Peloidbehandlung							■				
Therapien erfolgen	innerhalb der Einrichtung	■	■	■	■	■	■	■	■	■	■
	außerhalb der Einrichtung				■						■
Ergotherapie			■		■	■			■	■	
Hilfsmittelberatung			■		■	■			■	■	●
Schienenversorgung					■	■			■	■	●
Gelenkschutzberatung und -übung			■		■	■			■	■	●
Sozialtraining, Kreativtherapie *			■ *		■ *	■				■	■ *
ergonom. Wohnungs- u. Arbeitsplatzberatung											
Therapien erfolgen	innerhalb der Einrichtung		■		■	■			■	■	■
	außerhalb der Einrichtung										
Psychotherapie/psychologische Beratung *		■		■	■	■	■	■ *	■	■	
Einzeltherapie		■		■	■	■	■	■	■	■	
Gruppentherapie		■		■	■	■	■	■	■	■	
durchschnittliche Zahl der psychotherapeutischen Sitzungen während des Kuraufenthaltes		3–7		3	n. Bedarf	3–5	4–9	6–8	n. Bedarf	n. Bedarf	
Therapien erfolgen	innerhalb der Einrichtung	■		■	■	■	■	■	■	■	
	außerhalb der Einrichtung										
Ist die Einrichtung behindertengerecht?	ja	■	■	■	■	■	■		■	■	■
	nein							■			
Ist die Einrichtung rollstuhlgerecht?	ja	■	■ z. T.	■	■	■	■		■	●	■
	nein							■			
Befindet sich ein Schwimmbad im Haus?	ja			■	■	■	■	■	■	■	■
	nein	■	■								
Können Mutter-Kind-Kuren durchgeführt werden?	ja		■								
	nein	■		■	■	■	■	■	■	■	■
Können Kinder-Reha-Kuren durchgeführt werden?	ja		■								
	nein	■		■	■	■	■	■	■	■	■

■ = mit „ja" bzw. im Sinne der vorgegebenen Rubrik beantwortet

● = ohne nähere Angaben

1) fest = festangestellt
frei = freiberuflich

NIEDERSACHSEN										
Name **Ort**	**Herzog-Julius-Klinik Bad Harzburg**	**Dörenberg-Klinik Bad Iburg**	**Linden-Park-Sanatorium Bad Nenndorf**	**Klinik Niedersachsen Bad Nenndorf**	**Rheuma-Klinik Bad Pyrmont**	**Park-Klinik Bad Rothenfelde**	**Kinderkurheim „Haus Kern“ Bad Sachsa**	**Fachklinik f. Rheuma u. Rehab. Bad Zwischenahn**	**Reha-Zentrum Soltau**	
Kostenträger Krankenkassen	■	■	■	■	■	■	■		■	
Rentenvers. Träger (LVA)	■	■		■	■	■	■	■	■	
BfA	■	■		■	■	■	■	■	■	
Knappschaft	■				■		■			
Berufsgenossenschaften		■		■		■	■		■	
Beihilfe, Selbstzahler u. private Krankenkassen	■	■	■		■		■	■		
Bundesbehörden/Versorgungsämter										
Sozialamt/Landschaftsverband								■		
AG Bochum										
Anzahl der Betten insgesamt	173	223	80	430	●	165	88	365	271	
davon orthopädisch geführt	●	●	●	140	●	120	●	365	150	
davon internistisch geführt	●	●	●	290	●	45	●	–	●	
Anzahl der jährlich behandelten Patienten	2000	2700	950	5200	●	1785	450	●	1500	
Haupteinweisungsindikation rheum. und/oder orthopädische Krankheiten	■	■	■	■	■	■	■	■	■	
Welche rheumat. Krankheiten werden behandelt in % chronische Polyarthritis u. a.	5	5–10	30	25	30	5	●	5	10	
Arthrosen	50	50	50	45	50	70	●	90	80	
Weichteilrheuma	40	1	10	20	30	20	●	5	–	
Gicht und andere Stoffwechselkrankheiten	5	1	10	10	–	5	●	–	10	
Beschäftigte Fachärzte und andere Heilberufe Rheumatologen mit intern. Ausbildung fest/frei [1]	–	–	2/–	3/–	2/–	–	–	–	–	
Rheumatologen mit orthop. Ausbildung fest/frei [1]	–/1	1/–	–	–	–	1/–	–	1/1	–	
Orthopäden fest/frei [1]	2/–	4/–	–	2/–	1/–	1/–	–/1	1/–	3/–	
Neurologen fest/frei [1]	1/–	–	–	–	–	–	–	–	3/–	
andere Ärzte fest/frei [1]	4/–	9/–	1/1	15/–	9/–	5/4	–/2	8/2	3/–	
Krankengymnasten fest/frei [1]	9/–	23/–	5/–	13/–	10/–	8/–	–	23/–	25/–	
Masseure und Bademeister fest/frei [1]	5/–	} 10/–	6/–	14/–	5/–	10/–	–	28/–	–	
Elektrotherapeuten fest/frei [1]	–		2/–	–	–	–	–	2/–	18/–	
Ergotherapeuten fest/frei [1]	2/–	4/–	–/1	2/–	2/–	1/–	–	2/–	8,25/–	
Psychotherapeuten fest/frei [1]	2/–	2/5	–/1	2/–	2/–	1/–	–	2/–	6/–	
Pädagogen fest/frei [1]	–	–	–	7/–	2/–	–	12/–	–	–	
sonstige Therapeuten fest/frei [1]	5/–	3/–	4/–	–	2/–	4/–	–	5/–	8,25/–	

Chirotherapie				■					■	■	
Neuraltherapie		■									
Akupunktur		■									
Homöopathie		■									
Physikalische Therapien		■	■	■	■	■	■	■	■	■	
Gymnastik		■	■	■	■	■	■	■	■	■	
Sport			■					■	■	■	
Massagen		■	■	■	■	■	■		■	■	
Bäder		■	■	■	■	■	■	■	■	■	
Packungen		■	■	■	■	■	■		■	■	
Elektrotherapie		■	■	■	■	■	■		■	■	
Kältetherapie		■	■	■	■	■	■		■		
Lymphdrainage											
Ultraschall											
Therapien erfolgen	innerhalb der Einrichtung	■	■	■	■	■	■	■	■	■	
	außerhalb der Einrichtung										
Ergotherapie		■	■	■	■	■	■		■	■	
Hilfsmittelberatung			■	Individuell	■	■	■		■	■	
Schienenversorgung		■	■		■	■	■		■	■	
Gelenkschutzberatung und -übung		■	■		■	■	■		■	■	
Sozialtraining, Kreativtherapie *		■ *	■ *		■	■	■		■	■	
ergonom. Wohnungs- u. Arbeitsplatzberatung										■	
Therapien erfolgen	innerhalb der Einrichtung	■	■		■	■	■		■	■	
	außerhalb der Einrichtung			■							
Psychotherapie		■	■	■	■	■	■		■	■	
Einzeltherapie		■	■	■	■	■	■		■	■	
Gruppentherapie		■	■	■	■	■	■		■	■	
durchschnittliche Zahl der psychotherapeutischen Sitzungen während des Kuraufenthaltes		6–15	6	10	ca. 4	0–14	6		n. Bedarf	8–10	
Therapien erfolgen	innerhalb der Einrichtung	■	■		■	■	■		■	■	
	außerhalb der Einrichtung			■							
Ist die Einrichtung behindertengerecht?	ja	■	■	■	■	■	■		■	■	
	nein							■			
Ist die Einrichtung rollstuhlgerecht?	ja	■	■	■ 6)	■	■	■		■	■	
	nein							■			
Befindet sich ein Schwimmbad im Haus?	ja	■	■	■	■	■	■		■	■	
	nein							■			
Können Mutter-Kind-Kuren durchgeführt werden?	ja			■							
	nein	■	■		■	■	■	■	■	■	
Können Kinder-Reha-Kuren durchgeführt werden?	ja							■			
	nein	■	■	■	■	■	■		■	■	

■ = mit „ja" bzw. im Sinne der vorgegebenen Rubrik beantwortet

● = ohne nähere Angaben

1) fest = festangestellt
frei = freiberuflich

6) mit Einschränkung

NORDRHEIN-WESTFALEN

Name / Ort		Reha-Klinik Schwertbad Aachen	Kurklinik Goldmühlen u. Prinzenbad Bad Aachen	Baumrainklinik Bad Berleburg	Odeborn-Klinik Bad Berleburg	Emmaburg-Klinik Bad Laasphe	Kurklinik Bad Laasphe	Teutoburger Wald-Klinik Bad Lippspringe	Johanniter-Ordenshäuser Bad Oeynhausen	Klinik Porta Westfalica Bad Oeynhausen	Reha-Klinik Bad Oeynhausen
Kostenträger Krankenkassen		■	■	■	■	■	■	■	■	■	■
Rentenvers. Träger (LVA)			■	■	■	■	■	■	■	■	■
BfA		■			■	■	■			■	■
Knappschaft		■		■	■			■		■	
Berufsgenossenschaften		■		■							■
Beihilfe, Selbstzahler u. private Krankenkassen		■		■	■		■			■	■
Bundesbehörden/Versorgungsämter *				■				■ *			■
Sozialamt/Landschaftsverband				■							■
AG Bochum											
Anzahl der Betten insgesamt		209	60	310	250	160	120	230	299	352	652
davon orthopädisch geführt		209	60	90	–	48	60	130	95	1/3	●
davon internistisch geführt		–	–	220	20–30	112	60	100	148	2/3	●
Anzahl der jährlich behandelten Patienten		2500	700	3650	2300	●	●	1119	2500	4600	7400
Haupteinweisungsindikation rheum. und/oder orthopädische Krankheiten		■	■	■	●	■	■	■	■	■	■
Welche rheumat. Krankheiten werden behandelt in % chronische Polyarthritis u. a.		10	20	5	●	5	●	1–2	●	5	10
Arthrosen		80	50	40–50	●	80	●	60–70	●	70	70
Weichteilrheuma		5	15	10–15	●	10	●	30–40	●	20	20
Gicht und andere Stoffwechselkrankheiten		5	15	1–2	●	5	●	1–2	●	15	–
Beschäftigte Fachärzte und andere Heilberufe Rheumatologen mit intern. Ausbildung	fest/frei [1]	–/1	–	–	1/–	1/–	2/–	–	–	–	1/–
Rheumatologen mit orthop. Ausbildung	fest/frei [1]	1/–	–/1	–	–	–	1/–	1/–	–	1/–	–
Orthopäden	fest/frei [1]	2/–	–/1	2/–	–	1/–	1/–	2/–	1/–	1/–	4/–
Neurologen	fest/frei [1]	–	–	–	3/–	–/1	–	–	1/–	–	–
andere Ärzte	fest/frei [1]	8/–	–/3	19/–	14/–	7/–	1/–	10/–	14/–	16/–	23/–
Krankengymnasten	fest/frei [1]	22/–	–/3	10/–	20/–	14/–	2/–	10/–	14/–	15/–	15/–
Masseure und Bademeister	fest/frei [1]	15/– (Masseure und Elektrotherapeuten zusammen)	–/5	19/– (Masseure und Elektrotherapeuten zusammen)	11/–	–	12/–	10/–	–	10/–	11/–
Elektrotherapeuten	fest/frei [1]		–/2		–	–	2/–	–	13/–	7/–	–
Ergotherapeuten	fest/frei [1]	2/–	–	1/–	14/–	2/–	1/–	–	7/–	–	2/–
Psychotherapeuten	fest/frei [1]	1/–	–	5/–	–	–	1/–	2/–	3/–	3/–	6/–
Pädagogen	fest/frei [1]	–	–	1/–	2/–	–	–	–	–	1/–	1/–

Chirotherapie						■	■	■			
Neuraltherapie						■					
Akupunktur								■			
Homöopathie											
Physikalische Therapien		■	■	■	■	■	■	■	■	■	■
Gymnastik		■	■	■	■	■	■	■	■	■	■
Sport				■			■		■	■	■
Massagen		■	■	■	■	■	■	■	■	■	■
Bäder		■	■	■	■	■	■	■	■	■	■
Packungen		■	■	■	■	■		■	■	■	■
Elektrotherapie		■	■	■	■	■		■	■	■	■
Kältetherapie		■	■	■	■	■	■	■		■	■
Lymphdrainage											
Ultraschall											
Therapien erfolgen	innerhalb der Einrichtung	■	■	■	■	■	■	■	■	■	■
	außerhalb der Einrichtung							■			
Ergotherapie		■		■	■	■			■		■
Hilfsmittelberatung		■		■	■	●			■		
Schienenversorgung		■		■		●					
Gelenkschutzberatung und -übung		■		■	■	●					■
Sozialtraining, Kreativtherapie *				■ *	■	●					
ergonom. Wohnungs- u. Arbeitsplatzberatung				■		●			■		
Therapien erfolgen	innerhalb der Einrichtung	■		■	■	■			■		
	außerhalb der Einrichtung										
Psychotherapie		■		■	■	■	■	■	■	■	■
Einzeltherapie		■		■	■	■	■	■	■	■	■
Gruppentherapie		■		■	■	■	■	■	■	■	■
durchschnittliche Zahl der psychotherapeutischen Sitzungen während des Kuraufenthaltes		5–10		●	10	●	2–3/Woche	4–5	12	0–12	●
Therapien erfolgen	innerhalb der Einrichtung	■		■	■	■	■		■	■	■
	außerhalb der Einrichtung							■			
Ist die Einrichtung behindertengerecht?	ja	■	■	■	■	■	■	■ z. T.	■	■	■
	nein										
Ist die Einrichtung rollstuhlgerecht?	ja	■	■	■	■	■	■	■ z. T.	■	■	■
	nein										
Befindet sich ein Schwimmbad im Haus?	ja	■	■	■	■	■	■	■	■	■	■
	nein										
Können Mutter-Kind-Kuren durchgeführt werden?	ja		■				■				
	nein	■		■	■	■		■	■	■	■
Können Kinder-Reha-Kuren durchgeführt werden?	ja		■				■				
	nein	■		■	■	■		■	■	■	■

■ = mit „ja" bzw. im Sinne der vorgegebenen Rubrik beantwortet

● = ohne nähere Angaben

[1] fest = festangestellt
frei = freiberuflich

NORDRHEIN-WESTFALEN

Name Ort		Weser-klinik Bad Oeyn-hausen	Klinik am Park Bad Sassendorf	Kurklinik Wiesen-grund Bad Sassendorf	Kurhaus Wilms-meier Bünde	Aggertal-Klinik Engelskir-chen-Grün-scheid	Fachklinik Rhein/Ruhr Essen	Kurhaus Linden-moor Hille-Rothen-uffeln	Klinik am Park Horn-Bad Meinberg	Roland-Klinik Horn-Bad Meinberg	Klinik Silvaticum Horn-Bad Meinberg
Kostenträger											
Krankenkassen		■	■	■	■	■	■	■	■	■	■
Rentenvers. Träger (LVA)		■	■		■	■	■		■	■	■
BfA				■	■	■	■		■	■	
Knappschaft							■				■
Berufsgenossenschaften		■									■
Beihilfe, Selbstzahler u. private Krankenkassen		■		■	■	■					
Bundesbehörden/Versorgungsämter											
Sozialamt/Landschaftsverband						■			■		
AG Bochum											
Anzahl der Betten insgesamt		230	168	174	68	230	556	80	315	103	231
davon orthopädisch geführt		230	21	–	–	48	240	30	●	●	50
davon internistisch geführt		–	147	174	68	182	172	50	●	●	181
Anzahl der jährlich behandelten Patienten		2300	329	2237	500	2584	6200	710	4000	950	2753
Haupteinweisungsindikation rheum. und/oder orthopädische Krankheiten		■	■	■	■	■	■	■	■	■	■
Welche rheumat. Krankheiten werden behandelt in % chronische Polyarthritis u. a.		3–5	10	5	60	5	●	47	5	1	25
Arthrosen		20–30	60	30	20	70	●	14	80	30	30
Weichteilrheuma		60–70	20	5	10	5	●	11	10	40	35
Gicht und andere Stoffwechselkrankheiten		2–3	10	30	10	20	●	28	5	1	10
Beschäftigte Fachärzte und andere Heilberufe Rheumatologen mit intern. Ausbildung	fest/frei [1]	1/–	1/–	2/–	1/–	–	–	1/–	1/–	1/–	–
Rheumatologen mit orthop. Ausbildung	fest/frei [1]	–	–	–	–	–	1/–	1/–	–/1	1/–	–
Orthopäden	fest/frei [1]	3/–	1/–	–	–	1/–	4/–	–/1	–	1/–	1/–
Neurologen	fest/frei [1]	–	–	–	–	–	3/–	–	–	4/–	–
andere Ärzte	fest/frei [1]	6/–	4/–	4/–	–	2/–	28,5/–	–/1	9/–	5/–	8/–
Krankengymnasten	fest/frei [1]	10/–	1/–	4/–	2/–	3/–	32/–	6/–	5/–	3/–	5/–
Masseure und Bademeister	fest/frei [1]	10/–	–	5/–	6/–	5/–	10/–	8/–	11/–	3/–	10/–
Elektrotherapeuten	fest/frei [1]	–	–	4/–	–	6/–	–	–	1/–	–	2/–
Ergotherapeuten	fest/frei [1]	2/–	–	–	–	1/–	10,25/–	–	1/–	1/–	2/–
Psychotherapeuten	fest/frei [1]	2/–	–	–	–	1/–	4/–	–	1/–	6/–	2/–
Pädagogen	fest/frei [1]	–	–	–	–	1/–	–	1/–	–	–	–

Spezielle medizinische Therapien										
Chirotherapie										
Neuraltherapie										
Akupunktur										■
Homöopathie										
Physikalische Therapien	■	■	■	■	■	■	■	■	■	■
Gymnastik	■	■	■	■	■	■	■	■	■	■
Sport	■		■			■				
Massagen	■	■	■	■	■	■	■	■	■	■
Bäder	■	■	■	■	■	■	■	■	■	■
Packungen	■	■	■		■	■	■	■	■	■
Elektrotherapie		■	■		■	■	■	■		■
Kältetherapie	■	■			■	■	■	■	■	■
Lymphdrainage										
Ultraschall										
Therapien erfolgen innerhalb der Einrichtung	■	■	■	■	■	■	■	■	■	■
außerhalb der Einrichtung		■	■							
Ergotherapie	■				■	■		■	■	■
Hilfsmittelberatung	■				■	■	●	■		
Schienenversorgung	■				■	■	●	■		
Gelenkschutzberatung und -übung	■				■	■	■	■	■	
Sozialtraining, Kreativtherapie *	■					■	●	■		■ *
ergonom. Wohnungs- u. Arbeitsplatzberatung						■	●			
Therapien erfolgen innerhalb der Einrichtung	■				■	■	■	■	■	■
außerhalb der Einrichtung										
Psychotherapie	■		■			■	■	■	■	■
Einzeltherapie	■		■			■	■			■
Gruppentherapie	■		■			■	■	■	■	■
durchschnittliche Zahl der psychotherapeutischen Sitzungen während des Kuraufenthaltes	1–6		3–10			5–7	4–6	7	25–30	5–8
Therapien erfolgen innerhalb der Einrichtung	■		■			■	■	■	■	■
außerhalb der Einrichtung										
Ist die Einrichtung behindertengerecht? ja	■	■	■	■	■	■	■	■	■	■
nein										
Ist die Einrichtung rollstuhlgerecht? ja	■	■		■	■	■		■	■	■
nein			■				■			
Befindet sich ein Schwimmbad im Haus? ja	■		■	■		■	■	■	■	■
nein		■			■					
Können Mutter-Kind-Kuren durchgeführt werden? ja	■								■	
nein		■	■	■	■	■	■	■		■
Können Kinder-Reha-Kuren durchgeführt werden? ja						■ 2)				
nein	■	■	■	■	■		■	■	■	■

■ = mit „ja“ bzw. im Sinne der vorgegebenen Rubrik beantwortet

● = ohne nähere Angaben

1) fest = festangestellt
frei = freiberuflich

2) bedingt

	NORDRHEIN-WESTFALEN				RHEINLAND-PFALZ					
Name **Ort**	**Weserland-Klinik Peters-hagen**	**Kurklinik Porta West-falica**	**Weserland Klinik Bad See-bruch Vlotho**	**Ruhrtal-Klinik Wickede**	**Klinik am Park Bad Bertrich**	**Rheinland-Klinik Bad Bertrich**	**Deutsch-Ordens-Hospital Bad Ems**	**Karl-Aschoff-Klinik Bad Kreuznach**	**Prieger-Kurklinik Bad Kreuznach**	**Rhein-Pfalz-Klinik Bad Kreuznach**
Kostenträger Krankenkassen	■	■	■	■	■	■	■	■	■	■
Rentenvers. Träger (LVA)	■	■	■	■	■	■	■		■	■
BfA		■	■	■	■		■	■		
Knappschaft			■		■		■			
Berufsgenossenschaften										
Beihilfe, Selbstzahler u. private Krankenkassen			■							
Bundesbehörden/Landw. Alterskassen *			■ *							
Sozialamt/Landschaftsverband	■		■							
Kriegsopferversorgung					■					
Anzahl der Betten insgesamt	280	250	295	60	130	90	196	160	54	193
davon orthopädisch geführt	280	100	295	●	45	45	50	–	–	–
davon internistisch geführt	–	80	–	●	85	45	65	160	54	193
Anzahl der jährlich behandelten Patienten	3300	2700	3541	650	1500	●	2470	2000	600	2400
Haupteinweisungsindikation rheum. und/oder orthopädische Krankheiten	■	■	■	■	■	■	■	■	■	■
Welche rheumat. Krankheiten werden behandelt in % chronische Polyarthritis u. a.	4	–	10–20	●	15	–	15	45	20	25
Arthrosen	80	50	60–70	●	65	60	55	15	55	20
Weichteilrheuma	15	10	10	●	5	40	20	10	14	30
Gicht und andere Stoffwechselkrankheiten	1	40	10	●	15		30	2	1	3
Beschäftigte Fachärzte und andere Heilberufe Rheumatologen mit intern. Ausbildung fest/frei [1]	–	–	–	–	1/–	–	1/–	2/–	–/1	2/–
Rheumatologen mit orthop. Ausbildung fest/frei [1]	–	–	1/–	–	–	–	1/–	–	im Verbund mit benach-barten Kliniken	–
Orthopäden fest/frei [1]	1/–	2/–	2/–	–/1	1/–	2/–	1/–	–		1/–
Neurologen fest/frei [1]	–	–	–	1/–	–	–	1/–	–		–
andere Ärzte fest/frei [1]	6/2	6/–	7/1	6/–	3/–	3/–	4/–	7/–		8/–
Krankengymnasten fest/frei [1]	18/–	8/–	17/–	2/–	4/–	3/–	5/–	10/–		10/–
Masseure und Bademeister fest/frei [1]	16/–	10/–	18/–	3/–	4/–	4/–	10/–	8/–		8/–
Elektrotherapeuten fest/frei [1]	1/–		2/–	–	1/–	1/–		1/–		1/–
Ergotherapeuten fest/frei [1]	–/2	–	2/–	–	–	1/–	1/–	2/–		2/–
Psychotherapeuten fest/frei [1]	1/–	2/–	2/–	–	1/–	1/–	1/–	2/–		2/–
Pädagogen fest/frei [1]	2/–	–	–	2/–	1/–	–	1/–	–		–
sonstige Therapeuten fest/frei [1]	2/–	5/–	3/–	4/–		1/–	1/–	1/–		2/–

Chirotherapie			■								■
Neuraltherapie											
Akupunktur											
Homöopathie											
Physikalische Therapien		■	■	■	■	■	■	■	■	■	■
Gymnastik		■	■	■	■	■	■	■	■	■	■
Sport			■					■			
Massagen		■	■	■	■	■	■	■	■	■	■
Bäder		■	■	■	■	■	■	■	■	■	■
Packungen		■	■	■	■		■	■	■	■	■
Elektrotherapie		■	■	■	■	■	■	■	■	■	■
Kältetherapie		■	■	■	■	■	■	■	■	■	■
Lymphdrainage											
Ultraschall											
Therapien erfolgen	innerhalb der Einrichtung	■	■	■	■	■	■	■	■	■	■
	außerhalb der Einrichtung								■	■	■
Ergotherapie		■		■	■		■	■	■		■
Hilfsmittelberatung				■	■				■		■
Schienenversorgung				■	■				■		■
Gelenkschutzberatung und -übung				■	■			■	■		■
Sozialtraining, Kreativtherapie *, Fahrrad **, Beschäftig.-Therapie ***		■ *			■		■ **	■ ***			■ *
ergonom. Wohnungs- u. Arbeitsplatzberatung					■						
Therapien erfolgen	innerhalb der Einrichtung	■		■	■		■	■	■		■
	außerhalb der Einrichtung										
Psychotherapie		■	■	■	■	■	■	■	■		■
Einzeltherapie		■	■	■		■	■	■	■		■
Gruppentherapie		■	■	■	■	■	■	■	■		■
durchschnittliche Zahl der psychotherapeutischen Sitzungen während des Kuraufenthaltes		8–10	5	7–8	n. Bedarf	8–10	6	5–6	10		10
Therapien erfolgen	innerhalb der Einrichtung	■	■	■	■	■	■	■			■
	außerhalb der Einrichtung								■		
Ist die Einrichtung behindertengerecht?	ja	■	■	■	■	■	■	■	■		■
	nein									■	
Ist die Einrichtung rollstuhlgerecht?	ja	■		■	■		■	■	■		■
	nein		■			■				■	
Befindet sich ein Schwimmbad im Haus?	ja	■	■	■	■	■	■	■	■		■
	nein									■	
Können Mutter-Kind-Kuren durchgeführt werden?	ja		■				■	■			
	nein	■		■	■	■			■	■	■
Können Kinder-Reha-Kuren durchgeführt werden?	ja										
	nein	■	■	■	■	■	■	■	■	■	■

■ = mit „ja" bzw. im Sinne der vorgegebenen Rubrik beantwortet

● = ohne nähere Angaben

[1] fest = festangestellt
frei = freiberuflich

	RHEINLAND PFALZ				SAARLAND	SACHSEN				
Name **Ort**	**Kurklinik „Rheingrafenstein“ Bad Münster**	**Kurklinik Klement Bad Neuenahr**	**Orthop. Reha-Klinik Bernkastel-Kues**	**Eifelhöhen-Klinik Nettersheim-Marmagen**	**Bliestal-Kliniken Blieskastel /Saar**	**Klinik Bad Brambach**	**Vogtland-Klinik Bad Elster**	**Klinik Bad Gottleuba**	**Sanatorium Moorbad Bad Muskau**	**Reha-Klinik Thermalbad Wiesenbad**
Kostenträger Krankenkassen	■	■	■	■	■	■	■	■	■	■
Rentenvers. Träger (LVA)	■	■	■		■	■	■	■	■	■
BfA		■	■	■	■	■	■	■	■	■
Knappschaft			■	■		■	■	■		
Berufsgenossenschaften				■	■					
Beihilfe, Selbstzahler u. private Krankenkassen		■	■	■	■					
Bundesbehörden	■									
Sozialamt/Landschaftsverband										
AG Bochum										
Anzahl der Betten insgesamt	120	60	206	440–450	570	199	393	335	44	193
davon orthopädisch geführt	60	●	206	190–200	225	134	180	102	●	●
davon internistisch geführt	60	●	–	160	150 [7]	65	140	156	●	●
Anzahl der jährlich behandelten Patienten	1296	600	2075	6476	6000	2400	4480	4160	1800	1846
Haupteinweisungsindikation rheum. und/oder orthopädische Krankheiten	■	■	■	■	■	■	■	■	■	■
Welche rheumat. Krankheiten werden behandelt in % chronische Polyarthritis u. a.	2–3	5	10	10	10	20	30	10	25	●
Arthrosen	80	85	60	60	90	60	30	80	15	●
Weichteilrheuma	15	5	20	5		10	30	5	–	●
Gicht und andere Stoffwechselkrankheiten	2	5	10	5		10	10	5	–	●
Beschäftigte Fachärzte und andere Heilberufe Rheumatologen mit intern. Ausbildung fest/frei [1]	–	–/1	–	–	–	3/–	1/–	–	–	–
Rheumatologen mit orthop. Ausbildung fest/frei [1]	–	–/1	–	–	1/–	–	–	–	1/–	–
Orthopäden fest/frei [1]	1/–	–/1	3/–	3/–	2/–	–	–	1/–	–	1/–
Neurologen fest/frei [1]	–	–/1	–	3/–	3/–	–	–	–	–	1/–
andere Ärzte fest/frei [1]	4/–	1/–	6/–	–	37/–	4/–	13,5/–	10/–	–	4/–
Krankengymnasten fest/frei [1]	5/–	–/2	16/–	33/–	–	8/–	18/–	18/–	5/–	19/–
Masseure und Bademeister fest/frei [1]	7/–	2/–	12/–	8/–	20/–	9/–	10/–	10/–	2/–	8/–
Elektrotherapeuten fest/frei [1]		2/–	–			–	1/–	3/–	–	
Ergotherapeuten fest/frei [1]		1/–	2/–	11/–	4/–	–	3/–	2/–	–	1/–
Psychotherapeuten fest/frei [1]	–	–/1	2/–	3/–	12/–	1/–	2/–	2/–	–	–
Pädagogen fest/frei [1]	–	–/1	–	2/–	–	–	–	2/–	16/–	–

Chirotherapie								■		
Neuraltherapie								■		
Akupunktur										
Homöopathie										
Physikalische Therapien	■	■	■	■	■	■	■	■	■	■
Gymnastik	■	■	■	■	■	■	■	■	■	■
Sport	■			■		■	■			■
Massagen	■	■	■	■	■	■	■	■	■	■
Bäder	■	■	■	■	■	■	■	■	■	■
Packungen		■	■		■	■			■	■
Elektrotherapie	■	■	■	■	■	■	■	■	■	■
Kältetherapie	■	■		■	■	■	■	■	■	■
Lymphdrainage			■							
Heliotherapie										■
Kryotherapie					■	■			■	■
Therapien erfolgen innerhalb der Einrichtung	■	■	■	■	■	■	■	■	■	■
außerhalb der Einrichtung										
Ergotherapie			■	■	■	■	■	■		■
Hilfsmittelberatung			■	■	■		■			
Schienenversorgung					■		■			
Gelenkschutzberatung und -übung			■	■	■	■	■			
Sozialtraining, Kreativtherapie *			■	■ *		■ *	■	■ *		■ *
ergonom. Wohnungs- u. Arbeitsplatzberatung				■						
Therapien erfolgen innerhalb der Einrichtung			■	■	■	■	■	■		■
außerhalb der Einrichtung										
Psychotherapie		■	■	■	■	■	■	■		■
Einzeltherapie		■	■	■	■	■	■	■		■
Gruppentherapie		■	■	■	■	■	■	■		■
durchschnittliche Zahl der psychotherapeutischen Sitzungen während des Kuraufenthaltes		n. Bedar	4–7	n. Bedarf	n. Bedarf	8	n. Bedarf	3–5 Einzels. 0–10 Gruppens.		●
Therapien erfolgen innerhalb der Einrichtung		■	■	■	■	■	■	■		■
außerhalb der Einrichtung		■								
Ist die Einrichtung behindertengerecht? ja	■	■	■	■	■		■			■
nein						■		■	■	
Ist die Einrichtung rollstuhlgerecht? ja	■	■ z. T.	■	■	■		■			■
nein						■		■	■	
Befindet sich ein Schwimmbad im Haus? ja	■		■	■	■		■			■
nein		■				■		■	■	
Können Mutter-Kind-Kuren durchgeführt werden? ja		■	■			■		■	■	■
nein	■			■	■ [8]		■			
Können Kinder-Reha-Kuren durchgeführt werden? ja		■						■	■	
nein	■		■	■	■ [8]	■	■			■

■ = mit „ja" bzw. im Sinne der vorgegebenen Rubrik beantwortet

● = ohne nähere Angaben

[1] fest = festangestellt
frei = freiberuflich

[7] + 195 psychosomatisch

[8] nur im Einzelfall n. Absprache

	SACHSEN-ANHALT		SCHLESWIG HOLSTEIN							
Name **Ort**	**Eisen-moorbad Bad Schmie-deberg**	**Kurklinik Teufels-bad Blanken-burg**	**Rheuma-klinik Bad Bramstedt**	**Klinik am Kurpark Bad Schwartau**	**Kneipp-Sanatorium Malente-Grems-mühlen**	**Reha-Klinik Ostsee-heilbad Damp**				
Kostenträger Krankenkassen	■		■	■	■	■				
Rentenvers. Träger (LVA)	■	■	■	■	■	■				
BfA	■	■		■	■	■				
Knappschaft										
Berufsgenossenschaften				■		■				
Beihilfe, Selbstzahler u. private Krankenkassen	■				■	■				
Bundesbehörden						■				
Sozialamt/Landschaftsverband										
AG Bochum										
Anzahl der Betten insgesamt	223	140	820	163	41	925				
davon orthopädisch geführt	223	140	398	–	●	214				
davon internistisch geführt	–	–	422	123	●	221				
Anzahl der jährlich behandelten Patienten	2800	1680	10200	2150	240	11000				
Haupteinweisungsindikation rheum. und/oder orthopädische Krankheiten; Herz-/Kreislaufkrankheiten *	■	■	■	■	■ *	●				
Welche rheumat. Krankheiten werden behandelt in % chronische Polyarthritis u. a.	10–15	5	45	3	10	5				
Arthrosen	75–80	60	40	85	20	30				
Weichteilrheuma	5	30	5	7	5	10				
Gicht und andere Stoffwechselkrankheiten	5	5	3	5	5	5				
Beschäftigte Fachärzte und andere Heilberufe Rheumatologen mit intern. Ausbildung fest/frei [1]	1/–	–	6/–	1/–	–/1	1/–				
Rheumatologen mit orthop. Ausbildung fest/frei [1]	–	1/–	5/–	–	–/1	2/–				
Orthopäden fest/frei [1]	1/–	1/–	21,5/–	–	–	5/–				
Neurologen fest/frei [1]	–	–	1/–	–	–	4/–				
andere Ärzte fest/frei [1]	6/–	3/–	–	8/–	–	11/–				
Krankengymnasten fest/frei [1]	10/–	6/–	35/–	4/–	–/1	35/–				
Masseure und Bademeister fest/frei [1]	3/–	4/–	47/–	9/–	–/3	} 58/–				
Elektrotherapeuten fest/frei [1]	5/–	6/–	–	–	–					
Ergotherapeuten fest/frei [1]	1/–	1/–	6/–	–	–	5/–				
Psychotherapeuten fest/frei [1]	1/–	1/–	5,5/–	2/–	–	5/–				
Pädagogen fest/frei [1]	2/–	–	1,25/–	–	–	2/–				

Chirotherapie			■			■					
Neuraltherapie											
Akupunktur			■								
Homöopathie											
Physikalische Therapien		■	■	■	■	■	■				
Gymnastik		■	■	■	■	■	■				
Sport					■						
Massagen		■	■	■	■	■	■				
Bäder		■	■	■	■	■	■				
Packungen		■	■	■	■	■	■				
Elektrotherapie		■	■	■			■				
Kältetherapie		■	■	■	■	■	■				
Kryotherapie			■								
Ultraschall											
Therapien erfolgen	innerhalb der Einrichtung	■	■	■	■	■	■				
	außerhalb der Einrichtung										
Ergotherapie		■	■	■	■		■				
Hilfsmittelberatung				■			■				
Schienenversorgung				■			■				
Gelenkschutzberatung und -übung		■		■			■				
Sozialtraining, Kreativtherapie *		■ *	■ *	■	■ *		■				
ergonom. Wohnungs- u. Arbeitsplatzberatung											
Therapien erfolgen	innerhalb der Einrichtung	■	■	■	■		■				
	außerhalb der Einrichtung										
Psychotherapie		■	■	■	■	■	■				
Einzeltherapie		■	■	■	■	■	■				
Gruppentherapie		■	■	■	■		■				
durchschnittliche Zahl der psychotherapeutischen Sitzungen während des Kuraufenthaltes		3–5	5–6	10–15	4–8	4	6 Einzels. 9 Gruppens.				
Therapien erfolgen	innerhalb der Einrichtung	■	■	■	■	■	■				
	außerhalb der Einrichtung										
Ist die Einrichtung behindertengerecht?	ja	■ z. T.	■	■	■	■	■				
	nein										
Ist die Einrichtung rollstuhlgerecht?	ja			■		■	■				
	nein	■	■		■						
Befindet sich ein Schwimmbad im Haus?	ja		■	■	■	■	■				
	nein	■									
Können Mutter-Kind-Kuren durchgeführt werden?	ja	■ z. T.		■ 2)	■	■					
	nein		■				■				
Können Kinder-Reha-Kuren durchgeführt werden?	ja			■ 2)		■	■ 2)				
	nein	■	■		■						

■ = mit „ja" bzw. im Sinne der vorgegebenen Rubrik beantwortet
● = ohne nähere Angaben
1) fest = festangestellt
frei = freiberuflich
2) bedingt

Anschriften der in den Tabellen genannten Kliniken

BADEN-WÜRTTEMBERG

Kursanatorium Ried
Ludwigstraße 8
7737 Bad Dürrheim

Klinik d. Franz Dengler Nachf.
Kapuzinerstraße 1
7570 Baden-Baden

Rheuma-Klinik Fürstenhof
Blauenstraße 15
7847 Badenweiler

Rheuma-Klinik der deutschen Versicherungsanstalt
Schwärzestraße 20
7847 Badenweiler

Reha-Klinik Lazariterhof
Herbert-Hellmann-Allee 46
7812 Bad Krozingen

Reha-Klinik Sinnighofen
Im Sinnighofen 4
7812 Bad Krozingen

Rheintalklinik
mit Astoria-Privatklinik
Thürchstraße 1+
7812 Bad Krozingen

Klinik Hohenlohe
Leber-, Stoffwechsel- und orthop. Klinik GmbH & Co KG
Lothar-Daiker-Straße 1
6990 Bad Mergentheim

Kurklinik Bad Mergentheim
Versorgungskuranstalt
Schloß 10–12
6990 Bad Mergentheim

Kurkliniken Dr. Vötisch/
Dr. Vötisch-Erlenhof
Herderstraße 10
6990 Bad Mergentheim

Schmerzklinik Bad Mergentheim
Schmerztherapiezentrum
Schönbornstraße 10
6990 Bad Mergentheim

Schlüsselbad Klinik
Renchtalstraße 2
7605 Bad Peterstal-Grb. 1

Kraichgau-Klinik
Fritz-Hagner-Promenade 15
6927 Bad Rappenau

Kurklinik Bad Rappenau GmbH
Salinenstraße 14
6927 Bad Rappenau

Rheuma-Klinik Bad Rappenau
Salinenstraße 12
6927 Bad Rappenau

Salinen Klinik GmbH
Bad Rappenau, Haus Parkklinik
Waldstraße 9
6927 Bad Rappenau

Schwärzberg Klinik GmbH
Salinenstraße 28
6927 Bad Rappenau

Kurklinik und Sanatorien
Bad Rippoldsau GmbH & Co KG
Fürstenbergstraße 38
7624 Bad Rippoldsau

Eggbergklinik
Bad Säckingen GmbH
Bergseestraße 41–43
7880 Bad Säckingen

Sankt Rochus Klinik
Kraichgaustraße 11
7525 Bad Schönborn

Klinik Maximilianbad
Orthop. rheumatologische Rehabilitationsklinik
Maximilianstraße 13
7967 Bad Waldsee

Schloßparkklinik GmbH & Co KG
Steinacher Straße 70
7967 Bad Waldsee

Kurklinik am Olgabad
Olgastraße 9–13
7547 Bad Wildbad

Kurklinik am Sommerberg
Panoramastraße 48
7547 Bad Wildbad

Kur- und Bäderverwaltung
Bad Wimpfen GmbH
Postfach 146
7107 Bad Wimpfen

Sanatorium Maria Rosengarten
Rosengarten 2
7954 Bad Wurzach

Städtisches Kurhaus-Sanatorium
7954 Bad Wurzach i. A.

Städtisches Moorsanatorium
am Reischberg
7954 Bad Wurzach i. A.

Kneipp-Sanatorium
Jordanbad
7950 Bad Biberach/Riß

Mooswald-Klinik
An den Heilquellen 6–8
7800 Freiburg

Fachkliniken Sonnenhof
Kirchstraße 2
7821 Höchenschwand

Waldburg-Zeil Kliniken GmbH & Co
Argentalklinik
7972 Isny-Neutrauchburg

Kursanatorium Markgräflerland
Am Rappen 17
7840 Müllheim-Vögisheim

Rehabilitationsklinik Saulgau
Siebenkreuzerweg 18
7968 Saulgau

Birkle-Klinik
Überlingen am Bodensee
Obere St. Leonhardstraße 55
7770 Überlingen

Rehabilitationskrankenhaus Ulm
Oberer Eselsberg 45
7900 Ulm

Fach- und Kurklinik Sonnenhof
Am Wald 1
7244 Waldachtal 1

BAYERN

Zentrum für
Orthop. Rheumatologie
und Rehabilitation
der Hissing-Kliniken
8900 Augsburg 22

BRK Rheuma-Zentrum Bad Abbach
Am Markt 2
8403 Bad Abbach

Ghersburg-Fachklinik
für Rheumatologie
und Rehabilitation
Postfach 1260
8202 Bad Aibling

Kurklinik Alpenland
Rosenheimer Straße 61
8202 Bad Aibling

Blumenhof-Klinik GmbH & Co KG
Breitensteinstraße 9
8201 Bad Feilnbach

VdK Kurklinik Schwarzenberg
Schwarzenbergstraße 17
8201 Bad Feilnbach

Reithofpark-Klinik GmbH & Co KG
Reithof 1
8201 Bad Feilnbach

Johannesbad Reha-Kliniken AG
Betrieb Bad Füssing
Johannesstraße 2
8397 Bad Füssing

Klinik Niederbayern
Paracelsusstraße 1
8397 Bad Füssing

Sanatorium Bauer
Beethovenstraße 7
8397 Bad Füssing

Medizinische Rehabilitationsklinik
Am Brunnenforum 5
8425 Bad Gögging

Sanatorium Altenberg
Bismarckstraße 36
8730 Bad Kissingen

Sanatorium Max Uibeleisen
Privatklinik für
innere Krankheiten
8730 Bad Kissingen

Franken-Klinik
Salzburgweg 7
8740 Bad Neustadt/S.

Klinik am Park
Berliner Straße 2
8675 Bad Steben

Sanatorium zum Parkschlößchen
Badstraße 26–30
8675 Bad Steben

Kurklinik Prof. Max Lange
Bad Tölz
Schützenstraße 17
8170 Bad Tölz

Reha-Klinik Wiessee GmbH & Co
Fachklinik für Rehabilitation
Münchner Straße 52
8182 Bad Wiessee

Kurhotel Sommerruh
Auenstraße 5
8939 Bad Wörishofen

Kurpension Marie-Luise
Jahnstraße 11
8939 Bad Wörishofen

Sanatorium Viktoria
Viktoriastraße 10
8939 Bad Wörishofen

Klinik Herzoghöhe Bayreuth
Kulmbacher Straße 103
8580 Bayreuth

Reha-Zentrum Roter Hügel
Jakob-Herz-Straße 1
8580 Bayreuth

Klinik Bavaria
Rudolf Presl GmbH
Solla 20
8393 Freyung

Sanatorium Notburga
8958 Füssen-Bad Faulenbach

Fachklinik Enzensberg
Höhenstraße 56
8958 Hopfen am See

Klinik Haus Brunneck GmbH
Gräfin-Schlippenbach-Weg 16
8185 Kreuth

Kurklinik Ludwigsbad
Seidlpark 10
8110 Murnau

Kneippkurhaus
Christliches Hospiz
Ludwigstraße 37–41a
8980 Oberstorf

Kurklinik Kronprinz
Markt Prien KG
Alte Rathausstraße 9
8210 Prien am Chiemsee

Kurhaus Seidl
Holzhausen 2
8221 Teisendorf
Kreis Berchtesgadener Land

BRANDENBURG

Fachklinik und Moorbad
Bad Freienwalde
Gesundbrunnenstraße 33
O-1310 Bad Freienwalde

Kurklinik Bad Wilsnack GmbH
Badstraße
O-2902 Bad Wilsnack

HESSEN

Hohenfeld-Kliniken
Pitzer KG
Hohenfeldstraße 12–14
6277 Bad Camberg

Kneipp-Badehaus-Koch
Bornweg 1
3551 Bad Endbach

Wicker Klinik KG
Kaiser-Friedrich-Promenade 47
6380 Bad Homburg

Wirbelsäulenklinik
Werner Wicker KG
Kaiser-Friedrich-Promenade 47
6380 Bad Homburg

Kaiserberg-Klinik Pitzer KG
Am Kaiserberg 8–10
6350 Bad Nauheim

Sanatorium Regena GmbH
Sauerbornstraße 16
6482 Bad Orb

Reha-Klinik Naturana
Bonifatiusstraße 7
6427 Bad Salzschlirf

Salztal-Klinik
Parkstraße 18
6483 Bad Soden-Salmünster

Kinzigtal-Klinik Pitzer KG
Parkstraße 7
6483 Bad Soden-Salmünster

Klinik Lohrey
An den Augärten 1–3
6483 Bad Soden-Salmünster

Klinik Hoher Meissner
Hardtstraße 36
3437 Bad Sooden-Allendorf

Kliniken Hartenstein
GmbH & Co KG
Mühlenstraße 8
3590 Bad Wildungen-
Reinhardshausen

Klinik Reinhardstal
Ahornallee 1
3590 Bad Wildungen-
Reinhardshausen

Klinik Quellental
3590 Bad Wildungen-Reinhardshausen

Ernst Ludwig-Klinik
6127 Breuberg-Sandbach/Odw.

Kur-Sanatorium und Erholungsheim Tannenhof
Am Klingelsberg 4
3554 Gladenbach

Klinik Hainerberg
Altenhainer Straße 1
6240 Königstein

Klinik Sonnenblick
Amöneburger Straße 1–6
3550 Marburg/Lahn 1

Klinik und Rehabilitationszentrum Lippoldsberg e. V.
3417 Wahlsburg 1

MECKLENBURG-VORPOMMERN

Sanatorium Moorbad
Bahnhofstraße 8
O-2560 Bad Doberan

Rehabilitationsklinik für Orthopädie und Rheumatologie
Sol- und Moorbad Bad Sülze
Salinenstraße 20
O-2594 Bad Sülze

NIEDERSACHSEN

Fachklinik Bad Bentheim
Thermalsole- und Schwefelbad Bentheim GmbH
Am Bade
4444 Bad Bentheim

Diana-Kliniken
Fachkliniken für Physik. Medizin und Rehabilitation
Dahlenburger Straße 2a
3118 Bad Bevensen

Marcus-Klinik GmbH & Co KG
Brunnenstraße 1
3490 Bad Driburg

Bückeberg-Klinik GmbH & Co KG
Fachklinik für Orthopädie und innere Krankheiten
Wiesenstraße 1
3064 Bad Eilsen

Klinik am Harrl
Fürst-Adolf-Straße 5–10
3064 Bad Eilsen

Charlottenburg-Klinik
Am Freibad 5
4515 Bad Essen

Paracelsus-Osterberg-Klinik
Dr.-Heinrich-Jasper-Straße 4
3353 Bad Gandersheim

Kurklinik „Alter Römer“
Am Markt 2
3362 Bad Grund/Harz

Herzog-Julius-Klinik GmbH & Co KG
Kurhausstraße 13–17
3388 Bad Harzburg

Dörenberg-Klinik Bad Iburg
Fachklinik für konservative Orthopädie, Rheumatologie und Rehabilitation
Am Kurgarten 7
4505 Bad Iburg

Lindenpark-Sanatorium
Lindenallee 8–10
3052 Bad Nenndorf

Klinik Niedersachsen
Intern.-Rheumatol. und Orthop.
Spezialklinik Erwin Röver GmbH & Co KG
Hauptstraße 59
3052 Bad Nenndorf

Rheuma-Klinik Bad Pyrmont
Auf der Schanze 3
3280 Bad Pyrmont

Park-Klinik
Parkstraße 12–14
4502 Bad Rothenfelde

Kinderkurheim „Haus Kern“
Ringstraße 48
3423 Bad Sachsa/Südharz

Fachklinik für Rheuma und Rehabilitation
Unter den Eichen 18
2903 Bad Zwischenahn

Reha-Zentrum Soltau
Neuro-Orthop.
Reha-Krankenhaus
Oeninger Weg
3040 Soltau

NORDRHEIN-WESTFALEN

Reha-Klinik Schwertbad
Orthop.-rheumatol. Fachklinik
Benediktinerstraße 23
5100 Aachen

Kurklinik Goldmühlen und Prinzenbad GmbH & Co KG
Burtscheider Markt 18–20
5100 Bad Aachen

Baumrainklinik
Lerchenweg 8
5920 Bad Berleburg

Odeborn-Klinik der Bad Berleburger Kurklinik-betriebsges. mbH & Co KG
5920 Bad Berleburg

Emmaburg-Klinik
5928 Bad Laasphe

Kurklinik Bad Laasphe GmbH & Co KG
Am Bergeichen 10
5928 Bad Laasphe

Teutoburger-Wald-Klinik
Reha-Einrichtung für innere Medizin und Orthopädie
Postfach 12 80
4792 Bad Lippspringe

Johanniter-Ordenshäuser
Rehabilitationszentrum
AHB-Klinik
Johanniterstraße 7
4970 Bad Oeynhausen

Klinik Porta Westfalica
AHB- und Reha-Klinik
Steinstraße 65
4970 Bad Oeynhausen

Reha-Klinik Bad Oeynhausen
Am Brinkkamp 16
4970 Bad Oeynhausen

Weserklinik,
Fachklinik für Orthopädie,
Klinik für Anschlußheilbehandlungen und Rehabilitation
Am Brinkkamp 15
4970 Bad Oeynhausen

Klinik am Park
Berliner Straße 9
4772 Bad Sassendorf

Kurklinik Wiesengrund
Berliner Straße 100
4772 Bad Sassendorf

Kurhaus Wilmsmeier
Sanatorium GmbH & Co KG
4980 Bünde-Randringhausen

Aggertalklinik
Klinik für Gefäßerkrankungen
Landesvers.-Anstalt
Rheinprovinz
5250 Engelskirchen-Grünscheid

Fachklinik Rhein/Ruhr
Auf der Rötsch 2
4300 Essen 18 (Kettwig)

Kurhaus-Sanatorium Lindenmoor
Dammermann
4955 Hille-Rothenuffeln

Klinik am Park
Wällenweg 46
4934 Horn-Bad Meinberg

Roland-Klinik
Brunnenstraße 106
4934 Horn-Bad Meinberg

Klinik Silvaticum
Wällenweg 42
4934 Horn-Bad Meinberg

Weserland-Klinik
Bad Hopfenberg
Bremer-Straße 27
4953 Petershagen

Kurklinik „Porta Westfalica"
Hausberge GmbH & Co KG
Tieloser Weg 6
4952 Porta Westfalica

Weserland-Klinik
Bad Seebruch GmbH & Co KG
Postfach 11 40
4973 Vlotho

Ruhrtalklinik
Wimberner Kirchweg 45
5737 Wickede-Wimmern/Ruhr

RHEINLAND-PFALZ

Klinik am Park
Fachklinik für Innere Medizin
und konservat. Orthopädie
Kirchstraße 29
5582 Bad Bertrich

Rheinland-Klinik
Kurfürstenstraße 11
5582 Bad Bertrich

Deutsch-Ordens-Hospital
Krankenhausbetriebsges. mbH
Römerstraße 45–46
5427 Bad Ems

Karl-Aschoff-Klinik
Kaiser-Wilhelm-Straße 9–11
6550 Bad Kreuznach

Prieger-Kurklinik
Kurhausstraße 21
6550 Bad Kreuznach

Rhein-Pfalz-Klinik
Rheuma-Heilbad AG
Friedrichstraße 2
6550 Bad Kreuznach

Kurklinik „Rheingrafenstein"
Berliner Straße 63–65
6552 Bad Münster a. St.-Ebg.

Kurklinik Klement
Mittelstraße 84–88
5483 Bad Neuenahr

Orthopädische
Reha-Klinik Bernkastel
Kueser Plateau
5550 Bernkastel-Kues

Eifelhöhen-Klinik
Orthop. Abteilung
Dr.-Konrad-Adenauer-Straße 1
5376 Nettersheim-Marmagen

SAARLAND

Bliestal Kliniken
6653 Blieskastel/Saar

SACHSEN

Klinik Bad Brambach
Badstraße 47
O-9932 Bad Brambach

Vogtland-Klinik
für Rehabilitation
Forststraße 3
O-9933 Bad Elster

Klinik Bad Gottleuba
GmbH & Co Betriebs KG
Ernst-Thälmann-Straße 39
O-8302 Bad Gottleuba

Sanatorium Moorbad Bad Muskau
Schloßstraße 4
O-7582 Bad Muskau

Rehabilitationsklinik
Thermalbad Wiesenbad
Annaberger Straße 3
O-9319 Wiesenbad

SACHSEN-ANHALT

Eisenmoorbad Kur GmbH
Eilenburger Straße 2
O-4603 Bad Schmiedeberg

Kurklinik Teufelsbad
Orthop. Klinik – Moorheilbad
Thiestraße 2/6
O-3720 Blankenburg/Harz

SCHLESWIG-HOLSTEIN

Rheuma-Klinik
Bad Bramstedt GmbH
Oskar-Alexander-Straße
2357 Bad Bramstedt

Klinik am Kurpark
Am Kurpark 6–10
2407 Bad Schwartau

Kneipp-Sanatorium
Godenbergredder 34–36
2427 Malente-Gremsmühlen

Reha-Klinik GmbH Damp
Postfach 30 00
2335 Ostseeheilbad Damp

Quellenverzeichnis (für verwendete Literatur und Illustrationen)

Ammon, Hermann: Arzneimittelneben- und -wechselwirkungen. 2. Aufl., Wissenschaftliche Verlagsgesellschaft mbH. Stuttgart 1986.

Arzneimittelkommission der deutschen Ärzteschaft (Hrsg.): Arzneiverordnungen. 17. Aufl., Deutscher Ärzte-Verlag. Köln 1992.

Bundesverband der pharmazeutischen Industrie e. V. (Hrsg.): Rote Liste 1992. Editio Cantor. Aulendorf 1992.

Bachmann, Robert: Rheumaschmerzen natürlich behandeln. 2, Aufl., Gräfe und Unzer. München 1989.

Boggs, Jo-An: Leben und Lieben trotz Rheuma. Verlag für Medizin, Dr. Ewald Fischer GmbH. Heidelberg 1982.

Bopp, Annette, Vera Herbst: Beweglich bleiben. Kiepenheuer & Witsch. Köln 1989.

Camrath, Joachim-E.: Physiotherapie. 3. Aufl., Georg Thieme Verlag. Stuttgart 1983.

Clarke, Antony: Langzeittherapie des Rheumakranken. Deutscher Ärzte-Verlag. Köln 1989.

Deutsche Rheuma-Liga (Hrsg.): Gelenkschutz- und Funktionshilfen. Bonn 1989.

Deutsche Rheuma-Liga: Merkblätter Rheuma. Bonn 1989.

Donhauser-Gruber, Ute, u. a.: Rheumatologie. Pflaum Verlag. München 1988.

Engel, Joachim-Michael: Rheumatherapie. edition medizin, VCH Verlagsgesellschaft mbH. Weinheim 1985.

Ernst, Andrea, Ingeborg Lackinger: Rückenschmerzen. 2. Aufl., Stiftung Warentest. Berlin 1991.

Feldenkrais, Mosche: Bewußtheit durch Bewegung. Suhrkamp. Frankfurt/M. 1978.

Gillmann, Helmut: Physikalische Therapie. 5. Aufl., Georg Thieme Verlag. Stuttgart, New York 1981.

Gschwend, Norbert: Die operative Behandlung der chronischen Polyarthritis. 2. Aufl., Georg Thieme Verlag. Stuttgart, New York 1979.

Kaganas, Girsas: Ärztlicher Rat für Rheumakranke. 2. Aufl., Georg Thieme Verlag. Stuttgart, New York 1983.

Kalden, Joachim: Klinische Rheumatologie. Springer Verlag. Berlin u. a. 1988.

Kelley, William N. u. a.: Textbook of Rheumatology. W. B. Saunders Company. Philadelphia u. a. 1989.

Kienholz, Erich: Rheuma. Trias – Thieme Hippokrates Enke. Stuttgart 1990.

Miehle, Wolfgang: Medikamentöse Therapie rheumatischer Krankheiten. Georg Thieme Verlag. Stuttgart, New York 1985.

Miehle, Wolfgang: Gelenk- und Wirbelsäulenrheuma. Eular Verlag. Basel 1987.

Phillips, Robert H.: Coping with Rheumatoid Arthritis. Avery Publishing Group Inc. Garden City Park. New York 1988.

Riemkasten, Felix: Die Alexander-Methode. 9. Aufl., Karl F. Haug Verlag. Heidelberg 1989.

Schmidt, Klaus L.: Checkliste Rheumatologie. Thieme-Verlag. Stuttgart, New York 1991.

Schöps, Peter, Ewald Herrmann: Rückenschule. Klinik für Physikalische Medizin der Universität München. 1991.

Sobotta, J.: Atlas der Anatomie des Menschen in zwei Bänden, hrsg. von J. Staubesand. 19. Aufl., Urban & Schwarzenberg. München – Wien – Baltimore 1988.

Stux, Gabriel, u. a.: Akupunktur. 2. Aufl., Springer Verlag. Berlin u. a. 1985.

Uexküll, Thure von: Psychosomatische Medizin. 3. Aufl., Urban & Schwarzenberg. München – Wien – Baltimore 1986.

Zauner, Renate: Rückenschmerzen natürlich behandeln. 3. Aufl., Gräfe und Unzer. München 1989.

Folgende Quellen wurden auch als Grundlage für Illustrationen benutzt:

Deutsche Rheuma-Liga (Hrsg.): Gelenkschutz- und Funktionshilfen. Bonn 1989.

Gschwend, Norbert: Die operative Behandlung der chronischen Polyarthritis. 2. Aufl., Georg Thieme Verlag. Stuttgart, New York 1979.

Kalden, Joachim: Klinische Rheumatologie. Springer Verlag. Berlin u. a. 1988.

Miehle, Wolfgang: Gelenk- und Wirbelsäulenrheuma. Eular Verlag. Basel 1987.

Schmidt, Klaus L.: Checkliste Rheumatologie. Thieme-Verlag. Stuttgart, New York 1991.

Sobotta, J.: Atlas der Anatomie des Menschen in zwei Bänden, hrsg. von J. Staubesand. 19. Aufl., Urban & Schwarzenberg. München – Wien – Baltimore 1988.

Teichmann, Wolfgang (Hrsg.): Das dicke Busch-Buch. 9. Aufl., Eulenspiegel Verlag. Berlin 1983.

Stichwort- und Medikamentenverzeichnis